中医典籍丛刊

御纂医宗金鉴

[清] 吴 谦 编

（三）

中医古籍出版社

第三册目录

御纂医宗金鉴 卷四十七

御纂医宗金鉴　卷四十九

编辑幼科杂病心法要诀(卷五十至五十五)

御纂医宗金鉴 卷五十

御纂医宗金鉴　卷五十三

御纂医宗金鉴　卷五十四

编辑痘疹心法要诀(卷五十六至五十九)

御纂医宗金鉴　卷五十六

御纂医宗金鉴　卷五十七

御纂医宗金鉴　卷五十八

编辑幼科种痘心法要旨(卷六十)

御纂医宗金鉴　卷六十

编辑外科心法要诀(卷六十一至七十六)

御纂医宗金鉴　卷六十一

御纂医宗金鉴　卷六十四

御纂医宗金鉴 卷六十六

御纂医宗金鉴　卷四十七

生育门

临产

妊娠临产要安详,腹内虽疼切莫慌,舒身仰卧容胎转,静待生时不用忙。

【注】妊娠月足临产,腹内如觉动转疼痛,须要安详,莫自慌乱。舒体仰卧,时时缓步,使儿身转正,静以待之,至其生育之时,自然顺生,不用忙也。

产室

产室寒温要适时,严寒酷热总非宜,夏要清凉冬要暖,病者医人俱要知。

【注】产室之内,四时俱要寒温适中,若太热、太寒,均不相宜。夏月必须清凉,勿令炎热,致产母中暑晕迷。倘有其事,不妨少与凉水以解之。冬月必须温暖,勿令寒冷,以致血凝难产。当多备火炉,使产母腰背下身就火烘之。此临产之家及医人,皆当知之者也。

择收生婆

临产稳婆须预择,老成历练又精明,无故莫教使手法,宽心宁耐待时生。

【注】临产之家必用收生婆,须预先择老成历练明白经事之人。无故切勿令其先使手法,如试水探浆等事,但嘱令宽心宁耐,以待生时可也。

惊　生

人语喧哗产母惊，心虚气怯号惊生，急须止静休嘈杂，产母心安胎自宁。

【注】产房之内不可多人，人多则语声喧哗，产母之心必惊。惊则心气虚怯，至产时多致困乏，号曰惊生。有如此者，须急急摒出，只留服役一二人，使寂静而无嘈杂之声，则母心始安，安则其胎亦宁静矣。

试胎弄胎

月数未足腹中痛，痛定如常名试胎。临月腹痛腰不痛，或作或止名弄胎。二者均非正产候，但须宁静莫疑猜。

【注】妊娠八九个月时，或腹中痛，痛定仍然如常者，此名试胎，宜养血以安其胎。若月数已足，腹痛或作或止，腰不痛者，此名弄胎，不宜轻动。二者均非正产之时，切勿躁扰疑惑，惟宜宁静以待其时。

坐　草

坐草须知要及时，儿身未顺且迟迟。若教产母用力早，逼胎不正悔难追。

【注】凡产妇坐草，最要及时，不可太早。若儿身未顺，宁可迟迟，宽心以待。倘坐草太早，非正产之时，妄使产母用力，往往逼胎不正，遂至横倒者有之，虽悔无及矣！

临　盆

儿身转顺顶当门，胞浆已破腹腰疼，中指跳动谷道挺，临盆用力送儿生。

【注】凡儿之生自有其时，时至则儿身转顺，头顶正当产门，

胞浆大来,腰重腹痛,谷道挺进,产母中指中节或本节跳动。此方为正产之时,方可临盆用力送儿,自顺生矣!

交骨不开

交骨不开须细审,或因不足或初胎。总宜开骨通阴气,佛手龟板妇发灰。若因不足加参妙,一服能令骨立开。

【注】产妇交骨不开,有因气血不足者,有因初次胎产者,二者均宜用开骨散通其阴气。其方即佛手散加败龟板,与生过子女妇人头发也。气血不足者加人参,服之可使其骨立开。

盘肠生

盘肠未产肠先出,已产婴儿肠不收,顶贴蓖麻服升补,肠干润以奶酥油。

【注】妊娠妇人有盘肠生者,临产之时其肠先拖出,及儿已产下,其肠有仍不收者。须以蓖麻仁捣烂贴于顶心,内服升补之剂,如补中益气汤或八珍、十全大补等汤加升麻,以升补之,其肠自收矣。

补中益气汤　十全大补汤方俱见首卷

难　产

难产之由不一端,胎前安逸过贪眠,惊恐气怯用力早,胞破血壅血浆干。

【注】妊娠难产之由,非只一端。或胎前喜安逸不耐劳碌,或过贪眠睡,皆令气滞难产;或临产惊恐气怯,或用力太早,则产母困乏难产;或胞伤血出,血壅产路;或胞浆破早,浆血干枯,皆足以致难产。临证之工不可不审也。

产后门

胞衣不下证治

　　胞衣不下因初产，用力劳乏风冷凝，下血过多产路涩，血入胞衣腹胀疼。急服夺命没竭散，勿使冲心喘满生。谕令稳婆随胎取，休惊产母莫教闻。

　　【注】产妇胞衣不下者，或因初产用力困乏，风冷相干致血瘀凝；或因下血过多，血枯产路干涩；或血入胞衣，胀满疼痛，皆能使胞衣不下。均当急用夺命散，即没药、血竭二味为散也。免致上攻心胸，胀满喘急，为害不小。且宜谕令稳婆随胎取下，莫使产母闻之，恐被惊则愈难下也。

产门不闭证治

　　产门不闭由不足，初产因伤必肿疼，不足十全大补治，甘草汤洗肿伤平。

　　【注】凡产后玉门不闭者，多由气血不足所致。亦有因初产伤重者，必肿而疼也。气血不足者，用十全大补汤治之；因伤肿痛者，浓煎甘草汤洗之，其肿伤自平。

　　十全大补汤方见首卷

血晕证治

　　清魂散

　　产后血晕恶露少，面唇色赤是停瘀。恶露去多唇面白，乃属血脱不须疑。虚用清魂荆芥穗，人参芎草泽兰随，腹痛停瘀佛手散，醋漆熏法总相宜。

　　【注】产后血晕，有因恶露去少，内有停瘀上攻迷晕者，面唇必赤色；有因去血过多，血脱而晕者，面唇必色白。血弱者宜用

清魂散,即荆芥穗、人参、川芎、甘草、泽兰叶也。若停瘀腹痛者,用佛手散。二者俱宜频烧干漆及用火烧铁钉淬醋,不时熏之。

佛手散方见首卷

恶露不下证治

恶露不下是何因?风冷气滞血瘀凝,若还不下因无血,面色黄白不胀疼。风冷血凝失笑散,去多圣愈补而行。

【注】产后恶露不下,有因风冷相干,气滞血凝而不行者,必腹中胀痛;有因产时去血太多,无血不行者,面色必黄白,腹必不疼,以此辨之。血凝者用失笑散逐而行之;无血者用圣愈汤补而行之。

失笑散　圣愈汤方俱见首卷

恶露不绝证治

恶露不绝伤任冲,不固时时淋漓行,或因虚损血不摄,或因瘀血腹中停。审色污淡臭腥秽,虚补实攻要辨明,虚用十全加胶续,瘀宜佛手补而行。

【注】产后恶露,乃裹儿污血,产时当随胎而下。若日久不断,时时淋漓者,或因冲任虚损,血不收摄;或因瘀行不尽,停留腹内,随化随行者。当审其血之色,或污浊不明,或浅淡不鲜,或臭、或腥、或秽,辨其为实、为虚而攻补之。虚宜十全大补汤加阿胶、续断,以补而固之。瘀宜佛手散,以补而行之。

十全大补汤　佛手散方俱见首卷

头疼证治

产后头疼面黄白,无表无里血虚疼,恶露不行兼腹痛,必因瘀血上攻冲,逐瘀芎归汤最效,虚用八珍加蔓荆。

【注】产后头疼,若面色黄白,无寒热身痛之表证,又无便秘

之里证,则是因产后去血过多,血虚头痛也。若恶露不行,兼腹痛者,乃属瘀血上攻之痛也。去瘀以芎归汤,补虚以八珍汤加蔓荆子。

八珍汤方见首卷

心胃痛证治

大岩蜜汤

心痛厥逆爪青白,寒凝大岩蜜温行,四物去芎加独活,姜桂茱萸草远辛。因食恶食多呕吐,曲麦香砂入二陈,大便燥结小便赤,兼热饮冷玉烛攻。

【注】产后心胃痛,若四肢厥逆,爪甲青白,乃风冷寒凝,气血滞涩,宜用大岩蜜汤温以行之,即生地、当归、赤芍、独活、干姜、桂心、吴茱萸、甘草、远志、细辛也。若因饮食停滞,中脘作痛,必恶食呕吐,宜二陈汤加神曲、麦芽、木香、砂仁。若大便结硬,小便赤涩,渴欲饮冷者,乃内有实热也,宜玉烛散攻之。

玉烛散方见首卷

腹痛证治

香桂散

去血过多血虚痛,去少壅瘀有余疼,伤食恶食多胀闷,寒入胞中见冷形。血虚当归建中治,瘀壅失笑有奇功,伤食异功加楂曲,胞寒香桂桂归芎。

【注】产后腹痛,若因去血过多而痛者,为血虚痛;若因恶露去少,及瘀血壅滞而痛者,为有余疼;若因伤食而痛者,必恶食胀闷;若因风寒乘虚入于胞中作痛者,必见冷痛形状。血虚宜当归建中汤,血瘀宜失笑散,伤食宜异功散加山楂、神曲,胞寒宜香桂散,即佛手散加桂心也。

当归建中汤 失笑散 异功散方俱见首卷

少腹痛证治

延胡索散

少腹痛微名儿枕，硬痛尿利血瘀疼，尿涩淋痛蓄水证，红肿须防瘕疝瘰。儿枕瘀血延胡散，归芍蒲桂琥珀红。蓄水须用五苓散，瘕疝吴萸温散行。

【注】产后少腹痛，其痛若微，乃产时血块未净，名儿枕。痛若少腹坚硬，小便利者，为瘀血痛；少腹硬而小便不利，淋涩胀痛者，乃蓄水作痛；若坚硬红肿而痛者，须防成瘕、疝、瘰之证。因儿枕瘀血者，宜延胡索散，即当归、赤芍、蒲黄、肉桂、琥珀、红花也。因水蓄者，宜五苓散。若将成瘕、疝、瘰者，当以吴茱萸汤温散之。

吴茱萸汤方见首卷　五苓散方见三卷

胁痛证治

胁痛瘀滞犯肝经，左血右气要分明：血用延胡散可治，气宜四君加柴青。去血过多属虚痛，八珍加桂补其荣。

【注】产后胁痛，因气血瘀滞，干犯肝经。在左多属血，在右多属气。血宜延胡索散，气宜四君子汤加柴胡、青皮。若因去血过多而痛者，为虚痛，宜八珍汤加肉桂以补其荣血，自愈。

四君子汤　八珍汤方俱见首卷

腰痛证治

腰疼下注两股痛，风冷停瘀滞在经。佛手散加独活桂，续断牛膝桑寄生。血多三阴伤气血，地黄桂附续杜寻。

【注】产后腰疼下注两股皆痛者，乃产时风冷乘之，瘀血滞于肝经，宜用佛手散加独活、肉桂、续断、牛膝、防风、桑寄生，以温散而行之。若因去血过多，三阴经气血亏损者，则当用六味地

黄汤,加肉桂、附子、续断、杜仲,以温补之。

佛手散　六味地黄汤方俱见首卷

遍身疼痛证治

趁痛散

产后身疼荣不足,若因客感表先形。趁痛散用归芪术,牛膝甘独薤桂心。血瘀面唇多紫胀,四物秦艽桃没红。

【注】产后遍身疼痛,多因去血过多,荣血不足,或因风寒外客,必有表证。二者俱宜用趁痛散,即当归、黄芪、白术、牛膝、甘草、独活、薤白、桂心也。若面唇紫色身胀痛者,必是停瘀所致,宜用四物汤,加秦艽、桃仁、没药、红花以行之。

四物汤方见首卷

腹中块痛证治

产后积血块冲疼,多因新产冷风乘。急服延胡散可逐,日久不散血癥成。更有寒疝亦作痛,吴萸温散不须攻。

【注】产后腹中有块,坚硬攻痛,多因新产之后,风冷乘虚而入,以致瘀血凝结,宜服延胡索散以逐之。若迟久不散,必结成血癥矣。又有寒疝之证,亦在少腹中攻筑而痛,此属寒气滞涩,宜用吴茱萸汤,温散其寒,自愈,不必攻也。

吴茱萸汤方见首卷

筋挛证治

产后筋挛鸡爪风,血亏液损复乘风。无汗养荣兼散邪,四物柴瓜桂钩藤。有汗八珍加桂枝,黄芪阿胶大补荣。

【注】产后筋脉拘挛疼痛,不能舒展,俗名鸡爪风。皆由产后血液亏损,不能荣筋,又被风乘,故令拘挛疼痛也。无汗者,宜于养荣之中兼祛外邪,用四物汤加柴胡、木瓜、桂枝、钩藤。若有

汗者,宜八珍汤加桂枝、黄芪、阿胶,以大补其荣血可也。

　　四物汤　八珍汤方俱见首卷

伤食呕吐证治

　　产后伤食心下闷,恶食嘈杂吞吐酸,六君楂曲香砂共,呕逆痰涎二陈煎。

　　【注】产后过食肉面,伤于饮食者,必心胸饱闷,恶闻食气,懊恼嘈杂,吞酸吐酸,宜用六君汤加山楂、神曲、香附、缩砂,以补而消之。若更呕逆痰涎,必是兼痰兼饮,宜二陈汤加减调治。

　　六君子汤见首卷　二陈汤见三卷

呃逆证治

　　丁香豆蔻散　茹橘饮

　　产后呃逆胃虚寒,丁香白蔻伏龙肝,桃仁吴萸汤冲服,不应急将参附添。热渴面红小便赤,竹茹干柿橘红煎。

　　【注】产后呃逆,皆因气血两伤,脾胃虚寒,中焦之气厥而不顺所致。宜服丁香豆蔻散,即丁香、白豆蔻、伏龙肝为末也,用桃仁、吴茱萸煎汤冲服。如不效,当以参附汤峻补之。若发热面红,小便赤色,属热实者,宜用竹茹、干柿、橘红煎服之,名茹橘饮。

气喘证治

　　二味参苏饮

　　产后气喘为危候,血脱气散参附煎。败血上攻面紫黑,二味参苏夺命痊。

　　【注】产后气喘,极危证也。因下血过多,荣血暴竭,卫气无倚,孤阳上越。宜骤补其气,用参、附煎汤,不时饮之。若因恶露不行,败血上攻于肺而喘者,必面色紫黑,宜夺命散下瘀,瘀去喘

自定。虚者参苏饮,即人参一两为末,苏木二两煎汤冲服也。

浮肿证治

枳术汤　小调中汤

产后肿分气水血,轻浮胀满气之形,水肿喘嗽小便涩,皮如熟李血之情。气肿枳术汤最效,水肿茯苓导水灵,血肿调中归芍木,茯陈煎冲小调经。归芍珀麝辛桂没,理气调荣瘀血行。

【注】产后浮肿,由于败血乘虚流入经络,血化为水,故令浮肿。然有气肿、水肿之别,不可不辨也。若轻虚浮肿,心胸胀满者,因素有水饮所作,名曰气分也。宜用枳术汤,即枳实、白术煎汤服之。若喘嗽小便不利者,则为水肿,宜茯苓导水汤利之。若皮如熟李,或遍身青肿者,则为血分,宜小调中汤治之。其方即当归、白芍药、白术、茯苓、陈皮煎汤,冲小调经散服之,即当归、赤芍、琥珀、麝香、细辛、肉桂心、没药也。

茯苓导水汤方见三卷

发热总括

产后发热不一端,内伤饮食外风寒,瘀血血虚与劳力,三朝蒸乳亦当然,阴虚血脱阳外散,攻补温凉细细参。

【注】产后发热之故,非止一端。如食饮太过,胸满呕吐恶食者,则为伤食发热;若早起劳动,感受风寒,则为外感发热;若恶露不去,瘀血停留,则为瘀血发热;若去血过多,阴血不足,则为血虚发热。亦有因产时伤力劳乏发热者,三日蒸乳发热者。当详其有余不足,或攻或补,或用凉药正治,或用温热反治,要在临证细细参考也。

发热证治

加味四物汤　加味异功散　生化汤

产后发热多血伤,大法四物加炮姜。头疼恶寒外感热,四物柴胡葱白良。呕吐胀闷伤食气,异功楂曲厚朴姜。脾不化食六君子,瘀血腹痛生化汤。当归川芎丹参共,桃仁红花炮干姜。

【注】产后发热,多因阴血暴伤,阳无所附。大法宜四物汤加炮姜,从阴引阳为正治。若头疼恶寒而发热者,属外感,不当作伤寒治,惟宜用四物加柴胡、葱白服之。若呕吐胀闷,属伤食;若倦怠气乏者,属伤气,宜用异功散加山楂、神曲、厚朴、生姜治之。若因脾虚不能化食而停食发热者,宜六君子汤。若因瘀血发热者,必兼腹痛,宜用生化汤,即当归、川芎、丹参、桃仁、红花、姜炭也。

六君子汤　异功散　四物汤方俱见首卷

劳力发热用十全,气血两虚八珍痊,血脱躁热补血效,虚阳外越参附煎。

【注】产后发热,因产时用力劳乏者,宜十全大补汤;气血两虚者,八珍汤;去血过多,血脱烦躁干渴,面赤而热者,宜当归补血汤。若阴血暴脱,孤阳无附而外越发热者,急进参附汤。迟则必大汗大喘,是阳欲亡,虽药必无救矣!

十全大补汤　八珍汤　当归补血汤方俱见首卷

寒热总括

寒热往来递更换,乍寒乍热时热寒,寒热似疟按时发,壮热憎寒热畏寒。

【注】产后寒热,名既不同,其证亦异,当先明辨之。如曰寒热往来者,谓寒去热来,热去寒来,递相更换也。曰乍寒乍热者,谓有时寒有时热,寒热无定时也。曰寒热似疟者,谓或先寒后

热,或先热后寒,一定不移,至其时而始作也。曰壮热憎寒者,谓其身既壮热,而复时时畏寒也。

往来寒热阴阳格,时热时寒荣卫乖,寒热似疟瘀兼食,壮热憎寒带表推。

【注】产后血气虚损,阴阳不和,则寒热往来;阴阳相乘,荣卫不调,则时寒时热;败血不散,饮食停滞,则寒热似疟;汗出遇风,则壮热憎寒。有诸内,自形诸外,辨之既明,然后治无不愈矣。

寒热证治

往来寒热阴阳格,柴胡四物各半汤。荣卫不和乍寒热,归芍芎参甘草姜。寒热似疟瘀兼食,生化柴胡楂曲良。憎寒壮热更生散,归地芎参荆穗姜。

【注】产后阴阳不和,往来寒热者,宜柴胡四物汤。若荣卫不调,乍寒乍热者,用增损四物汤,其方即当归、白芍、川芎、人参、甘草、干姜也。若停瘀兼食,寒热似疟者,用生化汤加柴胡、山楂、神曲。若感受风寒,憎寒壮热者,宜更生散,即当归、熟地、川芎、人参、荆芥穗、干姜也。

柴胡四物汤方见首卷

自汗头汗总括

产后阴虚阳气盛,微微自汗却无妨。头汗阴虚阳上越,周身大汗是亡阳。

【注】产后血去过多则阴虚,阴虚则阳盛。若微微自汗,是荣卫调和,故虽汗无妨。若周身无汗,独头汗出者,乃阴虚阳气上越之象也。若头身俱大汗不止,则恐有亡阳之虑矣。

自汗头汗证治

当归六黄汤　黄芪汤

虚热上蒸头汗出,治用当归六黄汤,黄芩连柏炒黑用,归芪生熟二地黄。自汗黄芪汤牡蛎,芪术苓甘麦地防,大汗不止阳外脱,大剂参附可回阳。

【注】产后亡血阴虚,阳热上蒸,头上汗出至颈而还者,宜当归六黄汤。即黄连、黄芩、黄柏、当归、黄芪、生地、熟地也,内芩、连、柏三味俱炒黑用。若自汗太甚,宜黄芪汤,即牡蛎粉、黄芪、白术、茯苓、甘草、麦冬、熟地、防风也。若阴血大脱,孤阳外越,大汗不止,非大剂参附不能回阳也。

中风证治

产后中风惟大补,火气风痰末治之,十全大补为主剂,临证详参佐使宜。

【注】产后气血大虚,虽患中风,惟宜大补。即有火热、风痰、气闭,亦当末治。总以十全大补汤主之,临证详参其火气风痰而佐使之。

十全大补汤方见首卷

痉病证治

加味八珍汤

新产血虚多汗出,易中风邪痉病成,口噤项强身反折,八珍芪附桂防风。摇头气促寒不止,两手撮空莫望生。

【注】产后血气不足,脏腑皆虚,多汗出,腠理不密,风邪乘虚袭入,遂成痉证。手三阳之筋结于颔颊,风入颔颊则口噤。阴阳经络周环于身,风中经络,则头项、肩背强直,如角弓反张之状。产后患此,皆属虚象。惟宜用八珍汤加黄芪、附子、肉桂,大

补其阴阳,少佐防风以治之。若见头摇喘促,汗出不止,两手撮空者,则为真气去,邪气独留,必死之候,故曰莫望生也。

八珍汤方见首卷

瘛疭抽搐证治

加味八珍汤

阴血去多阳气炽,筋无所养致抽搐,发热恶寒烦又渴,八珍丹地钩藤钩。抽搐无力戴眼折,大汗不止命将休。

【注】产后血去太多,阳气炽盛,筋无所养,必致瘛疭抽搐、发热恶寒、心烦口渴,不宜作风治。惟当气血兼补,用八珍汤加丹皮、生地、钩藤钩治之。若无力抽搐,戴眼反折,大汗不止者,则为不治之证,故曰命将休也。

八珍汤方见首卷

不语证治

加味八珍汤　星连二陈汤　七珍散

产后不语分虚实,痰热乘心败血冲,气血两虚神郁冒,实少虚多要辨明。虚用八珍藤菖志,痰热星连入二陈。败血冲心七珍散:芎地辛防朱蒲参。

【注】产后不语,须分虚实治之。有痰热乘心者,有败血冲心者,有气血两虚而郁冒神昏者,大抵产后属虚者多,而实者少也。虚宜八珍汤加钩藤、菖蒲、远志,痰热宜二陈汤加胆星、黄连,败血冲心宜七珍散,即川芎、生地、细辛、防风、朱砂、菖蒲、人参也。

八珍汤方见首卷　二陈汤方见三卷

御纂医宗金鉴　卷四十八

惊悸恍惚证治

茯神散　加味归脾汤

产后血虚心气弱,惊悸恍惚不安宁。养心须用茯神散,参芪地芍桂茯神,琥珀龙齿归牛膝;忧思归脾砂齿灵。

【注】产后血虚,心气不守,神志怯弱,故令惊悸恍惚不宁也。宜用茯神散,其方乃人参、黄芪、熟地、白芍、桂心、茯神、琥珀、龙齿、当归、牛膝也。若因忧愁思虑伤心脾者,宜归脾汤加朱砂、龙齿治之。

归脾汤方见首卷

妄言见鬼发狂证治

妙香散

产后谵狂见鬼神,败血冲心小调经,心虚闷乱妙香散,二茯参芪远志辰,甘桔木麝山药末,归地煎调效若神。

【注】产后败血冲心,狂乱见鬼,谵言妄语者,宜服小调经散。若因心血虚,神不守舍而闷乱者,则用妙香散,即茯苓、茯神、人参、黄芪、远志、辰砂、甘草、桔梗、木香、麝香、山药为散,以当归、熟地煎汤。调服即愈,其效如神。

虚烦证治

人参当归汤

产后血虚烦短气,人参当归汤最良,参麦归芍熟地桂,瘀血冲心失笑方。去血过多烦躁甚,须用当归补血汤。

【注】产后血虚,心烦短气者,宜人参当归汤,即人参、麦冬、当归、白芍、熟地、肉桂也。若因败血冲心者,宜服失笑散。若去

血过多,烦而躁者,乃亡血证也,宜当归补血汤。

当归补血汤　失笑散方俱见首卷

发渴证治

参麦饮　加味四物汤　竹叶归芪汤

气虚津短参麦饮,血虚四物粉麦煎。渴甚竹叶归芪效,参术归芪竹叶甘。

【注】产后气虚津液不足而渴者,宜参麦饮,即人参、麦冬、五味子也。血虚而渴者,宜四物汤加花粉、麦冬;若渴甚不解者,用竹叶归芪汤,其方乃人参、白术、当归、黄芪、竹叶、甘草,煎服也。

四物汤方见首卷

咳嗽证治

旋覆花汤　麦味地黄汤　加味佛手散

产后咳嗽感风寒,旋覆花汤荆穗前,麻杏半苓赤芍药,五味甘草枣姜煎。虚火上炎冲肺嗽,麦味六黄滋化源。瘀血入肺佛手散,加入桃红杏贝延。

【注】产后咳嗽,若因起动太早,感冒风寒者,用旋覆花汤,即荆芥穗、前胡、麻黄、杏仁、半夏、茯苓、赤芍药、五味子、甘草、旋覆、枣、姜也。若因阴虚火炎,上烁肺金而嗽者,宜六味地黄加麦冬、五味子,名麦味地黄汤,滋其化源。若因瘀血上冲入肺而嗽者,宜佛手散,加桃仁、红花、杏仁、川贝母、延胡索,以破其瘀,其嗽自愈。

六味地黄汤　佛手散方俱见首卷

衄血证治

人参泽兰叶汤

产后口鼻黑而衄,胃绝肺败药难医,参兰丹膝生熟地,童便多冲冀万一。

【注】产后恶露不下，虚火载血上行，溢出鼻窍，不循经脉，变黑色见于口鼻，为热极反兼水化，故曰胃绝肺败，药难医也。或用人参泽兰叶汤，即人参、泽兰叶、丹皮、牛膝、生地、熟地煎汤，多冲童便饮之，间有得生者，然亦希冀于万一者耳。

痢证总括

产后痢名产子痢，饮食生冷暑寒干。里急后重有余病，日久滑脱不足看，赤黄稠粘多是热，清澈鸭溏定属寒。寒热温清调补涩，虚实新久要详参。

【注】产后痢者，名产子痢。多因饮食不调、贪食生冷，或起居不慎，冲寒受暑所致。若腹中疠痛，里急后重者，属有余之证；若日久虚寒滑脱者，属不足之证。痢色黄赤稠粘，多属于热；清稀澄澈如鸭粪者，则属于寒。治之之法：热者清之，寒者温之，冷热不和者调之，虚者补之，实者泻之。虚实新久之间，宜细心详参也。

痢疾证治

槐连四物汤　芍药汤　真人养脏汤

热痢槐连四物效，冷热有余芍药汤，芍药芩连归木草，枳桂坠槟痛大黄。虚寒滑脱参术桂，芍药诃蔻广木香，甘草粟壳名养脏，日久十全大补良。

【注】热者清之，故热痢宜槐连四物汤，即四物汤加槐花、黄连，以清热而坚肠也。冷热不和者调之，故宜芍药汤，即白芍药、黄芩、黄连、当归、木香、甘草、肉桂、槟榔；坠者倍加槟榔，痛加生大黄也。若虚寒滑脱，则宜温补而固涩之，宜真人养脏汤，即人参、白术、白芍药、肉桂、肉豆蔻、诃子、木香、甘草、罂粟壳同煎服也。若日久不止，气血大虚，宜十全大补汤补之。

四物汤　十全大补汤方俱见首卷

人参败毒散　香连丸　加味四物汤

有表痢用败毒散,羌独枳梗共柴前,参苓芎草姜葱引;暑湿成痢用香连,血渗大肠成血痢,四物胶榆余鲗添。

【注】外感风寒成痢者,宜人参败毒散,即羌活、独活、枳壳、桔梗、柴胡、前胡、人参、茯苓、川芎、甘草、姜、葱引也。若因暑湿致痢,宜香连丸,即黄连、木香为丸也。若败血渗入大肠成血痢者,宜四物加阿胶、地榆、血余、乌鲗鱼骨服之。

四物汤方见首卷

疟　疾

加味生化汤　加味二陈汤　藿香正气汤

产后疟多因瘀血,荣卫不和热又寒,生化汤中加柴甲,痰食二陈楂朴添。外感不正正气散,陈半苓术苏朴甘,腹皮桔梗藿香芷,引加姜枣一同煎。

【注】产后患疟,多因瘀血停留,荣卫不和,故寒热往来也。宜用生化汤加柴胡、鳖甲服之。若因痰饮食积者,宜二陈汤加山楂、厚朴。若果外感风寒,方可用藿香正气散治之,其方即陈皮、半夏、茯苓、白术、苏叶、厚朴、甘草、大腹皮、桔梗、藿香、白芷也。

二陈汤方见三卷

蓐劳虚赢总括

产后失调气血弱,风寒外客内停瘀,饮食过伤兼劳怒,不足之中挟有余。寒热往来脐腹痛,懒食多眠头晕迷,骨蒸盗汗痰嗽喘,面黄肌瘦力难支,蓐劳先须调脾胃,后调荣卫补其虚。

【注】产后气血两虚,起居不慎,风寒外袭,瘀血内停,更或饮食厚味过伤,忧劳忿怒,乃不足之中挟有余之证。致生寒热往来,脐腹胀痛,懒进饮食,喜眠卧,起则头晕昏迷,骨蒸潮热,盗汗自汗,痰喘咳嗽,面色萎黄,肌肉削瘦,气力难支,名为蓐劳,医治

甚难。凡欲疗斯疾者,必当先调理其脾胃,使饮食强健,能胜药力,然后调其荣卫,补其虚损,始能痊愈。

蓐劳虚羸证治

三合散

扶脾益胃六君子,谷化精微气血强,能食渐觉精神爽,调卫和荣三合良。八珍去术小柴共,随证加减效非常。病退虚羸补气血,八珍十补养荣方。

【注】产后蓐劳治法,当先扶脾益胃,宜六君子汤加减用之。使脾胃强壮,能食能消,则后天水谷之气,化生精微,气血自然壮盛,精神自然渐爽。然后调其卫气,和其荣血,宜三合散,即八珍汤去白术,加小柴胡汤,乃人参、柴胡、黄芩、半夏、甘草也,随证加减治之。如寒热往来,脐腹胀痛,则去人参、黄芩、生地,加延胡、桃仁;如懒食、喜睡、头眩,则去柴胡,加黄芪、缩砂、陈皮;如骨蒸、盗汗、自汗,则去川芎、柴胡,加鳖甲、地骨皮、牡蛎;如痰喘、咳嗽,则去人参、柴胡,加麦冬、川贝母、百合;如面黄肌瘦,乏力,则去柴胡、川芎,加黄芪,倍用人参,临证消息之。服后如诸证已痊,惟觉虚羸者,则以八珍、十全、养荣等方培补之。

六君子汤　八珍汤　十全大补汤　益气养荣汤方俱见首卷

血　崩

加味十全大补汤　加味逍遥散

产后亡血更血崩,血脱气陷病非轻。十全大补胶升续,枣仁山萸姜炭寻。若因暴怒伤肝气,逍遥栀地白茅根。瘀停少腹多胀痛,佛手失笑效如神。

【注】产后阴血已亡,更患崩证,则是血脱气陷,其病非轻,当峻补之。宜用十全大补汤加阿胶、升麻、续断、枣仁、山萸、炮姜炭,以升补其脱陷可也。若因暴怒伤肝血妄行者,宜逍遥散加

黑栀、生地、白茅根以清之。若因内有停瘀者,必多小腹胀痛,当用佛手散、失笑散,以补而逐之。

十全大补汤　逍遥散　佛手散　失笑散方俱见首卷

大便秘结

产后去血亡津液,胃燥肠枯大便难,饮食如常无所苦,不须妄下损真元,量其虚实通利导,血旺津回听自然。

【注】产后去血过伤其津液,多致胃燥肠枯,故令大便秘结。若饮食如常,无胀满之苦者,不宜轻下,反伤元气。惟宜量其虚实,用诸导法,待血旺津回,大便自然顺利也。

小便淋闭

加味四物汤

产后淋闭腹胀痛,热邪挟血渗胞中,四物蒲瞿桃仁膝,滑石甘草木香通。

【注】产后热邪挟瘀血流渗胞中,多令小便淋闭,宜四物汤加蒲黄、瞿麦、桃仁、牛膝、滑石、甘草梢、木香、木通治之。

四物汤方见首卷

小便频数不禁淋沥

黄芪当归散　加味地黄汤

产后小便数且白,肾虚不固自遗尿。因产伤胞多淋沥,频数补中益气宜;胞伤黄芪当归治,参芪术芍草当归;不禁六味加桂附,益智螵蛸补骨脂。

【注】产后气虚下陷,多令小便频数而色白。肾虚不固,小便自遗。因产时稳婆不慎,伤其胞脬,多致小便淋沥。气虚频数者,宜补中益气汤升举之。伤胞淋沥者,宜黄芪当归散补之,其方即黄芪、当归、人参、白术、白芍、甘草也,引用猪草胞同煮服。

肾虚遗尿不禁者,宜六味地黄汤加肉桂、附子,名桂附地黄汤,更加益智仁、桑螵蛸、补骨脂治之。

补中益气汤　六味地黄汤方俱见首卷

大便出血

加味芩连四物汤

产后便血大肠热,四物芩连酒炒黑,地榆阿胶荆穗炒,蜜制升麻棕榈灰。脾虚不摄归脾效,气虚下陷补中宜。

【注】产后大便出血,有因大肠经热者,宜芩连四物汤,黄芩、黄连俱酒炒黑用;更加地榆、阿胶、荆芥穗微炒,蜜制升麻、棕榈皮灰治之。若因脾虚不能摄血者,宜归脾汤。中气下陷者,补中益气汤。

芩连四物汤　归脾汤　补中益气汤方俱见首卷

败血成痈

加味生化汤

荣气不从逆肉理,败血留内发痈疽。只用生化加连翘,银花甘草乳没宜;切勿败毒施过剂,致令溃腐必难医。

【注】产后气血两虚,荣气不从,逆于肉理,或败血留内结成痈疽者,只宜用生化汤加连翘、金银花、甘草节、乳香、没药治之。切不可用寒凉败毒之药,恐溃后腐烂,必难医治。

产后虚实宜审

震亨产后惟大补,从正莫作不足看,二说须合形证脉,攻补虚实仔细参。

【注】朱震亨云:产后气血两虚,惟宜大补,虽有他证,以末治之。张从政云:产后慎不可作诸虚不足治之。二说各有偏处,当合形、证、脉三者细参,方不致误。

产后门汇方

开骨散

当归五钱　龟板三钱,醋炙,研　川芎二钱　妇人发一团

水煎服。

夺命散

没药　血竭各等分

右研为细末。才产下,便用童便、细酒各半杯,煎一两沸,调下二钱,良久再服。其恶血自下行,便不冲上,免生百疾。

清魂散

泽兰叶　人参各二钱　川芎五钱　荆芥穗一两　甘草二钱,炙

右为末。用温酒热汤各半杯,调一钱灌之,下咽眼即开,气定即醒。

大岩蜜汤

当归　熟地　白芍各二钱　干姜　肉桂各一钱　吴茱萸独活　远志炙　细辛　甘草各八分,炙

右水煎服。

香桂散

当归　肉桂　川芎各等分

右为末,酒调服。

延胡索散

当归　赤芍　生蒲黄　桂心　琥珀　红花　延胡索各等分

右以好醋浸一宿,焙干为末。每服二钱,酒调。

趁痛散

当归　官桂　白术　黄芪　独活　牛膝　生姜各五钱　甘草炙　薤白各三钱半　桑寄生五钱

右㕮咀,每服五钱,水煎服。

丁香豆蔻散

公丁香　白豆蔻仁　伏龙肝各等分

右为末,生姜汤点服。

茹橘饮

竹茹　橘红各三钱　干柿一枚

水、姜煎服。

参附汤

人参一两　附子五钱,炮

右作一服,姜、枣水煎,徐徐服。去人参,加黄芪,名芪附汤。

三味参苏饮

人参一两,为末　苏木二两

右以苏木煎汤,冲人参末服。

枳术汤

枳实二两,炒　白术二两,土炒

水、姜煎服。

小调中汤

茯苓　当归　白芍　陈皮各一钱　白术一钱五分

右作一剂,煎汤服。

小调经散

白芍　当归　没药　琥珀　桂心各一钱　细辛　麝香各五分

右为细末,每服五分。姜汁、温酒各少许调服。

更生散

当归　生地　川芎　人参各二钱　荆芥穗三钱　干姜八分,炮

水煎服。

当归六黄汤

当归　熟地自制　黄芪各二钱,炙　生地　黄柏炒黑　黄芩

炒黑　黄连各一钱,炒黑

右水煎服。

黄芪汤

黄芪三钱,炙　牡蛎粉二钱　白术二钱,土炒　茯苓一钱
麦冬二钱　熟地三钱　防风一钱　甘草七分,炙

右加浮小麦一合,煎服。

七珍散

人参　石菖蒲　生地　川芎各一两　细辛一钱　防风　辰
砂各五钱,另研

右为细末,每服一钱。薄荷煎汤调服。

茯神散

茯神一两,去木　人参　黄芪炙　赤芍　牛膝　琥珀　龙
齿各一钱五分,研　生地一两五钱　桂心五钱　当归二两

右为末,每服三钱,水煎服。

妙香散

甘草五钱,炒　远志制,去心　山药姜汁炙　茯苓　茯神去
木　黄芪各一两,炙　人参　桔梗各五钱　辰砂三钱,另研　麝
香二钱,另研　木香一钱五分

右为细末,每服二钱。当归、熟地煎汤调下。

参麦饮

人参　麦冬

右水煎服。

人参当归汤

人参　当归　熟地　麦冬　白芍各二钱　五味子三分　桂
枝一钱

右剉,水煎服。

竹叶归芪汤

人参　白术土炒　当归　黄芪各二钱,炙　竹叶二十片　甘

草五分,炙

　　右剉,水煎服。

　　旋覆花汤

　　旋覆花　赤芍药　荆芥穗　半夏曲　前胡　甘草炙　茯苓　五味子　杏仁去皮尖,麸炒　麻黄各等分

　　右㕮咀,每服四钱。水一盏半,生姜三片,枣一枚,煎至七分,去滓,食前温服,有汗不宜用。

　　人参泽兰叶汤

　　人参五钱　泽兰叶　丹皮　牛膝各二钱　生地三钱　熟地五钱

　　藕节五枚煎,冲童便服。

　　槐连四物汤

　　当归　川芎　赤芍药　生地　槐花　黄连各一钱,炒　御米壳五分,去蒂,蜜炙

　　右剉,水煎服。

　　芍药汤

　　芍药炒　当归　黄连各半两,炒　槟榔　木香　甘草各二钱,炙　肉桂二钱五分　黄芩三钱,炒

　　右每服半两,水煎。如不减,加大黄。此证又有因中气虚弱,脾气郁结者,治当审察。

　　真人养脏汤

　　人参　白术　白芍药各二钱　肉桂　肉豆蔻　诃子各一钱,煨　木香　甘草　罂粟壳各八分

　　右剉,姜、枣煎服。

　　人参败毒散

　　羌活　独活　柴胡　前胡各一钱五分　枳壳　桔梗　人参　茯苓各一钱　川芎八分　甘草五分

　　右剉,姜、葱煎服。

香连丸

黄连十二两,净　吴茱萸十两,去枝梗

右先将二味用热水拌和,入磁器内,置热汤炖一日,同炒至黄连紫黄色,去茱用连为末。每末四两,入木香末一两,淡醋米饮为丸,梧桐子大。每服二三十丸,滚汤下。久痢中气下陷者,用补中益气汤下;中气虚者,用四君子下;中气虚寒者,加姜、桂。

藿香正气散

藿香一钱五分　桔梗　大腹皮　紫苏　茯苓　白术炒　白芷　半夏曲　陈皮　厚朴各一钱,炙　甘草五分,炙

右剉,加姜、枣,水煎服。

三合散

当归　白芍　茯苓　熟地各一两　柴胡　人参各一两五钱　黄芩　半夏制　甘草各六钱　川芎一两

右为粗末,每服一两。水一钟半,煎服,日三。

黄芪当归散

人参　白术土炒　黄芪　当归　白芍各三钱　甘草八分

右剉,姜、枣水煎服。

桂附地黄汤

熟地四钱　山萸肉　山药各二钱　丹皮　泽泻　茯苓各一钱五分　附子制　肉桂各一钱

右剉,水煎服。

回生丹

锦纹大黄一斤,为末　苏木三两,打碎,用河水五碗煎汁三碗听用　大黑豆三升,水浸取壳,用绢袋盛壳,同豆煮熟,去豆不用,将壳晒干,其汁留用　红花三两,炒黄色,入好酒四碗,煎三五滚,去渣,取汁听用　米醋九斤,陈者佳

将大黄末一斤入净锅,下米醋三斤,文火熬之,以长木箸不住手搅之成膏。再加醋三斤熬之,又加醋三斤,次第加毕,然后

下黑豆汁三碗,再熬。次下苏木汁,次下红花汁,熬成大黄膏。取入瓦盆盛之,大黄锅粑亦铲下,入后药同磨:

人参　当归酒洗　川芎酒洗　香附醋炒　延胡索酒炒　苍术米泔浸炒　蒲黄隔纸炒　茯苓　桃仁各一两,去皮、尖、油　川牛膝五钱,酒洗　甘草炙　地榆酒洗　川羌活　广橘红　白芍各五钱,酒炒　木瓜　青皮各三钱,去瓤,炒　乳香　没药各二钱　益母草三两　木香四钱　白术三钱,米泔浸炒　乌药二两五钱,去皮　良姜四钱　马鞭草五钱　秋葵子三钱　熟地一两,酒浸,九次蒸晒,如法制就　三棱五钱,醋浸透,纸裹煨　五灵脂五钱,醋煮化,焙干,研细　山萸肉五钱,酒浸,蒸捣

右三十味,并前黑豆壳共晒为末,入石臼内,下大黄膏拌匀,再下炼熟蜜一斤,共捣千杵,取起为丸。每丸重二钱七八分,静室阴干,须二十余日。不可日晒,不可火烘,干后只重二钱有零。铄蜡护之,即蜡丸也。用时去蜡壳调服。

御纂医宗金鉴　卷四十九

乳证门

乳汁不行证治

加味四物汤

产后血虚乳汁少,四物花粉不留行,木通猪蹄汤熬服,葱白煎汤乳房淋。

【注】产后乳汁不行,因去血过多,血少不行者,宜四物汤加花粉、王不留行、木通,猪蹄熬汤,煎药服。外用葱白煎汤,时时淋洗乳房,以通其气。

涌泉散

气脉壅塞乳胀痛,涌泉散用白丁香,王不留行天花粉,漏芦僵蚕猪蹄汤。

【注】产后乳汁不行,因瘀血停留,气脉壅滞者,其乳必胀痛,宜用涌泉散,即白丁香、王不留行、花粉、漏芦、僵蚕,猪蹄汤煎服也。

乳汁自涌证治

免怀散　麦芽煎

产后乳汁暴涌出,十全大补倍参芪。食少乳多欲回乳,免怀红花归芎膝。无儿食乳乳欲断,炒麦芽汤频服宜。

【注】产后乳汁暴涌不止者,乃气血大虚,宜十全大补汤,倍用人参、黄芪。若食少乳多,欲回其乳者,宜免怀散,即红花、归尾、赤芍、牛膝也;若无儿食乳,欲断乳者,用麦芽炒熟,熬汤作茶饮之。

乳证总括

乳房忽然红肿痛,往来寒热乳痈成。乳被儿吹因结核,坚硬不通吹乳名。初起结核不肿痛,年深内溃乳岩凶。乳头生疮名

妬乳,细长垂痛乳悬称。

【注】妇人乳房忽然红肿坚硬疼痛,憎寒壮热头痛者,此欲成乳痈也。若乳儿之时,乳被儿口中气吹,以致乳管不通结核者,名曰吹乳。更有乳内结核如围棋子,不肿不痛,但坚硬不散,日久内溃者,谓之乳岩,其证甚凶。若乳头生小细疮痛者,为妬乳。若瘀血上攻,乳房忽然细小下垂,长过于腹,此名乳悬,惟产后有之。

乳痈证治

消毒饮

乳痈初起消毒饮,青芷归柴浙贝蚕,花粉银花甘草节,寒热荆防羌独添,脓成皂刺穿山甲,溃后益气养荣煎。

【注】乳痈乃阳明、厥阴二经,风热壅盛。初起宜服消毒饮,即青皮、白芷、当归、柴胡、浙贝母、僵蚕、花粉、金银花、甘草节也。若兼曾寒壮热者,加荆芥、防风、羌活、独活,以解散之;若服后不消,其脓已成者,宜加皂角刺、穿山甲,以穿发之;若溃后气血虚者,宜益气养荣汤培补之。他如溃久脓清不敛,又须急服大剂参、芪、桂、附矣。

益气养荣汤方见前首卷汇方内

吹乳证治

瓜蒌散　外敷法

吹乳结核瓜蒌散,乳没归甘用酒熬,更加皂刺名立效,已成脓溃未成消。外敷星夏蚕芷刺,草乌为末蜜葱调。

【注】吹乳结核不散者,当早消之,久则成痈。宜用瓜蒌散,即瓜蒌实、乳香、没药、当归、甘草,酒熬服也。若服后不散者,加皂角刺,名立效散,脓成者溃,未成者消。外用南星、半夏、僵蚕、白芷、皂角刺、草乌为末,用葱汁合蜜调敷。

乳岩证治

十六味流气饮　青皮甘草散

乳岩郁怒损肝脾，流气饮归芍参芪，芎防苏芷枳桔草，槟榔乌朴桂通随。外熨木香生地饼，青皮甘草服无时。溃后不愈须培补，十全八珍或归脾。

【注】乳岩之证，初起结核如围棋子大，不痛不痒。五七年或十余年，从内溃破，嵌空玲珑，洞窍深陷，有如山岩，故名乳岩。皆缘抑郁不舒，或性急多怒，伤损肝脾所致。宜速服十六味流气饮，其方即当归、白芍、人参、黄芪、川芎、防风、苏叶、白芷、枳壳、桔梗、甘草、槟榔、乌药、厚朴、官桂、木通。外以木香、生地捣饼，以热器熨之，且不时以青皮、甘草为末，煎浓姜汤调服。戒七情，远荤味，解开郁怒，方始能愈。若溃后久不愈，惟宜培补其气血，或十全大补汤、八珍汤、归脾汤选用之。

十全大补汤　八珍汤　归脾汤方俱见首卷

妒乳乳悬证治

鹿角散　连翘散

妒乳甘草鹿角散，鸡子黄调炙敷之，连翘散防升元芍，敛射硝黄甘杏宜。瘀血上攻乳悬证，芎归汤饮更熏鼻；不应蓖麻贴顶上，乳收即去莫迟迟。

【注】乳头生疮，谓之妒乳，宜鹿角散敷之，即鹿角、甘草为末，鸡子黄调铜器内，炙敷之。内服连翘散，即防风、升麻、元参、白芍、白敛、射干、芒硝、大黄、甘草、杏仁也。若产后瘀血上攻，两乳细长下垂过腹者，谓之乳悬，宜浓煎芎归汤，不时饮之，以其余药熏鼻，则瘀散乳即上升。如不上者，更以蓖麻仁捣贴顶心，收即去之。

芎归饮即佛手散方见首卷

乳证门汇方

消毒饮

青皮 白芷 当归 柴胡 浙贝母 僵蚕 花粉 金银花 甘草节各等分

右剉,水煎服。

瓜蒌散

瓜蒌 乳香 没药 当归 甘草各等分

右为末,酒煎服加皂角刺,名立效散。

十六味流气饮

当归 白芍 人参 黄芪各二钱 川芎 防风 苏叶 白芷 枳壳 桔梗各一钱 甘草 槟榔各五分 乌药 厚朴 官桂 木通各八分

右剉,每服五钱,水煎服。

青皮甘草散

青皮 甘草各一钱

右为末,煎浓姜汤调服。

鹿角散

鹿角 甘草各等分

右为末,鸡子黄调铜器内,炙敷之。

连翘散

防风 元参各二钱 白敛 芒硝 大黄 射干各一钱 升麻五分 白芍一钱 甘草五分 杏仁二十粒

右剉,姜水煎服。

加味四物汤

当归 白芍 熟地 川芎 花粉 王不留行 木通各二钱

右猪蹄熬汤,煎药服。

涌泉散

白丁香 王不留行 花粉 漏芦各一钱

右猪蹄汤煎服。

免怀散

红花　赤芍　归尾　牛膝各二钱

右剉,水煎服。

麦芽煎

麦芽三两

右一味,水煎作茶饮。

前阴诸证门

阴肿证治

龙胆泻肝汤　熏洗法　腾熨法

妇人㿗疝两拗痛,玉门肿胀坠而疼。湿热龙胆泻肝治,导赤车前泽泻芩,当归栀子龙胆草。气虚下陷补中升,艾防大戟熬汤洗,枳实陈皮炒热腾。

【注】妇人子户肿胀坠痛,及两拗疼痛者,谓之㿗疝。乃肝、心二经火盛,湿热下流所致。宜服龙胆泻肝汤,其方即导赤散生地、木通、甘草再加车前子、泽泻、黄芩、当归、黑栀子、龙胆草也。若因中气素虚,下陷重坠者,用补中益气汤以升举之;外用蕲艾、防风、大戟熬汤熏洗,更以枳实、陈皮二味为末,炒热腾之,其肿自消而痛自定也。

阴痛证治

加味逍遥散　乳香四物敷法

阴中痛名小户嫁,痛极手足不能舒。内服加味逍遥散,四物乳香捣饼敷。

【注】妇人阴中作痛,名小户嫁痛,痛极往往手足不能伸舒。由郁热伤损肝脾,湿热下注所致。宜内服逍遥散加丹皮、栀子;外以四物汤料合乳香捣饼,纳阴中,其痛即定。

逍遥散　四物汤俱见首卷

阴痒证治

桃仁雄黄膏

湿热生虫阴户痒,内服逍遥龙胆方,桃仁膏合雄黄末,鸡肝切片纳中央。

【注】妇人阴痒,多因湿热生虫。甚则肢体倦怠,小便淋漓。宜服逍遥散、龙胆泻肝汤。外以桃仁研膏,合雄黄末,鸡肝切片,蘸药纳户中。其虫一闻肝腥,皆钻肝内吮食,将肝提出,其病即愈。

逍遥散方见首卷　龙胆泻肝汤方见前阴肿条

阴挺证治

蛇床洗法　藜芦敷法

阴挺下脱即㿉疝,突物如蛇或如菌。湿热肿痛溺赤数,气虚重坠便长清。气虚补中青栀入,湿热龙胆泻肝寻。外熬蛇床乌梅洗,猪油藜芦敷自升。

【注】妇人阴挺,或因胞络伤损,或因分娩用力太过,或因气虚下陷,湿热下注,阴中突出一物如蛇,或如菌如鸡冠者,即古之㿉疝类也。属热者,必肿痛小便赤数,宜龙胆泻肝汤;属虚者,必重坠小便清长,宜补中益气汤加青皮、栀子。外用蛇床子、乌梅熬水熏洗之,更以猪油调藜芦末敷之,无不愈者。

逍遥散方见首卷　龙胆泻肝汤方见前阴肿条

阴疮证治

加味四物汤

䘌蚀成疮浓水淋,时疼时痒若虫行,少腹胀闷溺赤涩,食少体倦晡热蒸。四物柴栀丹胆草,溃腐逍遥坠补中。

【注】妇人阴疮,名曰䘌。由七情郁火伤损肝脾,气血凝滞,湿

热下注,久而虫生。虫蚀成疮,浓水淋漓,时疼时痒,有若虫行。少腹胀闷,溺赤频数,食少体倦,内热晡热,经候不调,赤白带下,种种证见。宜分治之:肿痛者,用四物汤加柴胡、栀子、龙胆草;若溃烂出水而痛者,用加味逍遥散;若重坠者,用补中益气汤。

　　加味逍遥散方见前阴痛条

　　四物汤　补中益气汤方俱见首卷

阴痔证治

　　乌头熏法

阴中突肉名阴痔,或名茄子疾俗称。黄水易治白难治,乌头存性醋熬熏。内服逍遥与龙胆,补中归脾酌量行。

　　【注】妇人阴中有肉突出者,名曰阴痔,俗称茄子疾也。流黄水者易治,流白水者难治。用乌头烧存性,酽醋熬熏。内服逍遥散、补中益气汤、归脾汤,量其虚实,酌而行之。

　　逍遥散　归脾汤　补中益气汤方俱见首卷

阴冷证治

　　温中坐药

阴冷风寒客子脏,桂附地黄丸最宜。远志干姜蛇床子,吴萸为末裹纳之。

　　【注】妇人阴冷,皆由风寒乘虚客于子脏,久之血凝气滞,多变他证,且艰于受孕。宜多服桂附地黄丸,外以远志、干姜、蛇床子、吴茱萸研细,绵裹纳阴中,日二易。

　　桂附地黄丸方见首卷

阴吹证治

　　膏发煎

胃气下泄阴吹喧,《金匮》方用膏发煎,猪膏乱发同煎服,导从溺去法通元。气虚下陷大补治。升提下陷升柴添。

【注】妇人阴吹者，阴中时时气出有声，如谷道转矢气状。《金匮》谓由谷气实，胃气下泄。用膏发煎，即猪膏煎乱发服也。导病从小便而出，其法甚奥。若气血大虚，中气下陷者，宜十全大补汤加升麻、柴胡，以升提之。

十全大补汤方见首卷

交接出血证治

加味归脾汤　桂心釜墨散

交接出血伤心脾，伏龙肝末入归脾。《千金》桂心釜底墨，酒服方寸匕相宜。

【注】妇人每交接辄出血者，由伤损心、脾二经也。宜用归脾汤加伏龙肝煎服，或用《千金方》中桂心、釜底墨二味为末，酒冲服方寸匕，自愈。

前阴诸证门汇方

龙胆泻肝汤

生地二钱　木通　车前子各一钱五分　泽泻　黄芩各二钱
当归二钱　黑栀仁　龙胆草各一钱　生甘草五分

右灯草一团，水煎服。

洗方

防风三钱　蕲艾一团　大戟一钱

右熬汤熏洗。

腾方

枳实　广皮各等分

右为末，炒热腾之。

敷方

四物汤一料　乳香一钱

右捣饼，纳户中，其痛即定。

桃仁雄黄膏

桃仁五钱,研膏　雄黄三钱,末

右二味研匀,用鸡肫肝切片,蘸药纳户中,其虫即钻入肝,而痒自止。

阴挺洗法

蛇床子五钱　乌梅九枚

右二味,熬汤乘热熏洗。

敷方

藜芦为末

右用猪脂油调敷自收。

阴痔熏法

乌头

右用酽醋熬熏自消。

温中坐药方

远志　干姜　吴茱萸　蛇床子各等分

右为末,绵裹纳户内,一日二次换。

膏发煎

妇人乱发一团

右用猪膏熬化服之,小便利则愈。

桂心釜墨散

桂心　釜底墨各等分

右二味为末,酒服方寸匕。

杂证门

热入血室

加味小柴胡汤

热入血室经适断,邪热乘虚血室潜,寒热有时如疟状,小柴胡加归地丹。

【注】《金匮》云：妇人中风七八日，续来寒热，发作有时，经水适断，此为热入血室，其血必结，故使如疟状，发作有时，小柴胡汤主之。此言邪热未尽，值经来，乘虚入于血室之间而潜藏之，故令血结，而寒热有时如疟状也。血室肝主之，肝与胆为表里，胆因肝受邪而病寒热，故用小柴胡汤主之也。加当归、生地、丹皮者，所以清血分之热也。

小柴胡汤方见首卷柴胡四物汤注中

热入血室经适来，昼日明了夜谵妄，无犯胃气上二焦，热随血去自无恙。

【注】《金匮》云：妇人伤寒发热，经水适来，昼日明了，夜则谵语如见鬼状，此为热入血室。治之无犯胃气及上二焦，必自愈也。此言热虽入于血室，然经行不断，则热不留结。勿谓谵妄，遂以硝、黄犯其胃气刺伤荣血，小柴和解犯上二焦。但俟其热随血去，病必自愈。《伤寒论》曰：血自下，下者愈。此之谓也。

刺期门法　清热行血汤

热入血室成结胸，下血谵语头汗出。二者皆当刺期门，随其实取泄而去。清热行血桃红丹，灵脂地草穿山赤。

【注】《金匮》云：妇人中风发热恶寒，经水适来，得七八日热除，脉迟身凉，胸胁满，如结胸状，谵语者，此为热入血室也。当刺期门，随其实而取之。又云：阳明病下血谵语者，此为热入血室，但头汗出，当刺期门，随其实而泻之，濈然汗出者愈。此二条，一言适来即断，血结在里为实证；一言阳明病亦有热入血室，但下血头汗出为不同，故为热入血室，亦由肝实，故均谓当刺期门也。不能刺者，以清热行血汤治之，其方即桃仁、红花、丹皮、五灵脂、生地、甘草、穿山甲、赤芍也。合四证观之，大抵有寒热如疟之证，方可用小柴胡。否则或不药自愈，或刺期门而清热行血，以随其实而泻之。此仲景心法也，不得概以小柴胡治之也。

血分水分总括

经水先闭后病肿,任冲寒湿血壅经。先发水肿后经闭,水溢皮肤泛滥行。血分难医水易治,二者详参要辨明。

【注】妇人经水先闭后病肿者,乃寒湿伤于冲、任,血壅经隧也,名曰血分。若先病肿,而后经闭者,乃土不制水,水邪泛滥,溢于皮肤也,名曰水分。血分难治,水分易治,二者须当详辨。

血分证治

加味小调经散

血分血壅不能行,四肢浮肿病非轻,但使经通肿自散,红丹膝入小调经。

【注】血分肿,乃血壅不行,流于四肢,故令浮肿。此不必治肿,但调其经,经通其肿自消,宜小调经散加红花、丹皮、牛膝治之。

小调经散方见三卷浮肿

水分证治

先肿后闭名水分,停饮膀胱气不行,水消肿退经自至,茯苓导水效通神。

【注】水分肿,乃水饮内停,膀胱之气化不行,水溢皮肤,故令浮肿经闭也。此但宜治水,水消肿退,其经自通,用茯苓导水丸治之。

茯苓导水汤方见胎前门子肿条

梦与鬼交证治

加味归脾汤

独笑独悲畏见人,神虚夜梦鬼邪侵。归脾汤调辰砂珀,定志清心魂魄宁。

【注】妇人七情内伤,亏损心脾,神无所护,鬼邪干正,魂魄不宁,故夜梦鬼交;独笑独悲,如有对忤,是其候也。宜用归脾汤,调辰砂、琥珀末服之,则志定心清,魂魄安而无邪梦矣!

归脾汤方见首卷

梅核气证治

半夏厚朴汤

妇人咽中如炙脔,或如梅核结咽间,半夏厚朴汤最效,半朴苏茯姜引煎。

【注】《千金方》云:咽中帖帖如有炙肉,吐之不出,吞之不下,即所谓咽中如有炙脔也,俗名梅核气。盖因内伤七情,外伤寒冷所致,宜用金匮半夏厚朴汤主之,即半夏、厚朴、苏叶、茯苓、生姜煎也。

血风疮证治

加味逍遥散

遍身痞瘰如丹毒,痒痛无时搔作疮,血风风湿兼血燥,加味逍遥连地方。愈后白屑肌肤强,血虚不润养荣汤。

【注】妇人血风疮证,遍身起痞瘰,如丹毒状,或痒或痛,搔之则成疮,由风湿血燥所致。宜用加味逍遥散加黄连、生地。如疮结痂而愈,复起白屑,肌肤强硬者,乃血少不润也,宜服益气养荣汤。

加味逍遥散方见前阴痛条

益气养荣汤方见首卷

臁疮证治

桂附地黄丸

忧思郁怒肝脾损,湿热生疮长两臁,外属三阳为易治,内属三阴治每难。初起红肿败毒散,浓水淋漓补中煎,晡热阴虚宜六味,食少畏寒桂附丸。

【注】妇人忧思郁怒,伤损肝脾,或饮食不调,损其胃气,则湿热下注;更被寒湿外邪所客,则必两臁生疮。外臁足三阳经,尚属易治;若生于内臁属足三阴经,每多难愈。初起红肿,宜人参败毒散;溃后浓水淋漓,宜补中益气汤;若更晡热,是为阴亏,宜兼服六味地黄丸;若食少体倦畏寒,则为真阳不足,宜服桂附地黄丸,即六味地黄丸加肉桂、附子也。

　　人参败毒散方见产后痢条

　　补中益气汤方见首卷血崩条

　　六味地黄丸方见首卷

足跟痛证治

督脉发源肾经过,三阴虚热足跟疼。六味地黄滋真水,肿溃流脓用八珍。

【注】足跟乃督脉发源之地,足少阴肾经从此所过。若三阴虚热,则足跟疼痛。宜用大剂六味地黄丸料煎服,以峻补其真水。若痛久不愈,肿溃流脓者,宜服八珍汤,以大补其气血。

杂证门汇方

半夏厚朴汤

半夏　厚朴　苏叶　茯苓各二钱

右生姜煎服。

清热行血汤

桃仁一钱　红花一钱　丹皮　五灵脂　生地各二钱　甘草五分　穿山甲　赤芍各一钱

右水煎服。

八珍汤方见首卷

编辑幼科杂病
心法要诀

御纂医宗金鉴　卷五十

编辑幼科杂病心法要诀

四诊总括

儿科自古最为难,毫厘之差千里愆。气血未充难据脉,神识未发不知言。惟凭面色识因病,再向三关诊热寒,听声审病兼切脉,表里虚实随证参。

【注】儿科一道,自古为难。盖以小儿形质柔脆,易虚易实,调治少乖,则毫厘之失,遂致千里之谬。气血未充者,气血尚未充盈也。难据脉者,脉无定准,不可只以脉为主也。神识未发者,茫然无知识也。不知言者,不能言其疾苦也。诊小儿之病,惟凭察面部形色,识其因何而生也。三关者,手虎口处风、气、命三关也,当视脉纹形色,以诊其属热属寒也。听声者,听其五声所主之病也。审病者,审其安、烦、苦、欲、饮食、二便也。切脉者,切脉之浮、沉、迟、数、滑、涩、大、小、有力、无力也。医者诚能以四诊参合表里、虚实、寒热之病,则可保万全也。

察　色

欲识小儿百病原,先从面部色详观,五部五色应五脏,诚中形外理昭然。额心颏肾鼻脾位,右腮属肺左属肝,青肝赤心黄脾色,白为肺色黑肾颜。青主惊风赤火热,黄伤脾食白虚寒,黑色主痛多恶候,明显浊晦轻重参。部色相生为病顺,部色相克病多难,相生实者邪助病,相克虚者正难堪。天庭青暗惊风至,红主内热黑难痊,太阳青惊入耳恶,印堂青色惊泻缠。风气青惊紫吐逆，两眉青吉红热烦，鼻赤脾热黑则死，唇赤脾热白脾寒。左腮赤色肝经热，右腮发赤肺热痰，承浆青惊黄呕吐，黑主抽搐病缠绵。此是察色之大要，还将脉证一同参。

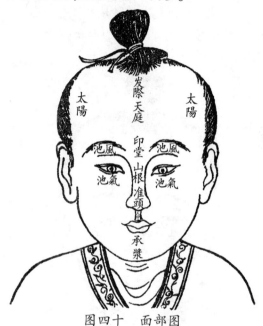

图四十　面部图

【注】小儿之病，先从面部气色观之。详察五部之色，则五脏之病，自昭然可见矣。五部者：额属心，颏属肾，鼻属脾，左腮属肝，右腮属肺也。五色者：青为肝色，赤为心色，黄为脾色，白为肺色，黑为肾色也。如面青主是惊风之证，面赤主火热，面黄主伤脾伤食，面白主虚寒，面黑主痛，多是恶候。总之五色明显为新病，其证轻；浊晦为久病，其证重。部色相生为顺者，如脾病色黄，此正色也。若见红色，乃火能生土，故为顺也。若见青色，乃木来克土，故为逆也。余病仿此。若气血充实，又遇部色相生，纵有外邪助病，亦易为治疗。若久病气血虚弱，又遇部色相克，则正气不支，每难治疗。如天庭青暗主惊风，红主内热，黑则

不治。太阳青,主惊风,青色入耳者死。印堂青,主惊泻。风池在眉下,气池在眼下,二处青主惊风,紫多吐逆。两眉青主吉,红色主多烦热。鼻赤主脾热,鼻黑则死。唇赤主脾热,白主脾寒。左腮发赤主肝经有热,右腮发赤主肺热痰盛。承浆青主惊,黄主吐,黑主抽搐。此皆察色之大要,再以脉证参之,庶治得其要矣(图四十、图四十一)。

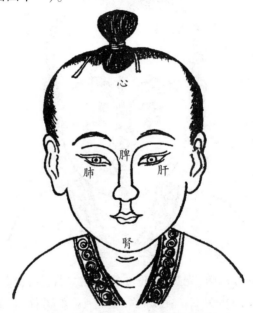

图四十一 面部五脏部位图

听 声

诊儿之法听五声,聆音察理始能明,五声相应五脏病,五声不和五脏情。心病声急多言笑,肺病声悲音不清,肝病声呼多狂叫,脾病声歌音颤轻,肾病声呻长且细,五音昭著证分明。啼而不哭知腹痛,哭而不啼将作惊。嗞煎不安心烦热,嗄声声重感寒风。有余声雄多壮厉,不足声短怯而轻。多言体热阳腑证,懒语身冷阴脏形。狂言焦躁邪热盛,谵语神昏病热凶,鸭声在喉音不出,直声无泪命将倾。虚实寒热从声别,闻而知之无遁情。

【注】小儿之病,既观其色,又当细听其声。盖笑、呼、歌、悲、呻五声,内应心、肝、脾、肺、肾五脏也。五声不和,则知五脏有病之情矣。如心属火病,则声急喜笑;肺属金病,则声悲音浊;肝属木病,则声狂叫多呼;脾属土病,则声颤轻如歌;肾属水病,则其声长细如呻吟。有声有泪声长曰哭,有声无泪声短曰啼。如啼而不哭,则气不伸畅,主腹痛;哭而不啼,则气急心烦,将成惊也。嗞煎不安者,乃心经内热,故烦躁不宁也。嗄声,音哑也。声重,声浊也。此为外感风寒也。有余之证其气实,故声雄大而壮厉;不足之证其气虚,故声怯弱而轻短。多言与身热皆阳也,阳主腑,故曰阳腑证也;懒语与身凉皆阴也,阴主脏,故曰阴脏证也。狂言焦躁者,邪热盛也;神昏谵语者,热乘于心,故曰病热凶也。鸭声,声在喉中而哑,气将绝也;直声,声无回转而急,气将散也,二者俱为不治之证。医者果能以此察之,则知表里脏腑,寒热虚实,诸病之情态无所遁矣!

审　病

审儿之病贵详参,要在安烦苦欲间,能食不食渴不渴,二便调和通秘勘。发热无汗为表病,内热便硬作里看,安烦昼夜阴阳证,苦欲冷暖定热寒。能食不食胃壮弱,渴与不渴胃湿干,便稠粘秽为滞热,尿清不赤乃寒占。耳尻肢凉知痘疹,指梢发冷主惊痫,肚腹热闷乃内热,四肢厥冷是中寒。眉皱曲啼腹作痛,风热来临耳热缠,腹痛须按软与硬,喜按不喜虚实参。欲保赤子诚心辨,对证施方治不难。

【注】小儿有病,贵乎详审。先问起居、安烦、苦欲何如?次问饮食能食不食?渴与不渴?又次问二便或通或秘?而后病源可识矣!如发汗、无汗,此邪在表也;内热便硬,此邪在里也。安

烦者,谓昼若烦热而夜安静,是阳旺于阳分,其病在阳;若夜烦热而昼安静,是阳陷于阴分,其病在阴。苦欲者,喜冷恶热皆属阳病,故为热也;喜热恶冷皆属阴病,故为寒也。胃壮者能食,胃弱者不能食,胃干燥者口渴,胃湿盛者口不渴。至于大便稠粘,秽气难闻者,是内有滞热,从热化也;小便清白不赤为虚寒,从寒化也。若耳梢冷,尻骨冷,四肢发冷者,此痘疹欲发之候。如单指梢发冷者,此惊痫将作之征。肚腹热闷主内热,手足厥冷主中寒。小儿无故皱眉曲腰啼叫者,主内因腹痛也。两耳常常发热者,主外因风热也。然腹痛又当按其或软与硬,若喜按者为虚,不喜按者为实。保赤者须诚心勘问,对证施治,庶随手奏效矣!

切　脉

　　小儿周岁当切脉,位小一指定三关,浮脉轻取皮肤得,沉脉重取筋骨间。一息六至平和脉,过则为数减迟传,滑脉如珠多流利,涩脉滞涩往来艰。三部无力为虚脉,三部有力作实言,中取无力为芤脉,微脉微细有无间。洪脉来盛去无力,数缓时止促结占,紧脉左右如转索,弦则端直张弓弦。浮为在表外感病,沉为在里内伤端,数为在腑属阳热,迟为在脏乃阴寒。滑痰洪火微怯弱,弦饮结聚促惊痫,芤主失血涩血少,沉紧腹痛浮感寒。虚主诸虚不足病,实主诸实有余看,痘疹欲发脉洪紧,大小不匀中恶勘。一息三至虚寒极,九至十至热极炎,一二十一十二死,浮散无根沉伏难。表里阴阳虚实诊,惟在儿科随证参。

　　【注】周岁者,一岁也。有疾则当切脉,但部位甚小,不能以三指诊之,须用一指以定三关。三关者,寸、关、尺也。浮脉者,轻取皮肤之上即得,故曰浮也。沉脉者,重按筋骨之间则见,故曰沉也。一息者,人之一呼一吸也。至者,脉之至数也。一息六至为和平之脉,则曰无疾。至数若过者,七至、八至也,谓之数脉;至数若减者,四至、五至也,谓之迟脉。滑脉如珠,往来流利;

涩脉滞涩,往来艰难。三部者,脉之浮、中、沉也。浮、中、沉三部
无力为虚,浮、中、沉三部有力为实。芤脉者,中取无力;微脉者,
按之微细,若有若无;洪脉者,来时虽盛,去时无力;促脉者,数而
时止;结脉者,缓而时止;紧脉者,左右如转索之象;弦脉者,端直
如张弓弦,此皆言脉之形象至数也。浮脉病在表,外感风寒也;
沉脉病在里,内伤饮食也。数脉,病在六腑属阳也;迟脉,病在五
脏属阴也。滑主痰盛,洪主火热,微主怯弱之证。弦主停饮,结
主积聚,促主惊痫,芤主失血,涩主血少。沉紧主腹痛,浮紧主感
寒。虚为不足,主诸虚;实为有余,主诸实。洪紧者,痘疹欲发
也。大小不匀者,中恶之证也。一息三至是虚寒之极,九至十至
乃火热太甚。此诸脉所主之病也。若一息只一至、二至、或十
一、十二至者,皆死脉也。浮散无根,及沉伏取之不应指者,皆难
治之脉也。凡病之阴阳表里虚实,虽可以诊脉而得,惟临证时合
望、闻、问三者,细为参考焉。

虎口三关部位脉纹形色

　　初生小儿诊虎口,男从左手女右看,次指三节风气命,脉纹形
色隐隐安。形见色变知有病,紫属内热红伤寒,黄主脾病黑中恶,
青主惊风白是疳。风关病轻气关重,命关若见病多难,大小曲紫
伤滞热,曲青人惊走兽占。赤色水火飞禽扑,黄色雷惊黑阴痫,长
珠伤食流珠热,去蛇吐泻来蛇疳。弓里感冒外痰热,左斜伤风右
斜寒,针形枪形主痰热,射指射甲命难全。纹见乙字为抽搐,二曲
如钩伤冷传,三曲如虫伤硬物,水纹咳嗽吐泻环。积滞曲虫惊鱼
骨,形似乱虫有蛔缠,脉纹形色相参合,医者留神仔细观。

　　【注】凡初生小儿有疾病者,须视虎口叉手处脉纹之形色,
以决病之生死轻重。男先看左手次指内侧,女先看右手次指内
侧。指之三节,初节曰风关,次节曰气关,三节曰命关。其纹色
红黄相兼,隐隐不见,则为平安无病。若纹色紫属内热,红属伤

寒,黄为伤脾,黑为中恶,青主惊风,白主疳证。纹在风关主病轻,气关主病重,若过命关主病危难治。

又当视其纹形大、小、曲、弯。色紫者主伤食内热,色青者主人惊及走兽惊,色赤者主水、火、飞禽所惊,黄主雷惊,黑主阴痫。如指上纹形一点红色,名曰流珠纹,主内热;圆长者名曰长珠形,主饮食伤;上尖长下微大者,名曰去蛇形,主伤食吐泻;上大下尖长者,名曰来蛇形,主湿热成疳;弓反里者,形弯向中指,主感冒寒邪;弓反外者,形湾向大指,主内热痰盛;纹斜向左者,其纹斜向中指,主伤风;纹斜向右者,其纹斜向大指,主感寒。针形者,直若悬针微短;枪形者,直射如枪微长,皆主痰热。透关射指、射甲者,其纹直射指甲指端,主脾气大败,病危不起,二者俱属不治。乙字纹,似乙字,主惊风抽搐。二曲如钩,主伤生冷;三曲如虫,主伤硬物。水纹形似水字,主咳嗽;环形联络如环,主疳病。曲虫纹如弯虫,主积滞;鱼骨纹如鱼刺,主惊热;纹形如乱虫者,主蛔虫缠扰。习幼科者,必以此形色合参,留神诊察,始不误矣(图四十二至图六十二)。

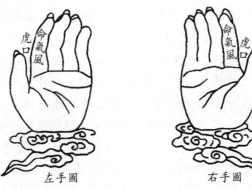

左手圖　　　　右手圖

风关——次指第一节,气关——次指第二节,命关——次指第三节,虎口——叉手处也。男先看左手次指内侧,女先看右手次指内侧。

图四十二　虎口三关部位脉纹图

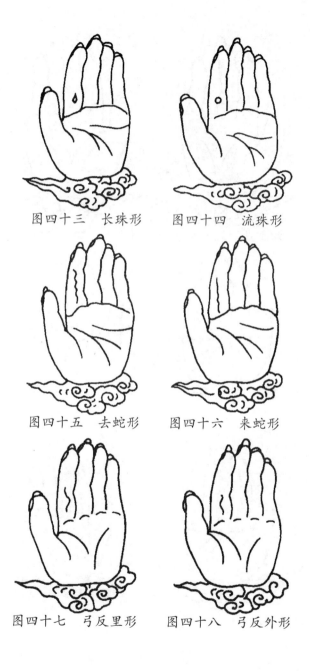

图四十三　长珠形　　　图四十四　流珠形

图四十五　去蛇形　　　图四十六　来蛇形

图四十七　弓反里形　　　图四十八　弓反外形

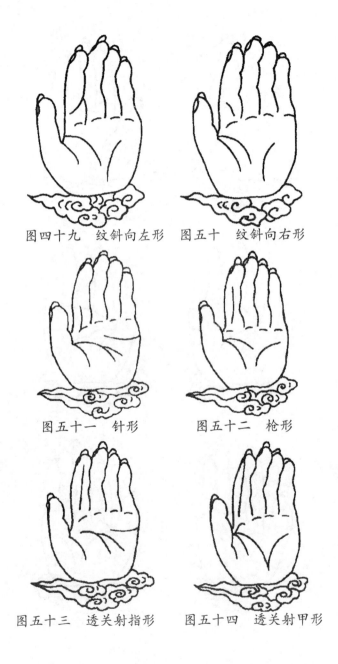

图四十九　纹斜向左形　　图五十　纹斜向右形

图五十一　针形　　　　　图五十二　枪形

图五十三　透关射指形　　图五十四　透关射甲形

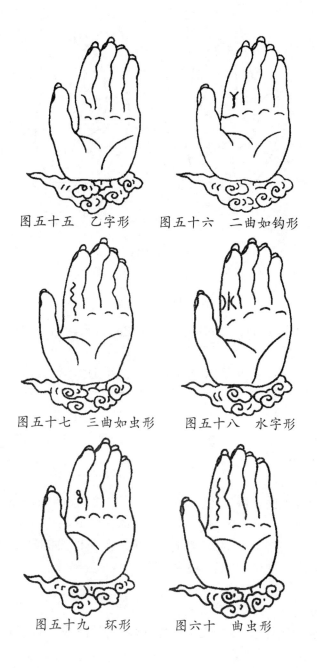

图五十五　乙字形　　图五十六　二曲如钩形

图五十七　三曲如虫形　　图五十八　水字形

图五十九　环形　　图六十　曲虫形

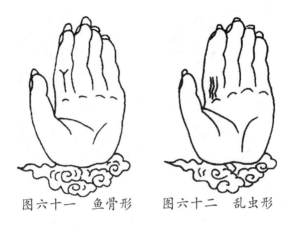

图六十一　鱼骨形　　　图六十二　乱虫形

初生门上

拭　口附下胎毒法

拭口须用胭脂法,秽净方无口病生,古云未啼先取秽,只缘未察此中情。

【注】婴儿初生,须用软棉裹指,拭净口中不洁,继以胭脂蘸茶清,擦口舌齿颊之间,则不使一切口病生矣!古云:子未啼时,先取秽血。此古人不详体察。盖儿在胞衣之中,以脐蒂资生,胞中皆是氤氲精气,生长蒸化,并无血脉,儿口之血,从何而来?此说不经,不可为训也。

甘草法

甘草之法自古称,能解诸毒性味平,浓煎频令儿吮服,免使胎毒蕴腹中。

【注】甘草味甘,平和五脏,解百毒之药也。四时皆可用,虚实皆可服。取中指一节,用水煎浓,以棉缠指蘸水,令儿吮之,其毒自解。

黄连法

素禀胎热蕴于中,惟有黄连法最灵,水浸浓汁滴口内,脐粪

胎毒自此清。

【注】黄连,清热解毒之要药也。凡夏月及四时,看儿有胎热者,恐热蕴于中致生他病,故宜用之。须取黄连数块,捶碎用汤浸出汁,时时滴儿口中,以脐粪下为度,其毒自解矣。

朱蜜法

朱蜜镇神利肠胃,清热防惊大有功,胎热便秘皆堪用,禀赋怯弱慎而行。

【注】朱砂镇心定惊,兼能除邪。蜂蜜解毒润肠,更能清热。一镇一润,功效殊常。胎热便闭者,四时皆可用之。取一大豆许,研细水飞过,炼蜜调匀,乳汁化服最佳。惟胎禀太弱者,不宜用也。

豆豉法

怯弱之儿豆豉法,宣发胎毒功最良,儿生冬月亦宜此,煎取浓汁当乳尝。

【注】淡豆豉,轻腐宣发之药也。凡怯弱之儿,或值冬月欲解胎毒者,只将此药煎为浓汁,与儿三五口,其毒自开矣。

断　脐

脐带剪下即用烙,男女六寸始合宜,烙脐灸法防风袭,胡粉封脐为避湿。

【注】婴儿初生,先用剪刀向火烘热,剪断脐带。次用火器绕脐带烙之,当以六寸为度,不可过为短长。短则伤脏,长则损肌。断讫,又用烙脐饼子安灸脐上,以防风邪外入。随用胡粉散敷脐带间,用软绢新棉封裹之,以避尿湿、风邪。如药不备,即以细熟艾一块,照依前法封裹。

胡粉散

胡粉　甑带灰　干姜　白石脂　棉灰各等分　麝香少许

右共为细末。每用一钱,敷脐上封之。

烙脐饼子

豆豉　黄蜡等分　麝香少许

右以豆豉、麝香研匀,熔蜡,量脐大小捻为饼,灸用。

浴　儿

浴儿之法五枝汤,冬夏寒温适可当,加猪胆汁去污秽,且滋肌肤免生疮。

【注】断脐后三日浴儿,此法其来旧矣。为其革污秽也。临浴时,须择无风密处,适可而止,不可久在水中,冬月恐其受寒,夏日恐其伤热。其为汤之法,须用桃、槐、桑、梅、柳枝熬成,再加猪胆汁以去其污秽,且能滋润肌肤,令儿胎疮不生。

藏胎衣法

藏衣新瓶用帛缠,埋筑天德月空边,向阳高燥宜严密,令儿无疾寿绵绵。

【注】凡藏胎衣,盛在新瓶内,以青帛裹瓶口,择向阳高燥之地,天德月空处,掘地三尺埋之,儿自长寿无疾。若藏衣不谨,于儿不利。

天德月空

正月在丁二月坤,三月居壬四月辛,五乾六甲七月癸,八艮九丙十乙宫,十一巽兮庚十二,此是天德牢记心。月空单月壬共丙,双月俱在甲与庚。

【注】天德:如正月在丁,二月在坤,三月在壬,四月在辛,五月在乾,六月在甲,七月在癸,八月在艮,九月在丙,十月在乙,十一月在巽,十二月在庚是也。

月空:如正月在丙壬,二月在甲庚,三月在丙壬,四月在甲庚,五月在丙壬,六月在甲庚,七月在丙壬,八月在甲庚,九月在丙壬,十月在甲庚,十一月在丙壬,十二月在甲庚是也(图六十三)。

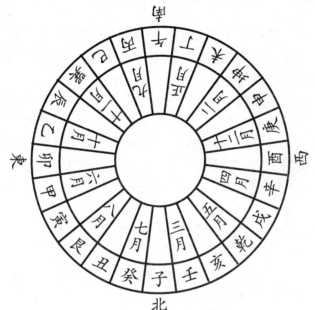

此天德图内如单月逢丙壬,双月逢甲庚,又为月空之方位也。

图六十三 天德图

天德方向俱依此图为准。其月空方向;单月在丙壬方,双月在甲庚方。四处如值天德方向不便,即按图寻丙、壬、甲、庚所在用之;如值月空方向不便,亦按图寻天德用之。

剃 头

小儿弥月剃胎头,密室温和适可求,杏麻薄腻揉头上,胎毒疮疖一切休。

【注】儿满月剃头,须向密室温暖处剃之,为其气血未盈,寒风易入。剃后须用杏仁三枚研细,入薄荷三叶,再同研,将麻油滴三四点,合腻粉拌匀,擦头上能避风邪,免生疮疖、热毒等证。

不　啼

小儿生下不能啼,俗语名之为草迷,多因临产难生育,或值严寒气所逼。气闭不通声不出,奄奄呼吸命须臾,气闭不通葱鞭背,寒逼急用火熏脐。

【注】儿生落地,啼声即发,形生命立矣。有不啼者,俗云草迷。多因临产时生育艰难,以致儿生,气闭不通,所以不啼也。急以葱鞭其背,使气通则啼。又有时值天寒之际,儿气为寒所逼,亦不能啼。宜用熏脐带法,急为挽回,庶气通而啼声出也。若气绝无声,面青甲黑,是形虽存而命已不立,安望其生哉!

鞭背法

小儿初生气不通,奄奄呼吸少啼声,用葱鞭背轻轻击,须臾声发可回生。

【注】葱辛通气,击动醒神。用葱鞭背者,取开通击醒之义也。如无葱,以手轻击之亦可。

熏脐带法

小儿生下或冒寒,气闭无声啼则难,油捻熏脐休剪带,暖气入腹自通安。

【注】儿初生方离母腹,若值天寒,气为寒闭,使儿声不出。须急用棉絮包裹,抱于怀中,且勿断脐,用纸捻蘸油,点火于脐带下往来熏之,令火气由脐入腹,寒得温散,气得暖通,啼声自出矣!

不　乳

儿生能乳本天然,若不吮兮必有缘,腹中秽恶未下净,或在胎中素禀寒。秽恶不净一捻效,胎寒不乳匀气先,若更面青肢冷厥,此是寒虚理中煎。

【注】不乳,谓初出胞胎不吮乳也。其故有二,不可不辨:儿生腹中脐粪未下,能令小儿腹满气短,呕吐不乳,当用一捻金治

之。若儿母过食寒凉,胎受其气,儿必腹痛多啼,面色青白,宜匀气散主之;若四肢厥逆者,理中汤主之。

一捻金

大黄生　黑丑　白丑　人参　槟榔各等分

右为细末,每少许,蜜水调服。

匀气散

陈皮　桔梗各一钱　炮姜　砂仁　炙甘草各五分　木香三分

右共为细末。每服五分,红枣煎汤调服。

理中汤

人参　白术土炒　干姜　甘草炙

引用红枣肉,水煎服。

【方歌】理中人参并干姜,白术甘草共为汤,胎寒诸疾皆当服,不乳肢冷更堪尝。

眼不开

儿生眼闭不能开,皆因脾热受于胎,内用地黄汤最妙,熊胆洗目效灵哉。

【注】小儿初生眼不开者,因孕妇饮食不节,恣情厚味,热毒熏蒸,以致热蕴儿脾。眼胞属脾,其脉络紧束,故不能开也。内服生地黄汤,外用熊胆汤洗之自愈。

生地黄汤

生地黄　赤芍药　川芎　当归　天花粉　甘草生

水煎服。

【方歌】目闭不开胎热成,生地黄汤赤芍芎,当归花粉生地草,水煎速服莫消停。

熊胆洗法

熊胆　黄连各少许

用滚汤淬洗,其目自开。

吐不止

儿吐不止何因生,秽恶停留胃内成,或缘禀赋胎寒热,或因生时感寒风。秽恶一捻金散下,外感香苏温散能,热涎酸粘连陈治,寒吐清沫用理中。

【注】儿自胞胎既脱以后,有因便秘、腹中秽恶不净,令儿腹满其吐不止者,一捻金主之;若生育时触冒寒邪,入里犯胃,则曲腰而啼,吐沫不止者,香苏饮温散之。又有胎前受热,面黄赤、手足温,口吐黄涎酸粘者,二陈汤加黄连主之;若胎前受寒,面青白、四肢冷、口吐清稀白沫者,理中汤主之。

一捻金方见不乳

香苏饮

藿香　苏叶　厚朴姜炒　陈皮　枳壳麸炒　茯苓　木香煨炙甘草

引用生姜,水煎服。

【方歌】香苏饮用藿香苏,厚朴陈皮枳壳茯,甘草木香一并入,生姜为引吐能除。

黄连二陈汤

半夏姜制　陈皮　茯苓　生甘草　黄连姜炒

引用生姜,水煎服。

【方歌】儿生胎热吐频频,医治须当用二陈,半夏陈皮茯苓草,姜连加入效如神。

理中汤方见不乳

不小便

小便不通胎热壅,导赤八正二方从,外用豆豉贴脐法,须臾小便自能通。

【注】小儿初生不小便者,乃胎热流于下也,宜导赤散。热盛者八正散主之。外用豆豉膏贴脐上,则小便自通矣。

导赤散

生地黄　木通　甘草生

引用灯心、竹叶,水煎服。

加黄连、滑石、赤苓更妙。

【方解】方名导赤妙难言,生地木通甘草煎,引用灯心共竹叶,清热利水便如泉。

八正散

萹蓄　瞿麦　滑石飞　木通　赤苓　车前子　生大黄　栀子生

引用灯心,水煎服。

【方歌】八正散治小便秘,萹蓄瞿麦车前利,木通滑石赤茯苓,大黄栀子合成剂。

豆豉膏

淡豆豉一勺　田螺十九个　葱一大束

右捣烂,用芭蕉汁调贴脐上。

不大便

大便不通名锁肚,皆缘热毒受胎中,朱蜜捻金俱可用,急呬五心脐下通。

【注】小儿初生之日或次日即大便者,俗云下脐屎。此肠胃通和,幽门润泽也。若至二三日不大便者,名曰锁肚,乃胎中受辛热之毒,气滞不通也。其儿必面赤、腹胀、不乳、多啼,宜先用朱蜜法治之。设若不应,用一捻金量儿与之。继令妇人以温水漱口,呬儿前后心、手足心并脐下,共七处,以皮见红赤色为度,须臾大便自通矣。

朱蜜法方见拭口

一捻金方见不乳

大小便不通

二便俱秘胎热极,木通散与紫霜丸,行热开结真神妙,口嗢之法悉如前。

【注】小儿初生大小便不通者,最为急候,乃胎中热毒太甚而成也。急用前口嗢五心脐下法,再以木通散行其热,紫霜丸开其结,庶可望生。若延至七日,谓之一腊,肚腹硬胀,常作呻吟,则难治矣!

木通散

车前子　萹蓄　瞿麦　木通　赤苓　山栀　滑石飞　黄芩　生甘草　大黄

引用灯心,水煎服。或入薄荷同煎。

【方歌】二便闭兮如何医,木通散用甚为奇,车蓄瞿通苓栀子,滑芩甘草大黄宜。

紫霜丸

代赭石一两,火煅,醋浸三五次,研　赤石脂一两　杏仁六十粒,炒,去皮、尖　巴豆三十粒,去油膜

右为末,饭糊如麻子大。日服三丸,白水下。

肛门内合

有因热毒肛门结,或是内合无隙通,清毒宜服黑白散,脂膜簪通导法精。

【注】小儿初生,肛门内合有二:一者热毒太甚,壅结肛门;一者脂膜遮瞒,无隙可通。如肛门壅结者,急服黑白散,外用苏合香丸,作枣核状纳入孔中,取其香能开窍,又能润泽。大便一下,庶可望生。如脂膜遮瞒,无隙可通者,先以金玉簪透之,刺破脂膜,再以苏合香丸照前法导之,庶可挽回于万一耳!

黑白散

黑牵牛半生、半炒　白牵牛半生、半炒　大黄生　槟榔　陈皮各五钱　生甘草三钱　元明粉一两

右除槟榔不过火,余五味或晒或焙,仍合槟榔为末,同元明粉入乳钵内研细。每服五分至六七分,温蜜汤调化。

苏合香丸

苏合香油五钱,入安息香内　安息香一两,另为末,用无灰酒半斤熬膏　丁香　青木香　白檀香　沉香　荜茇　香附子　诃子煨,取肉　乌犀镑　朱砂各一两,水飞　薰薩香　片脑各五钱,研　麝香七钱半

右为细末,入安息香膏,炼蜜和剂,圆如茨实大。空心用沸汤化下,酒下亦可。

噤 口

噤口舌上如黍米,吮乳不得啼渐难,清肝龙胆汤极妙,腹硬便秘紫霜丸。吐涎牙紧擦牙效,次用辰砂全蝎煎,病势稍安勿过剂,调和脾胃匀气先。

【注】小儿噤口之证,失治多至不救。其候舌上生疮如黍米状,吮乳不得,啼声渐小,因胎热所致也。法当清热疏利,以龙胆汤主之。若肚腹胀硬,二者不通者,紫霜丸主之。又有一种口吐白沫,牙关紧急者,此胎热内结,复为风邪外袭,当以秘方擦牙散先擦其牙关,次服辰砂全蝎散。中病即止,不可过服,证退当调和脾胃,以匀气散主之。

龙胆汤

柴胡　黄芩　生甘草　钩藤钩　赤芍　大黄纸裹,煨　龙胆草　蜣螂去翅、足　桔梗　赤茯苓

引用枣肉,水煎服。

【方歌】噤口龙胆汤极灵:柴胡黄芩草钩藤,赤芍大黄龙胆

草,蜣螂桔梗赤茯苓。

紫霜丸方见二便不通

秘方擦牙散

生南星二钱,去皮、脐　龙脑少许

右研为极细末,用指蘸,合生姜汁放大牙根擦之立效。如不开者,将应用之药调和稀糊,含在不病人口内,以笔管插入病人之鼻孔,用气将药极力吹入,其关立时即开。此法有通仙之妙,不可不知。

辰砂全蝎散

辰砂五分,水飞　全蝎三枚,去毒　硼砂　龙脑　麝香各一分

右为极细末,用乳母唾调,抹口唇里及齿上。

匀气散方见不乳

撮　口

撮如囊口吮乳难,舌强唇青吐沫痰,面色赤黄胎热极,四肢厥冷命难全。痰盛宜用僵蚕散,便秘须进紫霜丸,惊热龙胆汤极妙,抽搐撮风散自安。

【注】撮口者,口撮如囊口也。吮乳不得,舌强唇青,面色黄赤,乃心脾之热,受自胎中而然也。其证为危候,急当随证治之。如气高痰盛者,辰砂僵蚕散主之;二便秘结者,紫霜丸主之;身热多惊者,龙胆汤主之;手足抽搐者,撮风散主之。若更口吐白沫,四肢厥冷,虽有神丹,终属无济。

辰砂僵蚕散

辰砂五分,水飞　僵蚕一钱,直的,去丝嘴,炒　蛇蜕皮一钱,炒　麝香五分

右为末,用蜜调敷唇口。

紫霜丸方见二便不通

龙胆汤方见噤口

撮风散

赤脚蜈蚣半条,炙 钩藤钩一钱五分 朱砂水飞 直僵蚕焙

全蝎尾各一钱 麝香一字

右为末,每服一字,竹沥调下。

脐湿脐疮

浴儿不慎水浸脐,或因襁褓湿渍之,脐间淋漓多痛痒,甚则
焮肿作疮痍。脐湿必用渗脐散,疮肿金黄散最宜,治疗之法须如
此,临证施之不可疑。

【注】儿生洗浴,不可久在水中,任意洗濯。既包裹毕,宜时
常留意,勿令尿湿浸脐。如不知慎,遂致肚脐浸渍不干,名曰脐
湿。须以渗脐散敷之。甚则焮赤成疮,名曰脐疮。须以金黄散
敷之,庶不致寒湿之气内攻也。

渗脐散

枯矾 龙骨各二钱,煅 麝香少许

右研细末,干撒脐中。

金黄散

川黄连二钱半 胡粉 龙骨各一钱,煅

右为末,敷患处。

脐　突

婴儿蕴热在腹中,伸引频频卧不宁,努胀其气冲脐本,虚大
光浮脐突成。速服犀角消毒饮,二豆能消肿赤攻,最忌寒凉敷脐
上,冰凝毒热反成凶。

【注】婴儿热在腹中,无所发泄,故频频伸引,睡卧不宁,努
胀,其气冲入脐间,所以脐忽肿赤,虚大光浮,名曰脐突。此乃胎
热所致,非断脐不利之过也。内服犀角消毒饮,外敷二豆散,其

肿自消。最忌寒凉之药敷于脐上,恐寒凝毒热,反为害也。

犀角消毒饮

牛蒡子炒,研　生甘草　荆芥　防风　金银花

水煎熟,临服入犀角细末,调匀服。

【方歌】犀角消毒牛蒡加,甘草荆防金银花,细研犀角调匀服,脐突能消功最佳。

二豆散

赤小豆不去皮　豆豉　天南星去皮脐　白敛各一钱

右为细末,用五分芭蕉汁,调敷脐四旁,日二次。

脐　风

断脐不慎起脐风,感受风寒湿水成,将作驱风散最效,已成兼证要分明。腹胀便秘黑白散,面白肢寒用理中,痰涎壅盛僵蚕散,壮热面赤龙胆清。呕吐多啼益脾治,唇青撮口撮风平,脐青口噤为不治,一腊逢之命必倾。

【注】脐者,小儿之根蒂也,名曰神厥。穴近三阴,喜温恶凉,喜干恶湿,如断脐悉遵前法,脐风何自而起? 惟不知慎重,以致水湿、风冷之气入于脐中,儿必腹胀脐肿,日夜啼叫,此脐风之将作也,须急用驱风散治之。若寒邪深入,已成脐风者,又当视其所兼之形证治之。如肚腹胀硬,大便不通者,风兼实也,黑白散主之;面青肢冷,二便不实者,风兼虚也,理中汤主之;痰涎壅盛,气高喘急者,风兼痰也,辰砂僵蚕散主之;身体壮热,面赤口干者,风兼热也,龙胆汤主之;面青呕吐,曲腰多啼者,风兼寒也,益脾散主之;撮口唇青,抽搐不止者,风兼惊也,撮风散主之。若脐边青黑,口噤不开者,是为内抽不治。脐风见于一腊者,亦不治。一腊者,七日也。儿生七日,血脉未凝,病已中脏,医之无益。

驱风散

苏叶　防风　陈皮　厚朴姜炒　枳壳麸炒　木香煨　僵蚕

炒 钩藤钩 生甘草

引用生姜,水煎服。

【方歌】脐风将作用驱风,苏防陈朴枳香从,僵蚕钩藤与甘草。生姜加入更通灵。

黑白散方见肛门内合

理中汤方见不乳

辰砂僵蚕散方见撮口

龙胆汤方见噤口

益脾散

白茯苓 人参 草果煨 木香煨 炙甘草 陈皮 厚朴姜炒 紫苏子各等分,炒

右为末,每服一钱,姜、枣汤调服。

撮风散方见撮口

天　钓

天钓邪热积心胸,痰涎壅盛气不通,瘈疭壮热同惊证,头目仰视若钓形。九龙控涎医搐搦,牛黄散用善驱风,瘈疭减参钩藤饮,爪甲青色苏合精。

【注】小儿天钓证,由邪热痰涎壅塞胸间,不得宣通而成。发时惊悸壮热,眼目上翻,手足瘈疭,爪甲青色,证似惊风,但目多仰视,较惊风稍异。痰盛兼搐者,九龙控涎散主之;惊盛兼风者,牛黄散主之;搐盛多热者,钩藤饮主之;爪甲皆青者,苏合香丸主之。

九龙控涎散

赤脚蜈蚣一条,酒涂炙干 滴乳 天竺黄各一钱,二味研匀 腊茶 雄黄 炙甘草各二钱 荆芥穗炒 白矾各一钱,枯 绿豆一百粒,半生半熟

右为末,每服五分。人参薄荷汤调下。

牛黄散

牛黄一钱,细研　朱砂一钱,水飞细研　麝香五分　天竺黄二钱　蝎梢一钱　钩藤钩二钱

右研匀,每服一字,新汲水调下。

钩藤饮

人参　全蝎去毒　羚羊角　天麻　甘草炙　钩藤钩

水煎服。

【按】天钓乃内热痰盛,应减人参。

【方歌】天钓须用钩藤饮,瘛疭连连无止歇,人参羚羊与钩藤,炙草天麻共全蝎。

苏合香丸方见肛门内合

内　钓

内钓肝脏病受寒,粪青潮搐似惊痫,伛偻腹痛吐涎沫,红丝血点目中缠。瘛疭甚者钩藤饮,急啼腹痛木香丸,肢冷甲青唇口黑,养脏温中或保全。

【注】内钓者,多因肝脏素病,外受寒冷,其候粪青潮搐者,作止有时也。伛偻腹痛者,曲腰而痛也。口吐涎沫,证虽与惊痫相类,但目有红丝血点。瘛疭甚者,钩藤饮主之;急啼腹痛者,木香丸主之;若肢冷甲青,唇口黑者,养脏散主之。然内钓至此,乃中寒阴盛不治之证,用此救治,庶或保全。

钩藤饮方见天钓

木香丸

没药　木香煨　茴香炒　钩藤钩　全蝎　乳香各等分

先将乳香没药研匀,后入诸药末和毕,取大蒜少许研细,和丸如桐子大,晒干。每次二丸,钩藤汤下。

养脏散

当归　沉香　木香煨　肉桂　川芎各半两　丁香二钱

右为末,每服一钱,淡姜汤调服。

盘肠气痛

盘肠寒搏肠中痛,曲腰不乳蹙双眉,定痛温中豆蔻散,熨脐外治法堪垂。

【注】凡盘肠气痛,皆由寒邪所搏,肝肾居下,故痛则曲腰。宜白豆蔻散主之。外用熨脐法,其效甚速。

白豆蔻散

白豆蔻　砂仁　表皮醋炒　陈皮　炙甘草　香附米制　蓬莪术各等分

右为末,每服一钱,紫苏煎汤调下。

熨脐法

淡豆豉　生姜各二钱,切碎　葱白五茎　食盐一两

同炒热,置脐上熨之。

御纂医宗金鉴 卷五十一

初生门下

目 烂

儿生两目痛难睁,胞边赤烂胎热攻,内用地黄汤清热,外点真金目即明。

【注】目烂者,胞边赤烂,痛痒难睁。因胎中蕴热,生后,毒热上攻于目,故有是证。内服地黄汤以清热,外用真金散以点目,其证自愈。

生地黄汤方见目不开

真金散

黄连生 黄柏生 当归 赤芍药各一钱 杏仁五分,炒,去皮、尖

右剉散,乳汁浸一宿,晒干为极细末,用生地黄汁调一字,频频点眼即愈。

悬 痈

腭上肿起号悬痈,皆因胎毒热上冲,法当刺破盐汤拭,如圣一字掺之灵。

【注】凡喉里上腭肿起,如芦箨盛水状者,名曰悬痈芦箨者,芦笋也。此胎毒上攻,须以棉缠长针留锋刺之,泻去青黄赤汁。未消者来日再刺。刺后以盐汤拭口,用如圣散或一字散掺之。

如圣散

铅霜一钱 真牛黄一钱 太阴元精石 朱砂各二钱五分,水飞 龙脑五分

右为极细末,每用一字掺患处。

一字散

朱砂水飞　硼砂各五分　龙脑　朴硝各一字

右为极细末,用蜜调少许,鹅翎蘸搽口内。

重　龈

重龈胎热胃中蓄,牙根肿胀痛难禁,刺破一字散敷上,继进清胃效如神。

【注】重龈者,因小儿在胎有热蓄于胃中,故牙根肿如水泡,名曰重龈。治法用针刺破,以盐汤拭净,外敷一字散,内服清胃散,其肿自消。

一字散方见悬痈

清胃散

生地　丹皮　黄连　当归　升麻　石膏煅

引用灯心,水煎服。

【方歌】清胃散治胃热熏,生地黄连当归身,丹皮升麻石膏煅,临煎须要入灯心。

鹅　口

鹅口白屑满舌口,心脾蕴热本胎原,清热泻脾搽保命,少迟糜烂治难痊。

【注】鹅口者,白屑生满口舌,如鹅之口也。由在胎中受母饮食热毒之气,蕴于心、脾二经,故生后遂发于口舌之间。治法以清热泻脾散主之,外用发蘸井水拭口,搽以保命散,日敷二三次,白退自安。倘治之稍迟,必口舌糜烂,吮乳不得,则难痊矣。

清热泻脾散

山栀炒　石膏煅　黄连姜炒　生地　黄芩　赤苓

引用灯心,水煎服。

【方解】清热泻脾治鹅口,石膏生地赤苓煎,芩连栀子合成剂,加入灯心病即安。

保命散

白矾烧灰　朱砂各二钱五分,水飞　马牙硝五钱

右研末,以白鹅粪水搅取汁,涂舌与口角上。

吐　舌

吐长收缓名吐舌,皆是心经有热成,面红烦渴溺赤涩,泻心导赤服即宁。

【注】吐舌者,伸长而收缓也。因心经有热所致,故面红、烦躁、口渴、尿赤,宜泻心导赤汤主之。

泻心导赤汤

木通　生地　黄连　甘草生

引用灯心,水煎服。

【方歌】泻心导赤汤最良,心热吐舌即堪尝,木通生地黄连草,灯心加入服自强。

弄　舌

弄舌时时口内摇,心脾热发口唇焦,烦热舌干大便秘,泻黄导赤并能疗。

【注】儿舌口中摇动者,因心脾有热,以致唇焦舌干,烦热便秘。先用泻黄散,次服泻心导赤汤。

泻黄散

藿香叶　山栀子炒　石膏煅　防风　甘草生

引加灯心,水煎服。

【方歌】弄舌泻黄散最神,藿香叶配山栀仁,甘草防风石膏煅,临时煎服入灯心。

泻心导赤汤方见吐舌

重　舌

舌下肿突似舌形，心脾积热上攻冲，内服宜以清热饮，外敷凉心功最灵。

【注】重舌者，因舌下近舌根处其肿形似舌，故名重舌。此心、脾之热，宜服清热饮，外吹凉心散。

清热饮

黄连生　生地　木通　甘草生　连翘去心　莲子

引用淡竹叶，水煎，时时灌入口中。

【方歌】清热饮内用黄连，生地莲子木通甘，连翘更加淡竹叶，一同煎服自然安。

凉心散

青黛　硼砂　黄柏　黄连人乳拌晒　人中白各二钱，煅过风化硝一钱　冰片二分

右为极细末，吹之甚效。

木　舌

木舌心脾积热成，肿胀木硬证多凶，外用川硝敷舌上，内服泻心导赤灵。

【注】木舌一证，皆因心脾积热而成。盖脾之脉络在舌下，又舌为心苗，遇火上冲，令儿舌肿满木硬，不能转动，故名木舌。外用川硝散敷舌上，内服泻心导赤汤。若不急治，必至难救。

川硝散

朴硝五分　真紫雪二分　盐一分

右为细末，以竹沥调敷舌上。

泻心导赤汤方见吐舌

呃 乳

呃乳之候非一端,伤乳停痰胃热寒,热宜和中清热饮,寒用温中止吐煎。伤乳平胃散最妙,停痰二陈汤可痊,若是满而自溢者,常须节乳自能安。

【注】小儿呃乳,证非一端,有宿乳、停痰、胃寒、胃热之分,不可一例而治。如面色多赤、二便微秘,手足指热,此为热呃也,宜和中清热饮主之;面色青白,粪青多沫,手足指冷,此因寒而呃也,宜温中止吐汤主之;口热唇干,夜卧不宁、手足心热,此为伤乳而呃也,宜平胃散主之;胸膈膨满,呕吐痰涎,此因停痰而呃也,宜枳桔二陈汤主之。若吃乳过多,满而自溢者,不须服药,惟节乳则呃自止矣。

和中清热饮

黄连姜炒　半夏姜制　陈皮　茯苓　藿香　砂仁

引用姜,水煎服。

【方歌】和中清热饮黄连,半夏陈皮茯苓攒,藿香砂仁合成剂,水煎徐服可安全。

温中止吐汤

白豆蔻研　茯苓　半夏姜制　生姜

水煎,冲磨沉香汁服。

【方歌】温中止吐白豆蔻,茯苓半夏共生姜,临服沉香汁加入,专治呃乳自寒伤。

平胃散

苍术炒　陈皮　厚朴姜炒　甘草炙　麦芽炒　砂仁研

引用姜,水煎服。

【方歌】小儿伤乳多吐呃,平胃调和功可见,苍陈厚朴甘草偕,加入麦砂姜一片。

枳桔二陈汤

枳壳麸炒　桔梗　陈皮　半夏姜制　茯苓　甘草炙

引用姜,水煎服。

【方歌】停痰呃乳不能安,枳桔二陈汤最先,枳桔陈半苓甘草,生姜加入即时痊。

夜　啼

夜啼寒热因胎受,须将形色辨分明:寒属脾经面青白,手腹俱冷曲腰疼。面赤溺闭属心热,热用导赤寒钩藤,若无寒热表里证,古法蝉花散最精。

【注】小儿初生夜啼,其因有二:一曰脾寒,一曰心热。皆受自胎中,观其形色便知病情矣。如面色青白,手腹俱冷,不欲吮乳,曲腰不伸者,脾寒也,钩藤饮主之;面赤唇红,身腹俱热,小便不利,烦躁多啼者,心热也,导赤散主之。若无已上形证,但多啼者,用蝉花散最当。

钩藤饮

川芎　白当归　茯神　白芍炒　茯苓　甘草炙　木香煨钩藤钩

引用红枣,水煎服。

【方歌】夜啼之证因脾寒,须服钩藤饮可痊,芎归神芍苓甘草,木香钩藤红枣煎。

导赤散方见小便不通

蝉花散

蝉蜕不拘多少,下半截

右研细末,每服少许,薄荷煎汤调下。

胎　黄

儿生遍体色如金,湿热熏蒸胎受深,法当渗湿兼清热,地黄犀角二方神。

【注】胎黄者,遍体面目皆黄,其色如金,乃孕妇湿热太盛,

小儿在胎受母热毒,故生则有是证也。法当渗湿清热,须分轻重治之,色微黄者生地黄汤,深黄者犀角散。

生地黄汤

生地黄　赤芍药　川芎　当归　天花粉　赤茯苓　泽泻　猪苓　甘草生　茵陈蒿

引用灯心,水煎,食前服。

【方歌】胎黄须用地黄汤,四物花粉赤苓良,泽泻猪苓甘草等,茵陈加入水煎尝。

犀角散

犀角镑　茵陈蒿　瓜蒌根　升麻　甘草生　龙胆草　生地　寒水石煅

水煎,不拘时服。

【方歌】胎黄又有犀角散,甘草犀角与茵陈,升麻胆草生地共,寒水石同瓜蒌根。

胎　赤

胎赤胎中受毒热,生后遍体若丹涂,清热解毒汤极妙,蒋氏化毒功效殊。

【注】胎赤者,因孕妇过食辛热之物,以致毒热凝结,蕴于胞中,遂令小儿生下头面、肢体赤若丹涂,故名曰胎赤。当以清热解毒汤主之。热盛便秘者,蒋氏化毒丹主之。

清热解毒汤

生地　黄连　金银花　薄荷叶　连翘去心　赤芍　木通　甘草生

引用灯心,水煎服。

【方歌】清热解毒汤堪夸,生地黄连金银花,薄荷连翘赤芍药,木通甘草灯心加。

蒋氏化毒丹

犀角 黄连 桔梗 元参 薄荷叶 甘草 生大黄各一
两,生 青黛五钱

右为细末,炼白蜜为丸,重六分。每服一丸,灯心汤化服。

赤游风

赤游胎中毒热成,皮肤赤肿遍身行,头面四肢犹可治,若归
心腹命难生。内服犀角蓝叶散,外用砭法敷神功,百日之内忌砭
血,贴涂二法可安宁。

【注】小儿赤游风证,多由胎中毒热而成。或生后过于温暖,毒
热蒸发于外,以致皮肤赤热而肿,色若丹涂,游走不定,行于遍身,故
名曰赤游风。多发于头面、四肢之间,若内归心腹则死。治法当服
犀角解毒饮。如不愈,继以蓝叶散,外用砭法刺出毒血。毒甚者,敷
以神功散;毒轻者,不用敷药。在百日内者,小儿忌砭血,以其肌肉
难任也。须用猪肉贴法,或以赤小豆末,鸡子清调,涂之甚效。

犀角解毒饮

牛蒡子炒 犀角 荆芥穗 防风 连翘去心 金银花 赤
芍药 生甘草 川黄连 生地黄

引用灯心,水煎服。

【方歌】犀角解毒药最良,牛蒡犀角合荆防,连翘银花赤芍
药,甘草川连生地黄。

蓝叶散

蓝叶五钱 黄芩 犀角屑 川大黄剉,微炒 柴胡 栀子
各二钱,生 川升麻一钱 石膏一钱 生甘草一钱

右为粗末,每服一钱。水一小盏,煎五分,去渣兑竹沥一酒
杯,煎三两沸,放温,量儿大小用之。气怯弱者可去大黄。

砭血法

口吮毒血各聚一处。用细磁器击碎,取锋芒者,将箸头劈开

夹住,用线缚定。两指轻撮箸梢,令磁芒对聚血处,再用箸一根频击,刺出毒血。砭后毒甚者,以神功散敷之;毒轻者,砭后不可用,恐皮肤既破,草乌能作痛也。如患在头者,不用砭法,只宜卧针倒挑患处,出毒血则愈。

神功散

黄柏炒　草乌生

右各为末,等分,用漱口水调敷,频以漱口水润之。

猪肉贴法

用生猪肉切片,贴于赤肿处,数数更换。

涂法

生赤小豆不拘多少,研为细末,用鸡子清调涂患处,干则再涂。

初生无皮

儿生无皮有二端:父母梅毒遗染传,或因未足月生早,无皮赤烂痛难堪。梅毒换肌消毒散,胎怯当归饮能痊;外敷清凉鹅黄粉,毒解形完肤自坚。

【注】婴儿生下无皮,其证有二:或因父母素有杨梅结毒,传染胞胎,故生下或上半身赤烂,或下半身赤烂,甚至色带紫黑;又有因月分未足,生育太早,遍体浸渍红嫩而光。二证俱属恶候。遗毒者,内服换肌消毒散,外用清凉膏或鹅黄散敷之;胎元不足者,内服当归饮,外用稻米粉扑之。毒解形完者,谓解去毒气,其皮自渐渐生完而坚实矣。

换肌消毒散

当归　生地黄　赤芍药　川芎　皂刺　土茯苓　金银花连翘去心　甘草生　白芷　苦参　白藓皮　防风

引用灯心,水煎服。

【方歌】无皮换肌消毒治,四物皂刺土茯苓,银花连翘草白芷,苦参白藓共防风。

当归饮

何首乌制　白藓皮　白蒺藜　甘草　当归　生地黄　白芍药　人参　黄芪　川芎

水煎服。

【方歌】当归饮治儿无皮,面白肢冷服最宜,首乌藓皮白蒺藜,甘草四物共参芪。

清凉膏

石灰四两,未经水湿成块者

用水泡之,没指半许,露一宿,面上有浮起如云片者,轻轻取之,微带清水,视其多寡,对小磨香油亦如之,以顺搅成膏为度,用鸡翎搽之自愈。

鹅黄散

黄柏生　石膏各等分,煅

共研为细末,扑之。湿则干扑,干则用猪苦胆调搽。

扑粉法

旱稻白米作粉,时时扑之,其皮渐生,神效。

变　蒸

万物春生夏热长,儿生同此变形神。三十二日为一变,六十四日曰一蒸。变长百骸生脏腑,蒸增智慧发聪明。十八五百七十六,变蒸既毕形神成。变蒸之状身微热,耳尻骨冷无病情。

【注】天地生化万物,必以春温、夏热。儿之初生,变生形神亦同此理。自生之日至三十二日,曰一变;至六十四日,曰一蒸。变则长其百骸,生其脏腑;蒸则增其智慧,发其聪明也。曰十八五百七十六者,谓十变五蒸之外,又有三大蒸,合计五百七十六日也。变蒸既毕,形神具足,此后则不复变蒸矣。然每变蒸之时,其状惟身微热、耳冷、尻骨冷,而无他病情状。盖以阴阳和变,生化形神,故无他病情状也。身微热者,以阴阳氤氲变蒸之

气而然也;耳尻冷者,耳尻属阴,以阳不伤阴,而与阴和之象,故不热也。

【按】变蒸既曰生五脏六腑次序,又曰包络、三焦二经俱无形状,故不变不蒸。夫包络乃周身脂膜联络百骸脏腑者,三焦乃躯壳内气充满百骸脏腑者,变蒸时岂独不及之耶?其说不经,细阅《灵》《素》自知,附辨以俟识者。

惊风门

惊风总括

心主惊兮肝主风,心热肝风作急惊,素虚药峻因成慢,吐泻后起慢脾风。急惊阳证有实象,慢脾阴证有虚形,慢惊半阴半阳证,虚实寒热要详明。

【注】心藏神,心病故主惊也;肝属木,肝病故主风也。凡小儿心热肝盛,一触惊受风,则风火相搏,必作急惊之证也。若素禀不足,或因急惊用药过峻,暴伤元气,每致变成慢惊之证。更有因吐泻既久,中气大虚,脾土衰弱,肝木乘虚而内生惊风者,名曰慢脾风也。三者致病之因既不同,故所现之证亦各异。急惊属阳,必有阳热有余等实象也;慢脾属阴,必有阴冷不足等虚象也。至于慢惊初得之时,阴阳尚未过损,或因急惊传变而成,其中常有夹痰、夹热等证,故属半阴半阳,不比慢脾纯阴之病也。治者须详分虚、实、寒、热以治之,庶不致误矣!

惊风八候

惊风八候搐搦掣,颤反引窜视之名。肘臂伸缩名为搐,十指开合搦状成,势若相扑谓之掣,颤则头肢动摇铃,反张身仰头向后,引状两手若开弓,窜则目直常似怒,视则瞪物不转睛。内外左右分顺逆,须识急慢证皆同。

【注】八候,谓搐、搦、掣、颤、反、引、窜、视是也。搐谓肘臂伸缩,搦谓十指开合,掣谓肩头相扑,颤谓手足动摇,反者身仰向后,引者手若开弓,窜则目直而似怒,视则睛露而不活。其搐以男左手女右手,男大指在外,女大指在内为顺,反是为逆。此候急惊、慢惊同皆见之,虚实无所异焉,治者宜切记之。

通关急救法

惊风搐搦神昏愦,痰壅气塞在心胸,急用通关吹入鼻,无嚏则死有嚏生。

【注】惊风搐搦,必神气昏愦,皆由痰壅气塞,壅结胸中而致。急用通关散吹入鼻内,无嚏者不治;有嚏者,审其表里、虚实随证治之。

通关散

半夏生　皂角　细辛　薄荷各等分

共为细末,用笔管吹入鼻内少许。

急惊风

急惊触异心惊热,或由风郁火生风,暴发痰盛或热极,壮热烦急面唇红,痰壅气促牙关噤,二便秘涩脉数洪。惊用镇惊风至宝,牛黄攻痰凉膈清,平治羌活泻青等,化痰导赤共凉惊。

【注】急惊风一证,有因目触异物,耳闻异声,神散气乱而生者;有因心肝火盛,外为风寒郁闭,不得宣通而生者;有因痰盛热极而内动风者。然证多暴发壮热,烦急,面红,唇赤,痰壅气促,牙关噤急,二便秘涩。噤急者,齿紧急不能开也。二便秘涩者,大便秘结而小便涩难也。脉洪数者,主阳热也。触异致惊者,清热镇惊汤、安神镇惊丸主之;火郁生风者,至宝丹主之;痰盛生惊者,牛黄丸攻下之;热极生风者,凉膈散清解之;病不甚者,则用平治之法。风热者,羌活散主之;肝热者,泻青丸主之;痰兼热

者,清热化痰汤主之;心经热者,导赤散、凉惊丸主之。惟在临证者审而用之。

清热镇惊汤

柴胡　薄荷　麦冬去心　栀子　川黄连　龙胆草　茯神钩藤钩　甘草生　木通

引加灯心、竹叶,调朱砂末服。

【方歌】清热镇惊治外惊,柴胡薄荷麦门冬,栀子黄连龙胆草,茯神钩藤草木通。

安神镇惊丸

天竺黄　茯神各五钱　胆星　枣仁炒　麦冬去心　赤芍当归各三钱　薄荷叶　黄连　辰砂　牛黄　栀子　木通　龙骨各三钱,煅　青黛一钱

右为细末,炼蜜丸如绿豆大,赤金铂为衣。量儿大小与之,淡姜汤化下。

至宝丹

麻黄　防风　荆芥　薄荷　当归　赤芍　大黄　芒硝　川芎　黄芩　桔梗　连翘去心　白术土炒　栀子　石膏煅　甘草生　滑石　全蝎去毒　细辛　天麻　白附子　羌活　僵蚕炒川连　独活　黄柏各等分

右共为细末,炼蜜为丸,每丸重五分。量儿大小与之,姜汤化下。

牛黄丸

黑牵牛　白牵牛各七钱半　胆星　枳实麸炒　半夏各五钱,姜制　牙皂二钱,去皮、弦　大黄一两半

右研极细末,炼白蜜为丸,重五分。量儿大小与之,姜汤化下。

凉膈散

黄芩　大黄　连翘去心　芒硝　甘草生　栀子　薄荷

引用竹叶、生蜜,煎服。无汗者加防风、羌活。

【方歌】凉膈散治膈热盛,栀翘芩薄芒硝黄,便秘硝黄加倍用,无汗更加羌活防。

羌活散

羌活　防风　川芎　薄荷　天麻　僵蚕炒　甘草生　川黄连　柴胡　前胡　枳壳麸炒　桔梗

引用生姜,水煎服。

【方歌】羌活散风兼清热,羌防川芎薄荷叶,天麻僵蚕草黄连,柴胡前胡枳壳桔。

泻青丸

龙胆草焙　栀子　大黄煨　羌活　防风各一钱　川芎钱半

右研末,炼蜜为丸,如梧桐子大。竹叶、薄荷汤调下。

清热化痰汤

橘红　麦冬去心　半夏姜制　赤苓　黄芩　竹茹　甘草生　川连　枳壳麸炒　桔梗　胆星

引用生姜、灯心,水煎服。

【方歌】清热化痰有橘红,麦冬半夏赤茯苓,黄芩竹茹生甘草,川连枳桔胆南星。

泻心导赤汤方见木舌

凉惊丸

龙胆草　防风　青黛各三钱　钩藤钩二钱　黄连五钱　牛黄一钱

右研细末,面糊为丸,如粟米大。量儿大小与之,金器煎汤化下。

急惊后调理法

急惊之后尚未清,痰热琥珀抱龙灵,神虚气弱痰兼热,清心涤痰大有功。

【注】急惊多用寒凉之药,亦急则治标之法。但得痰火稍退,即当调补气血。若过用寒凉,必致转成慢惊等证。故惊邪一退,余热尚在者,当用琥珀抱龙丸主之;若脾虚多痰者,宜清心涤痰汤主之。

琥珀抱龙丸

人参 琥珀 茯神各五钱 山药一两,炒 甘草四钱,炙 檀香三钱 天竺黄 枳壳麸炒 枳实各五钱,麸炒 辰砂三钱 胆星五钱 赤金铂二十片

右为细末,炼蜜为丸,每丸重一钱。大儿一丸,小儿半丸,淡姜汤化下。

清心涤痰汤

竹茹 橘红 半夏姜制 茯苓 枳实麸炒 甘草生 麦冬去心 枣仁炒 人参 菖蒲 南星 川黄连

引用生姜,水煎服。

【方歌】清心涤痰汤效灵,补正除邪两收功,参苓橘半连茹草,枳实菖枣星麦冬。

慢惊风

慢惊多缘禀赋弱,或因药峻损而成。缓缓搐搦时作止,面白青黄身则温,昏睡眼合睛或露,脉迟神惨大便青。气虚夹痰醒脾效,脾虚肝旺缓肝灵。

【注】慢惊一证,或缘禀赋虚弱,土虚木盛者有之;或由急惊过用峻利之药,以致转成此证者有之。发时缓缓搐搦,时作时止,面色淡黄,或青白相兼,身必温和,昏睡眼合,或睡卧露睛,脉来迟缓,神气惨惨,大便青色。此乃脾胃虚弱,治宜培补元气为主。虚而夹痰者,醒脾汤主之;脾虚肝旺者,缓肝理脾汤主之。

醒脾汤

人参 白术土炒 茯苓 天麻 半夏姜制 橘红 全蝎去

毒　僵蚕炒　甘草炙　木香　仓米　胆南星

引用生姜,水煎服。

【方歌】气虚夹痰醒脾治,参术天麻白茯苓,橘半全蝎僵蚕草,木香仓米胆南星。

缓肝理脾汤

广桂枝　人参　白茯苓　白芍药炒　白术土炒　陈皮　山药炒　扁豆炒,研　甘草炙

引用煨姜、大枣,水煎服。

【方歌】肝旺脾虚缓肝汤,桂枝参苓芍术良,陈皮山药扁豆草,煎服之时入枣姜。

夹热夹痰慢惊

慢惊夹热或夹痰,身热心烦口溢涎,宜以清心涤痰治,白丸柴芍六君煎。

【注】慢惊之证,本无热可言,但脾虚虚热内生,故痰涎上泛,咽喉气粗,身热心烦,所谓虚夹痰热是也。痰热相兼者,清心涤痰汤主之;脾虚肝旺痰盛者,青州白丸子、柴芍六君汤主之。

清心涤痰汤方见急惊后调理法

青州白丸子

生川乌五钱,去皮、脐　生半夏七两　南星三两,生　白附子二两,生

右为末,盛生绢袋内,用井花水摆出粉,未尽再摆,以粉尽为度。置磁盆内,日晒夜露,每早撤去旧水,别用新水搅。春五日、夏三日、秋七日、冬十日,去水晒干,研为细末,用糯米粉煎粥清丸绿豆大。每服三五丸,薄荷汤送下。

柴芍六君子汤

人参　白术土炒　茯苓　陈皮　半夏姜制　甘草炙　柴胡白芍炒　钩藤钩

引用姜、枣,水煎服。

【方歌】脾虚木旺风痰盛,四君人参术草苓,痰盛陈半因加入,肝风更用柴芍藤。

慢脾风

肝盛脾衰金气弱,金失承制木生风。每因吐泻伤脾胃,闭目摇头面唇青,额汗昏睡身肢冷,舌短声哑呕澄清。温中补脾为主剂,固真理中随证从。

【注】慢脾风一证,多缘吐泻既久,脾气大伤,以致土虚不能生金,金弱不能制木,肝木强盛,惟脾是克,故曰脾风。闭目摇头,面唇青黯,额汗昏睡,四肢厥冷,舌短声哑,频呕清水,此乃纯阴无阳之证。逐风则无风可逐,治惊则无惊可治,惟宜大补脾土,生胃回阳为主。吐泻亡阳者,温中补脾汤主之;大病后成者,固真汤主之;四肢厥冷者,理中汤加附子主之。

温中补脾汤

人参　黄芪蜜炙　白术土炒　干姜　陈皮　半夏姜制　附子制　茯苓　砂仁　肉桂去粗皮,研　白芍炒焦　甘草炙　丁香

引用煨姜,水煎服。

【方歌】慢脾温中补脾汤,参芪白术共干姜,陈半附苓缩砂桂,白芍甘草共丁香。

固真汤

人参　白术土炒　肉桂去粗皮　白茯苓　山药炒　黄芪蜜炙　甘草湿纸裹煨透　附子去皮脐,汤泡浸

引用姜、枣,水煎服。

【方歌】固真汤治慢脾风,人参白术桂茯苓,山药黄芪煨甘草,附子浸泡最宜精。

理中汤方见不乳

痫证门

痫证总括

小儿痫证类痉惊,发时昏倒搐涎声,食顷即苏如无病,阴阳惊热痰食风。

【注】痫证类乎惊风。痉风者,谓发时昏倒抽搐,痰涎壅盛,气促作声,与惊、痉二证相似也。但四体柔软,一食之顷即醒,依然如无病之人,非若痉风一身强硬,终日不醒也。阴者,阴痫也,见脏阴证。阳者,阳痫也,见腑阳证。惊痫因惊热,痰痫因痰,食痫因食,风痫因风。其证不一,治亦不同,临证宜详辨之。

阴　痫

阴痫属脏肢厥冷,偃卧拘急面白青,吐沫声微脉沉细,醒脾固真定痫灵。

【注】阴痫属阴,脏寒之病也。多因慢惊之后,痰入心包而得。发时手足厥冷,偃卧拘急,面色青白,口吐涎沫,声音微小,脉来沉细。轻者醒脾汤,甚者固真汤。病退调理,用定痫丹主之。

醒脾汤方见慢惊风

固真汤方见慢脾风

定痫丹

人参三钱　当归三钱　白芍三钱,炒　茯神　枣仁各五钱,炒　远志三钱,去心　琥珀三钱　天竺黄四钱　白术五钱,土炒　橘红　半夏姜制　天麻各三钱　钩藤钩四钱　甘草二钱,炙

右共为细末,炼蜜丸如榛子大。每服一丸,淡姜汤化服。

阳 痫

阳痫属腑身热汗,仰卧面赤脉数洪,噤急啼叫吐涎沫,龙胆泻青与抱龙。

【注】阳痫属阳,腑热之病也。多因急惊去风下痰不净,久而致成此证。发时身热自汗,仰卧面赤,脉象洪数,牙关噤急,或啼叫不已,口吐涎沫。如风兼热者,用龙胆汤;肝经热者,用泻青丸;痰涎壅盛者,用四制抱龙丸主之。

龙胆汤方见噤口

泻青丸方见急惊风

四制抱龙丸

天竺黄五钱　辰砂二钱　胆星一两　雄黄二钱　麝香一分半

右为极细末。另用麻黄、款冬花、甘草各五钱,煎汤去滓,慢火熬成膏,合药末为丸,如芡实大。每服一丸,薄荷汤化下。

惊 痫

惊痫触异惊神气,吐舌急叫面白红,发作如人将捕状,安神大青镇惊灵。

【注】小儿心、肝热盛,偶被惊邪所触,因而神气溃乱,遂成痫证。发时吐舌急叫,面色乍红乍白,悚惕不安,如人将捕之状。先服大青膏,次服镇惊丸,则痫自定矣。

大青膏

天麻三钱　白附子二钱　青黛一钱,研　蝎尾一钱,去毒　朱砂一钱,研　天竺黄二钱　麝香三分　乌梢蛇肉一钱,酒浸,焙干

右同研细,炼蜜和膏。每服大儿五分,小儿三分,薄荷汤化服。

镇惊丸

茯神 麦冬各五钱,去心 辰砂 远志去心 石菖蒲 枣仁各三钱,炒 牛黄一钱半 川黄连三钱,生 珍珠二钱 胆星五钱 钩藤钩五钱 天竺黄五钱 犀角三钱 甘草二钱,生

右共研细末,炼蜜为丸,每丸重五分。量儿与之,用淡姜汤下。

痰 痫

痰痫平素自多痰,发时痰壅在喉间,气促昏倒吐痰沫,一捻金与滚痰丸。

【注】痰痫者,因小儿平素痰盛,或偶因惊热,遂致成痫。发时痰涎壅塞喉间,气促昏倒,口吐痰沫。宜先服一捻金,以急下其痰;次服朱衣滚痰丸,则气顺、痰清而痫自止矣。

一捻金方见不乳

朱衣滚痰丸

礞石一两,煅 沉香五钱 黄芩七钱 大黄一两

右为细末,水泛为丸,朱砂为衣。多寡量儿大小,白滚水化服。

食 痫

食痫食过积中脘,一时痰热使之然,面黄腹满吐利臭,妙圣滚痰和胃安。

【注】食痫者,其病在脾。因小儿乳食过度,停结中脘,乘一时痰热壅盛,遂致成痫。其初面黄腹满,吐利酸臭,后变时时发搐。宜用妙圣丹主之,痰盛者朱衣滚痰丸主之,后用清热和胃丸调理,则积滞清而惊痫定矣。

妙圣丹

雄黄 蝎梢 朱砂 代赭石各二钱,煅,醋淬 巴豆三个,去油 杏仁二钱,炒,去皮、尖

右共为细末,蒸枣肉丸如桐子大。每服三五丸,木香煎汤化服。

朱衣滚痰丸方见痰痫

清热和胃丸

川连五钱,生　栀子五钱,生　竹茹四钱　麦冬五钱,去心　连翘四钱,去心　山楂一两　神曲一两,炒　麦芽一两,炒　陈皮四钱　枳实五钱,麸炒　大黄五钱　甘草三钱,生

右共为细末,炼蜜为丸,每丸重一钱。量儿与之,用滚白水化下。

风　痫

风痫汗出风袭经,二目青黯面淡红,十指屈伸如数物,化风羌活牛黄宁。

【注】风痫因汗出脱衣,腠理开张,风邪乘隙而入。发时目青面红,手如数物。治法先宜疏风解表,轻则化风丹主之;重则羌活桂枝汤主之。风兼痰者,牛黄丸主之。

化风丹

胆星二钱　羌活　独活　天麻　防风　甘草生　荆芥穗人参　川芎各一钱

右共为细末,炼蜜丸皂子大。每服一丸,薄荷汤化开服。

羌活桂枝汤

羌活　防风　麻黄　桂枝　天麻　大黄　甘草生

引用生姜,水煎服。

【方歌】羌活桂枝治风痫,疏风泻热妙难言,羌防麻桂天麻草,大黄煎服自然安。

牛黄丸

胆星　全蝎去毒　蝉退各二钱半　防风　牛黄　白附子生僵蚕炒　天麻各一钱五分　麝香五分

右为细末,煮枣去核、皮,取肉和丸,如绿豆大。每服三五丸,生姜汤化服。

御纂医宗金鉴 卷五十二

疳证门

疳证总括

大人为劳小儿疳,乳食伤脾是病原,甘肥失节生积热,气血津液被熬煎。初患尿泔午潮热,日久青筋肚大坚,面色青黄肌肉瘦,皮毛憔悴眼睛眽。

【注】大人者,十五岁以上也,病则为劳;若十五岁以下者,皆名为疳。缘所禀之气血虚弱,脏腑娇嫩,易于受伤。或因乳食过饱,或因肥甘无节,停滞中脘,传化迟滞,肠胃渐伤,则生积热。热盛成疳,则消耗气血,煎灼津液。凡疳病初起,尿如米泔,午后潮热。日久失治,致令青筋暴露,肚大坚硬,面色青黄,肌肉消瘦,皮毛憔悴,眼睛发眽,而疳证成矣。然当分其所属而治之,庶不致有误也。

脾 疳

脾疳面黄肌消瘦,身热困倦喜睡眠,心下痞硬满肿胀,卧冷食泥腹痛坚,头大颈细食懒进,吐泻烦渴便腥粘。攻积消疳肥儿治,补脾参苓白术先。

【注】脾属土,色黄主肌肉。故脾疳则见面黄,肌肉消瘦,身体发热,困倦喜睡,心下痞硬,乳食懒进,睡卧喜冷,好食泥土,肚腹坚硬疼痛,头大颈细,有时吐泻,口干烦渴,大便腥粘之证也。宜先攻其积,用消疳理脾汤、肥儿丸主之。积退然后调理其脾,以参苓白术散主之。

消疳理脾汤

芜荑 三棱 莪术 青皮炒 陈皮 芦荟 槟榔 使君子

肉　甘草生　川黄连　胡黄连　麦芽炒　神曲炒

引用灯心,水煎服。

【方歌】消疳理脾用芜荑,三棱莪术青陈皮,芦荟槟榔使君草,川连胡连麦芽曲。

肥儿丸

人参二钱半　白术五钱,土炒　茯苓三钱　黄连二钱　胡黄连五钱　使君子四钱,肉　神曲炒　麦芽炒　山楂肉各三钱半　甘草钱半,炙　芦荟二钱半,煨

右为末,黄米糊丸,如黍米大。每服二三十丸,米汤化下。

参苓白术散

人参二钱　茯苓　白术土炒　扁豆炒　薏米炒　山药各五钱,炒　陈皮三钱　缩砂　桔梗各二钱　甘草一钱,炙　建莲子五钱,去心

右共为细末,每服一钱,老米汤调服。

疳　泻

疳疾伤脾因作泻,先清后补为妙诀,初宜清热和中汤,久泻参苓白术捷。

【注】疳泻之证,多缘积热伤脾,以致水谷不分,频频作泻,法当清热渗湿,以清热和中汤主之。若泻久不愈,当渐为调理,参苓白术散主之。

清热和中汤

白术土炒　陈皮　厚朴姜炒　赤苓　黄连　神曲炒　谷芽炒　使君子　生甘草　泽泻

引用灯心,水煎服。

【方歌】疳久泄泻名疳泻,清热和中功甚捷,白术陈厚赤苓连,神谷使君草泽泻。

参苓白术散方见脾疳

疳肿胀

疳疾肿胀面浮光,传化失宜脾肺伤,气逆喘咳胸膈满,御苑匀气服最良。

【注】疳疾肿胀之证,多因传化失宜,以致脾肺两伤。现证气逆喘咳,胸膈痞闷,肚腹肿胀,面色浮光。宜用御苑匀气散治之,其肿胀自消矣。

御苑匀气散

桑皮蜜炒　桔梗　赤苓　甘草生　藿香　陈皮　木通

引用姜皮、灯心,水煎服。

【方歌】疳久脾虚肿胀生,御苑匀气有奇功,桑皮桔梗赤苓草,藿香陈皮合木通。

疳痢

疳疾日久频下痢,多缘肠胃热凝滞,或赤或白腹窘急,香连导滞为妙剂。

【注】疳痢之由,皆因热结肠胃所致。故痢时或赤或白,腹中窘痛,急用香连导滞汤治之,其痢自愈。

香连导滞汤

青皮炒　陈皮　厚朴姜炒　川黄连姜炒　生甘草　山楂　神曲炒　木香煨　槟榔　大黄

引用灯心,水煎服。

【方歌】疳久下痢名疳痢,香连导滞功最良,青陈厚朴川连草,楂曲木香槟大黄。

肝疳

肝疳面目爪甲青,眼生眵泪涩难睁,摇头揉目合面卧,耳流脓水湿疮生。腹大青筋身羸瘦,燥渴烦急粪带青,清热柴胡同芦

荟,调养逍遥抑肝灵。

【注】肝属木,色青主筋。故肝疳则见面目爪甲皆青,眼生眵泪,隐涩难睁,摇头揉目,合面睡卧,耳疮流脓,腹大青筋,身体羸瘦,燥渴烦急,粪青如苔之证也。治宜先清其热,用柴胡清肝散,芦荟肥儿丸主之。若病势稍退,当以逍遥散、抑肝扶脾汤调理。

柴胡清肝散

银柴胡　栀子微炒　连翘去心　胡黄连　生地黄　赤芍龙胆草　青皮炒　甘草生

引用灯心、竹叶,水煎服。

【方歌】柴胡清肝治肝疳,银柴栀子翘胡连,生地赤芍龙胆草,青皮甘草一同煎。

芦荟肥儿丸

五谷虫二两,炒　芦荟生　胡黄连炒　川黄连各一两,姜炒　银柴胡一两二钱,炒　扁豆炒　山药各二两,炒　南山楂二两半　蛤蟆四个,煅　肉豆蔻七钱,煨　槟榔五钱　使君子二两半,炒　神曲二两,炒　麦芽一两六钱,炒　鹤虱八钱,炒　芜荑一两,炒　朱砂二钱,飞　麝香二钱

共研细末,醋糊为丸,如黍米大。每服一钱。米饮下。

加味逍遥散

茯苓　白术炒　当归　白芍炒　柴胡　薄荷　炙甘草　丹皮　栀子炒

引用姜、枣,水煎服。

【方歌】加味逍遥散如神,茯苓白术当归身,白芍柴胡薄荷草,再加丹皮栀子仁。

抑肝扶脾汤

人参　白术土炒　黄连姜炒　柴胡酒炒　茯苓　青皮醋炒　陈皮　白芥子　龙胆草　山楂　神曲炒　炙甘草

引用姜、枣,水煎服。

【方歌】调理抑肝扶脾汤,参术黄连柴苓良,青陈白芥龙胆草,山楂神曲甘草尝。

心 疳

心疳面赤脉络赤,壮热有汗时烦惊,咬牙弄舌口燥渴,口舌生疮小便红。胸膈满闷喜伏卧,懒食干瘦吐利频,泻心导赤珍珠治,茯神调理可收功。

【注】心属火,色赤主血脉。故心疳则见面红目脉络赤,壮热有汗,时时惊烦,咬牙弄舌,口舌干燥,渴饮生疮,小便红赤,胸膈满闷,睡喜伏卧,懒食干瘦,或吐或利也。热盛者,泻心导赤汤主之;热盛兼惊者,珍珠散主之;病久心虚者,茯神汤调理之。

泻心导赤汤方见木舌

珍珠散

珍珠三钱 麦冬五钱,去心 天竺黄三钱 金铂二十五片牛黄一钱 胡黄连三钱 生甘草二钱 羚羊角 大黄 当归各三钱 朱砂二钱 雄黄一钱 茯神五钱 犀角三钱

右为细末,每服五分,茵陈汤调服。

茯神汤

茯神 当归 炙甘草 人参

引用龙眼肉,水煎服。烦热者,加麦冬。

【方歌】茯神汤内用茯神,当归甘草共人参,若是烦热麦冬入,清补兼施功最纯。

疳 渴

肥甘积热伤津液,大渴引饮心烦热,速用清热甘露宜,热减津生渴自歇。

【注】疳渴者,多因肥甘积热煎耗脾胃,以致津液亏损,故不

时大渴引饮,心神烦热。速用清热甘露饮,其渴自愈。

清热甘露饮

生地黄　麦冬去心　石斛　知母生　枇杷叶蜜炙　石膏煅
甘草生　茵陈蒿　黄芩

引用灯心,水煎服。

【方歌】耗液伤津成疳渴,清热甘露饮如神,生地麦冬斛知母,枇杷石膏草茵芩。

肺　疳

面白气逆时咳嗽,毛发焦枯皮粟干,发热憎寒流清涕,鼻颊生疮号肺疳。疏散生地清肺效,清热甘露饮为先,肺虚补肺散最妙,随证加减莫迟延。

【注】肺属金,色白主皮毛。故肺疳则见面白,气逆咳嗽,毛发枯焦,皮上生粟,肌肤干燥,憎寒发热,常流清涕,鼻颊生疮也。先用生地清肺饮以疏解之,继用甘露饮清之。日久肺虚者,当以补肺散主之。

生地清肺饮

桑皮炒　生地黄　天冬　前胡　桔梗　苏叶　防风　黄芩
生甘草　当归　连翘去心　赤苓

引用生姜、红枣,水煎服。

【方歌】生地清肺用桑皮,生地天冬前桔齐,苏叶防风黄芩草,当归连翘赤苓宜。

甘露饮

生地黄　熟地黄　天冬　麦冬去心　枳壳麸炒　桔梗　黄芩　枇杷叶蜜炙　茵陈蒿　石斛

引用红枣肉,水煎服。

【注】甘露饮治肺火壅,生熟地黄二门冬,枳桔黄芩枇杷叶,茵陈石斛共煎成。

补肺散

白茯苓　阿胶蛤粉炒　糯米　马兜铃　炙甘草　杏仁炒，去皮、尖

水煎服。

【方歌】肺虚补肺散通仙，茯苓阿胶糯米攒，马兜铃配炙甘草，杏仁微炒去皮尖。

肾　疳

解颅鹤膝齿行迟，骨瘦如柴面黑黧，齿龈出血口臭气，足冷腹痛泻哭啼。肾疳先用金蟾治，九味地黄继进宜，若逢禀赋气虚弱，调元散进莫迟疑。

【注】肾属水，色黑主骨。患此疳者，初必而解颅、鹤膝、齿迟、行迟、肾气不足等证。更因甘肥失节，久则渐成肾疳，故见面色黧黑，齿龈出血，口中气臭，足冷如冰，腹痛泄泻，啼哭不已之证。先用金蟾丸治其疳，继以九味地黄丸调补之。若禀赋不足者，调元散主之。

金蟾丸

干蛤蟆五个，煅　胡黄连　黄连各三钱　鹤虱二钱　肉豆蔻煨　苦楝根白皮　雷丸　芦荟生　芜荑各三钱

右为末，面糊为丸，绿豆大，雄黄为衣。每服十五丸，米汤化下。

九味地黄丸

熟地　萸肉各五钱　赤茯苓　泽泻　牡丹皮　山药炒　当归　川楝子　使君子各三钱，肉

右为细末，炼白蜜为丸，如芡实大。用滚白水研化，食前服。

调元散

人参　茯苓　白术土炒　山药炒　川芎　当归　熟地黄　茯神　黄芪炙　甘草炙　白芍炒

引用姜、枣，水煎服。

【方歌】调元散治禀赋弱,参苓白术干山药,芎归熟地共茯神,黄芪甘草同白芍。

疳 热

小儿疳疾身发热,轻重虚实当分别,补用青蒿饮为宜,日久鳖甲散最捷。

【注】疳疾之证,身多发热。治者宜分别轻重、虚实治之。病初起多实者,鳖甲青蒿饮主之;日久多虚者,鳖甲散主之。

鳖甲青蒿饮

银柴胡　鳖甲炙　青蒿　生甘草　生地黄　赤芍　胡黄连　知母炒　地骨皮

引用灯心,水煎服。

【方歌】疳疾血虚身发热,鳖甲青蒿药有灵,银柴鳖蒿草地芍,胡连知母地骨同。

鳖甲散

人参　黄芪炙　鳖甲炙　生地　熟地　当归　白芍炒　地骨皮

水煎服。

【方歌】疳疾日久骨热蒸,鳖甲散治效从容,参芪鳖甲生熟地,当归白芍地骨同。

脑 疳

脑疳多缘受风热,又兼乳哺失调节。头皮光急生饼疮,头热发焦如穗结,鼻干心烦腮囟肿,困倦睛暗身汗热。龙胆龙脑丸甚良,吹鼻龙脑效甚捷。

【注】脑疳者,因儿素受风热,又兼乳哺失调,以致变生此证。头皮光急,脑生饼疮,头热毛焦,发结如穗,鼻干心烦,腮囟肿硬,困倦睛暗,自汗身热也。脑热生疮者,龙胆丸主之;烦热嬴

瘦者,龙脑丸主之。外用吹鼻龙脑散吹之,其证自愈。

龙胆丸

龙胆草　升麻　苦楝根皮焙　赤茯苓　防风　芦荟　油发灰各二钱　青黛　黄连各三钱

右为细末,猪胆汁浸糕糊丸,如麻子大。薄荷汤下,量儿大小与之。

龙脑丸

龙脑　麝香各五分　雄黄二钱　胡黄连三钱　牛黄一钱　朱砂一钱五分　芦荟三钱,生　干蛤蟆四钱,灰

右为细末,熊胆合丸,如麻子大。每服三丸,薄荷汤下。

吹鼻龙脑散

龙脑　麝香少许,各研细末　蜗牛壳炒黄　蛤蟆灰　瓜蒂　黄连　细辛　桔梗各等分

右为细末,入磁盒内贮之。每取少许,吹入鼻中,日吹二次。

眼疳

疳热上攻眼疳成,痒涩赤烂胞肿疼,白睛生翳渐遮满,流泪羞明目不睁。疏解泻肝散最妙,云翳清热退翳灵,目久不瘥当补养,逍遥泻肝二方从。

【注】眼疳者,疳热上攻于眼,故发时痒涩赤烂,眼胞肿疼,白睛生翳,渐渐遮满,不时流泪,羞明闭目也。先用泻肝散疏解之,再用清热退翳汤消其翳。若目久不瘥,法当调补逍遥散,或羊肝散主之。

泻肝散

生地黄　当归　赤芍　川芎　连翘去心　栀子生　龙胆草　大黄　羌活　甘草生　防风

引用灯心,水煎服。

【方歌】泻肝散治肝热壅,生地当归赤芍芎,连翘栀子龙胆

草,大黄羌活草防风。

清热退翳汤

栀子微炒　胡黄连　木贼草　赤芍　生地　羚羊角　龙胆草　银柴胡　蝉蜕　甘草生　菊花　蒺藜

引用灯心,水煎服。

【方歌】清热退翳消云翳,栀连木贼芍生地,羚羊龙胆银柴胡,蝉蜕甘草菊蒺藜。

逍遥散方见肝疳

羊肝散

青羊肝一具,去筋膜,切韭叶厚片　人参　羌活　白术土炒蛤粉各等分

右为细末,令匀听用。将药置荷叶上,如钱厚一层,铺肝一层包固,外以新足青布包裹蒸熟,任儿食之。如不食者,及夏月恐腐坏,则晒干为末,早晚白汤调服。服完再合,以好为度。若热者减人参。

鼻　疳

疳热攻肺成鼻疳,鼻塞赤痒痛难堪,浸淫溃烂连唇际,咳嗽气促发毛干。热盛清金化毒效,疳虫蚀鼻化虫丸,调敷须用鼻疳散,吹鼻蝉壳效通仙。

【注】鼻疳者,因疳热攻肺而成。盖鼻为肺窍,故发时鼻塞赤痒,疼痛浸淫溃烂,下连唇际成疮,咳嗽气促,毛发焦枯也。热盛者,宜清金散、蒋氏化毒丹主之;虫蚀者,用化虫丸主之。外用鼻疳散敷之,或以吹鼻蝉壳散吹入鼻内。

清金散

生栀子　黄芩　枇杷叶蜜炙　生地黄　花粉　连翘去心麦冬去心　薄荷　元参　生甘草　桔梗

引用灯心,水煎服。

【方歌】清金散治肺壅热,栀子黄芩枇杷叶,生地花粉翘麦冬,薄荷元参甘草桔。

蒋氏化毒丹方见胎赤

化虫丸

芜荑　芦荟生　青黛　川芎　白芷梢　胡黄连　川黄连　蛤蟆各等分,灰

右为细末,猪胆汁浸糕为丸,如麻子大。每服二十丸,食后杏仁煎汤下。

鼻疳散

青黛一钱　麝香少许　熊胆五分

右为细末,干者,用猪骨髓调贴;湿者,干上。

吹鼻蝉壳散

蝉壳微炒　青黛研　蛇蜕皮灰　滑石　麝香各等分,细研

右为细末,每用绿豆大,吹入鼻中。日三用之,疳虫尽出。

牙　疳

疳成毒热内攻胃,上发龈肉赤烂疼,口鼻血出牙枯落,穿腮蚀唇命多倾。攻毒消疳芜荑效,继以芦荟肥儿灵,外用牙疳散时上,能食堪药始能生。

【注】牙疳者,因毒热攻胃而成。故热毒上发,龈肉赤烂疼痛,口臭血出,牙枯脱落,穿腮蚀唇,病势危急。急用消疳芜荑汤泻其毒热,继以芦荟肥儿丸清其余热。外用牙疳散,时时敷之自愈。总之,此证必胃强能食,堪胜峻药,始有生机,否则难治也。

消疳芜荑汤

大黄　芒硝　芜荑　芦荟生　生川连　胡黄连　黄芩雄黄

水煎服。服后便软及不食者,去大黄、芒硝,加石膏、羚羊角。

【方歌】芜荑消疳大黄硝,芦荟芜荑二连标,黄芩雄黄一同

入,能清积热牙疳消。

芦荟肥儿丸方见肝疳

牙疳散

人中白煅存性　绿矾烧红　五倍子各等分,炒黑　冰片少许

右为极细末。先用水拭净牙齿,再以此散敷之。有虫者加槟榔。

脊　疳

积热生虫蚀脊膂,手击其背若鼓鸣,赢瘦脊骨锯齿状,身热下利烦渴增。十指皆疮啮爪甲,此名脊疳病热凶,芦荟丸同金蟾散,急急调治莫从容。

【注】脊疳者,因积热生虫,上蚀脊膂也。以手击其背,必空若鼓鸣,脊骨赢瘦,状若锯齿,始为脊疳外证。亦身体发热,下利烦渴,十指皆疮,频啮爪甲,其证最为可畏。须先以芦荟丸杀其虫,继用金蟾散消其疳,随时调治,或可愈也。

芦荟丸

生芦荟　青黛　朱砂　熊胆　胡黄连　贯众　地龙微炒
川黄连　蝉蜕去足　雷丸各五钱　麝香一钱　蛤蟆一个,酥涂,炙焦

右为细末,用蜗角肉研和,丸如麻子大。每服五丸,粥饮下。量儿大小与之。

金蟾散

蟾一枚,酥涂,炙焦　夜明沙炒　桃白皮　樗根白皮　地榆
黄柏　诃黎勒皮煨　百合　人参　大黄　白芜荑炒　胡粉各三钱　槟榔一钱　丁香三十七粒

右为细末,每服五分,粥饮调下。

蛔疳

过食腻冷并肥甘，湿热生蛔腹内缠，时烦多啼时腹痛，口唇色变溢清涎，腹胀青筋肛湿痒，使君散治莫迟延。不愈下虫丸极效，蛔退补脾肥儿丸。

【注】蛔疳者，因过食生冷、油腻、肥甘之物，以致湿热生蛔，腹中扰动，故有时烦躁多啼，有时肚腹搅痛，口唇或红或白，口溢清涎，腹胀青筋，肛门湿痒也。先用使君子散治之；不愈，下虫丸主之。若蛔退，又当调补其脾，肥儿丸主之。

使君子散

使君子十个，瓦上炒，为末　苦楝子五个，泡，去核　白芜荑　甘草各一钱，胆汁浸一宿

右为末，每服一钱，水调服。

下虫丸

苦楝根皮新白者佳，酒浸，焙　木香　桃仁浸，去皮、尖　绿包贯众　芜荑焙　鸡心槟榔各二钱　轻粉五分　鹤虱一钱，炒　干蛤蟆三钱，炒黑　使君子三钱，取肉，煨

右为末，面糊成丸，如麻子大。每服二十丸，滚白水下。

肥儿丸方见脾疳

无辜疳

无辜疳传有二因，鸟羽污衣着儿身，或缘乳母病传染。颈项疮核便利脓，虫蚀脏腑身羸瘦，面黄发热致疳生。清热宜用柴胡饮，消疳肥儿效如神。

【注】无辜疳者，其病原有二：或因浣衣夜露，被无辜鸟落羽所污，儿着衣后，致成此证；或因乳母有病，传染小儿，以有此疾。其证颈项生疮，或项内有核如弹，按之转动，软而不疼，其中有虫如米粉，不速破之，使虫蚀脏腑，便利脓血，身体羸瘦，面黄发热

也。治宜先清其热,柴胡饮主之;再消其疳,以芦荟肥儿丸主之。

柴胡饮

赤芍药　柴胡　黄连　半夏姜制　桔梗　夏枯草　龙胆草　浙贝母　黄芩　甘草生

引用灯心,水煎服。

【方歌】柴胡饮治无辜疳,赤芍柴胡川黄连,半夏桔梗夏枯草,龙胆浙贝芩草煎。

芦荟肥儿丸方见肝疳

丁奚疳

遍身骨露号丁奚,肌肉干涩昼夜啼,手足枯细面黧黑,项细腹大突出脐,尻削身软精神倦,骨蒸潮热渴烦急。化滞五疳消积治,补养人参启脾宜。

【注】丁奚者,遍身骨露,其状似丁,故名曰丁奚也。其证肌肉干涩,啼哭不已,手足枯细,面色黧黑,项细腹大,肚脐突出,尻削身软,精神倦怠,骨蒸潮热,燥渴烦急也。先用五疳消积丸化其滞,继用人参启脾丸理其脾病,可渐愈矣。

五疳消积丸

使君子肉五钱,炒　麦芽炒　陈皮　神曲炒　山楂各一两　白芜荑　黄连　胆草各三钱

右为末,陈米饭为丸。每服一钱,米饮下。

人参启脾丸

人参五钱　白术五钱,土炒　白茯苓五钱　陈皮四钱　扁豆五钱,炒　山药五钱,炒　木香二钱,煨　谷芽三钱,炒　神曲三钱,炒　炙甘草二钱

右研细末,炼蜜为丸,重一钱。用建莲汤化下。

哺露疳

乳食不节伤脾胃,赢瘦如柴哺露成,吐食吐虫多烦渴,头骨开张哺热蒸。先用集圣消积滞,继用肥儿甚有灵,若还腹大青筋现,人参丸服莫从容。

【注】哺露者,因乳食不节,大伤脾胃也。其证赢瘦如柴,吐食吐虫,心烦口渴,头骨开张,日晡蒸热。先用集圣丸消其积滞,再用肥儿丸调理其脾。若哺露日久,肚大青筋者,又宜攻补兼施,以人参丸主之。

集圣丸

芦荟微炒　五灵脂炒　夜明沙淘洗,焙干　缩砂　木香　陈皮　莪术　使君子肉　黄连　川芎酒洗,炒　干蟾各二钱,炙　当归一钱五分　青皮二钱,制

右为细末,用雄猪胆二个,取汁和面糊为丸。每服一钱,米饮送下。

肥儿丸方见脾疳

人参丸

人参　麦冬去心　半夏姜制　大黄微炒　黄芪炙　茯苓　柴胡　黄芩　炙甘草　川芎　诃黎勒煨　鳖甲炙

右为细末,炼蜜为丸,如麻子大。以粥饮下,量儿大小用之。

吐证门

吐证总括

诸逆上冲成呕吐,乳食伤胃或夹惊,或因痰饮或虫扰,虚实寒热要分明。

【注】呕吐一证,皆诸逆上冲所致也。夫诸逆之因,或以乳食过多,停滞中脘,致伤胃气,不能健运而上逆也;或于食时触

惊,停积不化而上逆也;或痰饮壅盛,阻隔气道;或蛔虫扰乱,懊恼不安而上逆也。总之,上逆之因虽不同,而皆能成呕吐也。但病有虚有实,有寒有热,治者当于临证时参合兼见之证,审慎以别之,庶不误矣。

辨呕吐哕证

有物有声谓之呕,有物无声吐证名,无物有声为哕证,分别医治中病情。

【注】吐证有三:曰呕,曰吐,曰哕。古人谓呕属阳明,有声有物,气血俱病也;吐属太阳,有物无声,血病也;哕属少阳,有声无物,气病也。独李杲谓呕、吐、哕俱属脾胃虚弱。洁古老人又从三焦以分气、积、寒之三因。然皆不外诸逆上冲也。治者能分虚实,别寒热以治之,自无不曲中病情矣。

伤乳吐

乳食过饱蓄胃中,乳片不化吐频频,身热面黄腹膨胀,消乳保和有神功。

【注】伤乳吐者,因乳食过饱,停蓄胃中,以致运化不及,吐多乳片,犹如物盛满而上溢也。其证身热面黄,肚腹膨胀。治宜消乳丸、保和丸。化其宿乳,安胃和中,节其乳食,自然止也。

消乳丸

香附二两,制　神曲炒　麦芽各一两,炒　陈皮八钱　缩砂仁炒　甘草各五钱,炙

右为细末,滴水为丸,如粟米大。量儿大小服之,姜汤化下。

保和丸

南山楂三两　神曲一两,炒　茯苓　半夏各一两,姜制　连翘去心　陈皮　莱菔子各五钱,炒

右为细末,面糊为丸。麦芽汤化服。

伤食吐

过食伤胃腹胀热,恶食口臭吐酸粘,眼胞虚浮身潮热,须服三棱和胃煎。

【注】伤食吐者,因小儿饮食无节,过食油腻、面食等物,以致壅塞中脘而成也。其证肚腹胀热,恶食口臭,频吐酸粘,眼胞虚浮,身体潮热。治宜清胃和中为主。先用三棱丸止其吐,再用和胃汤化其滞,而病渐愈矣。

三棱丸

三棱煨　陈皮　半夏姜制　神曲各一两,炒　黄连姜炒　枳实麸炒　丁香各五钱

右研细末,面和为丸,如黄米大。每服二十丸,食后姜汤下。

和胃汤

陈皮　半夏姜制　缩砂仁研　苍术炒　厚朴姜炒　藿香叶　香附炒　甘草炙　山楂　神曲炒

引用生姜,水煎服。

【方歌】和胃汤治呕吐频,陈皮半夏缩砂仁,苍术厚朴藿香叶,香附甘草山楂神。

夹惊吐

食时触异吐青涎,身热心烦睡不安,截风观音散极妙,止吐定吐丸可痊。

【注】夹惊吐者,多因饮食之时,忽被惊邪所触而致吐也。其证频吐青涎,身体发热,心神烦躁,睡卧不宁。先用全蝎观音散截其风,次用定吐丸止其呕,而病可痊矣。

全蝎观音散

人参三钱　黄芪蜜炙　扁豆炒　茯苓各五钱　莲肉三钱,去心　木香一钱五分,煨　白芷二钱　羌活　防风　天麻　全蝎各

三钱,去毒　炙甘草一钱五分

右为细末。姜、枣煎汤调服,量儿大小与之。

定吐丸

丁香二十一粒　蝎梢四十九条,去毒　半夏三个,姜制

右为细末令匀,煮枣肉为丸,如黍米大。每服七丸,金器煎汤化服。

痰饮吐

痰饮壅盛在胸中,痰因气逆呕吐成,眩晕面青吐涎饮,香砂二陈六君宁。

【注】痰饮吐者,由小儿饮水过多,以致停留胸膈,变而为痰,痰因气逆,遂成呕吐之证。其候头目眩晕,面青,呕吐涎水痰沫也,宜用香砂二陈汤。虚者,香砂六君子汤治之。

二陈汤方见呹乳,本方加藿香、砂仁

香砂六君子汤

藿香　缩砂仁　白术土炒　人参　茯苓　半夏姜制　陈皮
甘草炙

引用生姜,水煎服。

【方歌】香砂六君虚痰吐,藿香缩砂共白术,人参茯苓及陈皮,半夏甘草同煎服。

虫　吐

虫吐胃热或胃寒,色变时疼呕清涎,寒热当以阴阳辨,化虫加减理中痊。

【注】虫吐之证有二:有以胃经热蒸者,有以胃经寒迫者,皆能令虫不安,扰乱胃中而作吐也。其证唇色或红或白,胃口时痛时止,频呕清涎。属寒属热,当从阴阳之证辨之。热者化虫丸主之,寒者加减理中汤主之。

化虫丸

芜荑五钱　鹤虱　苦楝根皮　胡粉　使君子肉　槟榔各一两　枯矾二钱五分

右为细末,面糊为丸。量儿大小用之。

加减理中汤

人参　干姜　白术土炒　川椒

引用乌梅一个,水煎服。

【方歌】加减理中寒吐虫,人参干姜白术从,川椒乌梅伏虫动,煎成服下即安宁。

虚　吐

虚吐多因胃弱成,神倦囟动睡露睛,自利不渴频呕吐,丁沉四君药最灵。

【注】虚吐之证,多因胃气虚弱,不能消纳乳食,致成此证也。其精神倦怠,囟门煽动,睡卧露睛,自利不渴,频频呕吐者,以丁沉四君子汤治之。

丁沉四君子汤

人参　白术土炒　茯苓　炙甘草　丁香　沉香

引用煨姜,水煎服。

【方歌】胃虚呕吐不思食,丁沉四君治最宜,参术苓草补其胃,丁香沉香温其脾。

实　吐

小儿实吐腹胀满,二便不利痞硬疼,发渴思凉吐酸臭,三一承气可收功。

【注】实吐者,小儿平素壮实,偶而停滞,胸腹胀满,二便秘涩,痞硬疼痛,口渴思饮寒凉,吐多酸臭也。宜用三一承气汤下之,二便利而吐止矣。

三一承气汤

芒硝　生大黄　枳实麸炒　甘草生　厚朴姜炒

引用生姜,水煎服。

【方歌】三一承气治实吐,涤滞通塞功最著,芒硝相配生大黄,枳实甘草同厚朴。

寒　吐

朝食暮吐为冷吐,乳食不化不臭酸,四肢厥冷面唇白,姜橘丁萸理中煎。

【注】寒吐者,皆因小儿过食生冷,或乳母当风取凉,使寒气入乳,小儿饮之,则成冷吐之证。其候朝食暮吐,乳食不化,吐出之物,不臭不酸,四肢逆冷,面唇色白,治当温中定吐。胃微寒者,姜橘散主之;寒甚者,丁萸理中汤主之。

姜橘散

白姜二钱　陈皮一两　炙甘草一钱

右为细末,每服一钱,温枣汤调服。

理中汤方见不乳,本方加丁香、吴茱萸

热　吐

食入即吐因胃热,口渴饮冷吐酸涎,身热唇红小便赤,加味温胆汤可痊。

【注】热吐之证,或因小儿过食煎煿之物,或因乳母过食厚味,以致热积胃中,遂令食入即吐,口渴饮冷,呕吐酸涎,身热唇红,小便赤色。治宜清热为主,加味温胆汤主之。

加味温胆汤

陈皮　半夏姜制　茯苓　麦冬去心　枳实麸炒　生甘草竹茹　黄连姜炒

引用灯心,水煎服。

【方歌】热吐须用温胆汤,陈皮半夏茯苓良,麦冬枳实生甘草,竹茹黄连水煎尝。

泻证门

泻证总括

小儿泄泻认须清,伤乳停食冷热惊,脏寒脾虚飧水泻,分消温补治宜精。

【注】泻之一证,多因脾被湿侵,土不胜水而成。然致病之原各异:或乳食停滞不化,或感受寒暑之气,或惊邪外触,或脏受寒冷,或脾虚作泻,更有飧泻、水泻之证。致疾之因不同,而调治之法亦异。医者详细辨之,或分消、或温补,因证施治,庶不误矣。

伤乳食泻

乳食过伤泻酸脓,噫臭腹热胀满疼,口渴恶食溺赤涩,保安平胃奏神功。

【注】伤乳食泻者,因乳食过饱,损伤脾胃,乳食不化,故频泻酸脓也。噫臭腹热,胀满疼痛,口渴恶食,小便赤涩,须用保安丸消其滞,次用平胃散和其脾,庶积消而泻止矣。

保安丸

香附醋炒　缩砂仁各一两　白姜炮　青皮醋炒　陈皮　三棱　莪术　炙甘草各五钱

右为细末,面糊为丸。量儿大小与之,白汤化下。

平胃散方见呃乳

中寒泻

过食生冷中寒泻,肠鸣胀痛泄澄清,面白肢冷懒饮食,理中诃子散堪行。

【注】中寒泻者,因过食生冷,以致寒邪凝结,肠鸣腹胀,时复疼痛,所泻皆澄澈清冷,面色淡白,四肢逆冷,饮食懒进也。温中理中汤主之。止泻,诃子散主之。

理中汤方见不乳

诃子散

诃子面煨　肉豆蔻面煨　白术土炒　人参　茯苓　木香各一两,煨　陈皮　炙甘草各五钱

右为细末,每服一钱,姜汤调服。

火　泻

火泻内热或伤暑,暴注下迫腹痛疼,烦渴泻黄小便赤,玉露四苓可收功。

【注】火泻者,皆因脏腑积热,或外伤暑气,故泻时暴注下迫,肚腹疼痛,心烦口渴,泻多黄水,小便赤色也。先用玉露散清其热,再用四苓汤利其水,庶得其要矣。

玉露散

寒水石　石膏各一两　甘草三钱

右为细末,量儿大小,温汤无时调服。

四苓汤

茯苓　白术土炒　猪苓　泽泻

引用灯心,水煎服。

【方歌】火泻小便不利通,利水除湿用四苓,茯苓白术猪苓泽,灯心为引共煎成。

惊　泻

惊泻因惊成泄泻,夜卧不安昼惕惊,粪稠若胶带青色,镇惊养脾服通灵。

【注】惊泻者,因气弱受惊,致成此证。其候夜卧不安,昼则

惊惕,粪稠若胶,色青如苔。治宜镇心抑肝,先以益脾镇惊散定其惊,次以养脾丸理其脾,庶可愈矣。

益脾镇惊散

人参钱半　白术土炒　茯苓各三钱　朱砂八分　钩藤二钱甘草五分,炙

右为细末,每服一钱,灯心汤调服。

养脾丸

人参　白术土炒　当归　川芎各三钱　青皮醋炒　木香煨黄连姜炙　陈皮各二钱　神曲炒　山楂　缩砂仁　麦芽各一钱,炒

右研细末,神曲糊为丸,如麻子大。每服二十丸,陈仓米饮下。

脐寒泻

剪脐失护受寒冷,粪色青白腹痛鸣,散寒和气饮极效,温补调中汤最灵。

【注】脐寒泻者,多因断脐失护,风冷乘入,传于大肠,遂成寒泻之证。其候粪色青白,腹痛肠鸣。先用和气饮温散之,再以调中汤温补之,庶治得其要矣。

和气饮

苍术　紫苏　防风　赤苓　豆豉　藿香　陈皮　厚朴姜炒炙甘草

引用生姜、灯心,水煎服。

【方歌】和气饮具温散功,苍术紫苏共防风,赤苓豆豉藿香叶,陈皮厚朴甘草同。

调中汤

人参　茯苓　藿香　白术土炒　炙甘草　木香煨　香附制缩砂仁

引用煨姜,水煎服。

【方歌】脐寒泻用调中汤,人参白术煨木香,藿香茯苓同香附,缩砂炙草引煨姜。

脾虚泻

脾虚食后即作泻,腹满不渴少精神,面黄懒食肌消瘦,参苓白术奏奇勋。

【注】脾虚泻者,多因脾不健运。故每逢食后作泻,腹满不渴,精神短少,面黄懒食,肌肉消瘦也,宜用参苓白术散以补脾,其泻自止。

参苓白术散方见脾疳

飧　泻

清气下陷失健运,完谷不化飧泻名,补中益气汤升补,久泻肠滑用四神。

【注】飧泻者,或因春伤风邪,清气下陷,脾失健运,以致完谷不化也。治者须补养脾土,用补中益气汤升其中气。若泄泻日久,肠滑不禁者,用四神丸治之。

补中益气汤

人参　黄芪蜜炙　当归土炒　白术土炒　炙甘草　陈皮　升麻土炒　柴胡醋炒

引用姜、枣,水煎服。

【方歌】飧泻多因清阳陷,补中益气汤最验,参芪归术草陈皮,升麻柴胡功无限。

四神丸

补骨脂四两　五味子　肉豆蔻各二两,面裹煨　吴茱萸一两,水浸,炒

右为细末,生姜、枣肉为丸。每服一钱,米饮下。

水　泻

脾胃湿盛成水泻,懒食溏泻色多黄,清浊不分溺短涩,胃苓升阳除湿汤。

【注】水泻者,皆因脾胃湿盛,以致清浊不分,变成水泻之证。其候小便短涩、懒食、溏泻色黄,宜用胃苓汤以除湿。若泻久不止,则用升阳除湿汤治之,其证自愈。

胃苓汤

苍术炒　陈皮　厚朴姜炒　白术土炒　茯苓　炙甘草　肉桂　泽泻　猪苓

引用生姜、红枣,水煎服。

【方歌】湿泻胃苓汤堪行,苍术陈皮厚朴同,白术茯苓炙甘草,肉桂泽泻共猪苓。

升阳除湿汤

苍术炒　陈皮　防风　神曲炒　麦芽炒　泽泻　炙甘草　升麻　羌活　柴胡　猪苓

引用生姜,水煎服。

【方歌】升阳除湿泻不停,苍术陈皮共防风,神曲麦芽泽甘草,升麻羌活柴猪苓。

御纂医宗金鉴 卷五十三

感冒门

感冒风寒总括

小儿肌肤最柔脆,偶触风寒病荣卫。轻为感冒病易痊,重为伤寒证难退,夹食夹热或夹惊,疏散和解宜体会。

【注】小儿气血未充,肌肤柔脆,风寒所触,邪气入于腠理,荣卫受病,轻者为感冒,易痊;重者为伤寒,难治。又有夹食、夹热、夹惊等证,或宜疏散,或宜和解,临证时细为体察焉。

伤 风

肺主皮毛感邪风,发热憎寒头痛疼,有汗嚏涕脉浮缓,鼻塞声重咳嗽频。杏苏饮同金沸散,疏风解表莫从容。

【注】伤风者,风邪伤卫也。卫主皮毛,内合于肺,故令身体发热憎寒,头疼有汗,嚏涕鼻塞声重,不时咳嗽也。脉浮缓,宜杏苏饮解散外邪,继用金沸草散开通气逆,则愈。

杏苏饮
杏仁炒,去皮、尖　紫苏　前胡　桔梗　枳壳麸炒　桑皮炒
黄芩　甘草生　麦冬去心　浙贝母去心　橘红
引用生姜,水煎服。
【方歌】杏苏饮治风伤肺,杏仁紫苏前桔同,枳壳桑皮黄芩草,麦冬贝母合橘红。

金沸草散
细辛　荆芥　半夏姜制　旋覆花　前胡　甘草生　赤苓
引用姜、枣,水煎服。
【方歌】金沸草散微伤风,细辛荆芥半夏同,旋覆前胡生甘

草,生姜红枣赤茯苓。

伤　寒

小儿伤寒表感寒,发热无汗而恶寒,头痛身痛脉浮紧,呕逆烦渴病邪传。初用羌活热通圣,邪传柴葛大柴煎。

【注】伤寒者,乃寒邪伤表营分也。其证身体发热,恶寒无汗,头痛身痛,而脉浮紧。若呕逆烦渴者,则为邪盛欲传经也。此证初宜九味羌活汤,如热盛者,以双解通圣汤治之。服此药后,已汗下不解而传经者,用柴葛解肌汤;兼里证者,用大柴胡汤以解表通里,因证施治,庶不致误。

九味羌活汤

苍术炒　白芷　川芎　细辛　羌活　防风　生地　黄芩
甘草生

引用生姜、葱白,水煎服。大便秘者,加大黄。

【方歌】伤寒初起羌活汤,苍芷芎细合羌防,生地芩草姜葱入,便秘之时加大黄

双解通圣汤

麻黄　朴硝　大黄　当归　赤芍　川芎　白术土炒　石膏
滑石　桔梗　栀子　连翘去心　黄芩　薄荷　甘草生　荆芥
防风

引用生姜、葱白,水煎服。

【方歌】伤寒热盛通圣汤,表里两解麻硝黄,归芍芎术膏滑桔,栀翘芩薄草荆防。

柴葛解肌汤

葛根　柴胡　白芷　羌活　桔梗　石膏　黄芩　赤芍药
甘草生

引用生姜、红枣,水煎服。

【方歌】柴葛解肌解三阳,葛根柴胡白芷羌,桔梗石膏芩赤

芍,甘草煎服自安康。

大柴胡汤

柴胡　黄芩　赤芍药　半夏姜制　枳实麸炒　大黄

引用生姜、大枣,水煎服。

【注】大柴胡治邪传经,少阳阳明表里通,柴胡黄芩赤芍药,半夏枳实大黄同。

感冒夹食

内伤饮食感寒风,发热憎寒头痛疼,恶食嗳臭吐酸物,便秘尿涩腹热膨。双解藿香正气饮,化滞平胃斟酌行。

【注】小儿平日饮食无节,内伤停滞,外复为风寒所袭,故成是证也。其候发热憎寒,头痛恶食,嗳臭吐酸,便秘尿涩,腹热膨胀也。热盛者,用双解通圣汤两解之;内无热者,用藿香正气汤和解之。表邪既解,然后调理其脾,用平胃散消导之。庶几外无余邪,内无滞热,而病自愈矣。

双解通圣汤方见伤寒

藿香正气汤

苏叶　白芷　藿香　陈皮　半夏姜制　茯苓　大腹皮　甘草生　厚朴姜炒　桔梗

引用生姜、红枣,水煎服。

【方歌】和解藿香正气汤,苏叶白芷共藿香,陈半茯苓大腹草,厚朴桔梗引枣姜。

平胃散方见呗乳　加山楂、神曲、麦芽。

感冒夹热

平素有热感风寒,面赤唇焦口鼻干,憎寒壮热频饮冷,心烦谵妄便多艰。泻热先宜用通圣,清热凉膈天水煎。

【注】小儿脏腑素禀多热,今复为风寒所伤,风热相抟,则火

邪愈盛。故其现证有面赤唇焦,口鼻干燥,憎寒壮热,口渴饮冷,心神烦躁,谵语狂妄,二便秘涩。治宜散其风寒,更宜兼泻其热,须用双解通圣汤两解之。若服药后汗出便利,病虽少减,热犹不退者,治宜清热为主,当以凉膈散合天水散治之,则表里清而病愈矣。

双解通圣汤方见伤寒

凉膈散方见急惊风

天水散

滑石六两,飞 甘草一两,生

共为细末,每服一钱,灯心汤调下。

感冒夹惊

感冒病时触惊异,心惊胆怯睡不安,身热烦躁面青赤。疏解散与凉惊丸,和以柴胡温胆剂,宁神定志效通仙。

【注】小儿感冒邪气未解,复为惊异所触,故见心惊胆怯,睡卧不安,身热烦躁,面色青赤之证。先以疏解散疏散之,再以凉惊丸清镇之。如病虽退,尚觉心惊不寐者,宜用柴胡温胆汤和解之。

疏解散

羌活 苏叶 防风 枳壳麸炒 桔梗 前胡 赤芍药 杏仁炒,去皮、尖 僵蚕炒 甘草生 黄连酒炒

引用生姜,水煎服。

【方歌】疏解散治感冒惊,羌活苏叶及防风,枳桔前胡黄连芍,杏仁僵蚕甘草同。

凉惊丸方见急惊风

柴胡温胆汤

柴胡 陈皮 半夏姜制 茯苓 甘草生 竹茹 枳实麸炒

引用生姜,水煎服。

【方歌】柴胡温胆感冒惊,病后余邪尚未宁,柴胡陈半茯苓草,竹茹枳实姜用生。

瘟疫门

瘟疫总括

瘟病伤寒传变同,感寒即病伤寒名,冬受寒邪春复感,因感而发温病成。至夏感发为热病,逐户相传乃天行,四时不正为时气,痧疹瘟癍要详明。

【注】瘟病之传变与伤寒无异,有冬感于寒而即病者,名曰伤寒。有冬伤于寒而未即病者,寒邪藏于肌肤之内,伏于荣卫之间,至春复感春风,发为温病;至夏复感暑热,发为热病。若逐户阖门老幼相传,乃天行瘟疫,其害更烈。或春夏应暖热而反寒,秋冬应寒凉而反热,此为四时不正之气,名曰时气。相感为病,亦与伤寒同其治也。其间或发癍、发痧、发疹,要当详明其证,治法在后。

温　病

冬受寒邪不即病,复感春寒发名温,证同伤寒治双解,呕加生姜半夏均。

【注】温病一证,乃冬受寒邪不即为病,至春复感春风而发者也。现证与伤寒相同,用双解通圣汤两解之。若呕吐者,以生姜、半夏入之,其呕自止。

双解通圣汤方见伤寒

风　温

风温复感春风发,汗热身重睡鼾眠,汗少荆防败毒治,汗多桂枝白虎煎。

【注】风温,冬受寒邪,复感春风而发为病也。其证身重睡憨,发热自汗。汗少者,以荆防败毒散解之;汗多者,以桂枝合白虎汤清解之。

荆防败毒散

荆芥　防风　羌活　独活　柴胡　前胡　甘草生　川芎　枳壳麸炒　桔梗　茯苓

引用生姜,水煎服。

【方歌】荆防败毒宜时气,风温无汗用之灵,荆防羌独柴前草,川芎枳桔与茯苓。

桂枝合白虎汤

桂枝　芍药　石膏煅　知母生　甘草生　粳米

引用生姜、大枣,水煎服。

【方歌】桂枝汤合白虎汤,壮热多汗服此方,桂芍石膏知母草,粳米大枣共生姜。

热　病

冬受寒邪不即病,至夏复感暑热成,身不恶寒而多渴,证同温病治亦同。

【注】热病,乃冬受寒邪不即为病,至夏复感暑热而成,故名曰热病。现证与温病相类,但不恶寒、口干作渴为少异耳。治法亦与温病同。

瘟　疫

天行厉气瘟疫病,为病挨门合境同,皆由邪自口鼻入,故此传染迅如风。当分表里阴阳毒,因时取治审重轻,古法皆以攻为急,荆防普济救苦攻。

【注】瘟疫一证,乃天地之厉气流行,沿门阖户,无论老少强弱,触之者即病。盖邪气自口鼻而入,故传染之速迅如风火。但

毒有在表、在里、在阴、在阳之分,其或发、或攻、或清,当因春风、夏热、秋凉、冬寒之四时各异,随人虚实,量乎轻重以施治也。古法皆以攻毒为急者,以邪自口鼻而入,在里之病多故也。发以荆防败毒散,清以普济消毒饮,攻以二圣救苦丹,则酌量合宜,审度医治,庶几临证时有得心应手之妙矣!

荆防败毒散方见风温

普济消毒饮

黄芩酒炒　黄连酒炒　陈皮　桔梗　板蓝根　升麻　柴胡
薄荷　连翘去心　牛蒡子炒研　僵蚕炒　马勃　甘草生
元参

引用灯心,水煎服。

【方歌】普济消毒清时瘟,芩连陈桔板蓝根,升柴薄荷翘牛蒡,僵蚕马勃草元参。

二圣救苦丹

大黄四两　皂角二两

右为末,水丸。每服一钱,量儿大小与之,用无根水下。

瘟瘢疹痧

伤寒疹瘢失汗下,时气初感即其然,表邪覆郁荣卫分,外泛皮脉痧疹瘢。痧白疹红如肤粟,瘢红如豆片连连,红轻赤重黑多死,淡红稀暗是阴瘢。未透升麻消毒治,热盛三黄石膏煎,已透消瘢青黛饮,痧疹表里双解先。

【注】伤寒发瘢、疹、痧,皆因汗下失宜,外邪覆郁,内热泛出而成也。惟时气传染,感而即出,亦犹疫之为病,烈而速也。发于卫分则为痧,卫主气,故色白如肤粟也。发于荣分则为疹瘢,荣主血,故色红。肤浅为疹,深重为瘢。瘢形如豆,甚则成片连连。瘢疹之色红者轻,赤者重,黑者死,此以色辨热之浅深验死生也。若其色淡红稀暗者,皆因邪在三阳,已成瘢疹,由外入里,

邪从阴化,或过服凉药所致,是为阴瘢、阴痧、阴疹,法当从阴寒治也。瘢出未透,表热轻者,宜升麻葛根汤合消毒犀角饮治之;表热重者,宜三黄石膏汤发之;已透者,用消瘢青黛饮加减清之;疹痧初起,表里不清,用双解通圣汤先通表里,余法同前。

升麻葛根汤合消毒犀角饮

升麻　葛根　芍药　甘草生　牛蒡子　荆芥　防风　犀角

引用芫荽,水煎服。

【方歌】升麻消毒表瘢疹,升葛芍草蒡荆防,倍加犀角急煎服,表实热盛另有方。

三黄石膏汤

黄连　黄芩　栀子　黄柏　豆豉　麻黄　石膏

引用生葱,水煎服。

【方歌】三黄石膏发瘢疹,表实热盛有奇功,连芩栀柏与豆豉,麻黄石膏生用葱。

消瘢青黛饮

石膏煅　知母　犀角　甘草生　栀子生　川连生　青黛

元参　柴胡　生地　人参　大黄

引用姜、枣,水煎。临服入苦酒一匙和服。

【方歌】消瘢青黛消毒瘢,石知犀角草栀连,青黛元参柴生地,人参大黄斟酌添。

双解通圣汤方见伤寒

暑证门

暑证总括

小儿暑病有四证,中暑阳邪伤暑阴,暑风攻肝抽搐见,暑厥攻心不识人。

【注】中暑,为阳邪单中暑热也。阳邪身热有汗。伤暑,为

阴邪中暑复感寒也。阴邪身热无汗。中暑热极,攻肝则抽搐;攻心则厥冒不省人事。治者果能因证分别施治,自无难矣。

中 暑

中暑汗出身壮热,头痛大渴烦不宁,气乏神倦两足冷,加味人参白虎灵。

【注】中暑之证,身热有汗。因暑热熏蒸,故头痛口渴,烦躁不宁,甚则气乏神倦,足冷恶寒。须以加味人参白虎汤治之。

加味人参白虎汤

人参　石膏生　知母生　粳米　甘草　苍术

水煎服。

【方歌】加味人参白虎汤,暑热伤气服最良,参膏知母粳米草,停饮呕水更加苍。

伤 暑

伤暑受暑感寒风,无汗热渴面赤红,干哕恶心腹绞痛,嗜卧懒食肢重疼。清散二香饮极效,气虚六合汤奏功,夹食恶食多吐泻,加味香薷法最灵。

【注】小儿伤暑,谓受暑复感风寒也。其证发热无汗,口渴饮水,面色红赤,干呕恶心,或腹中绞痛,嗜卧懒食。以二香饮治之,此内清外散之法也。若正气虚弱,当补正除邪,以六合汤治之;若伤暑夹食,大吐泻者,以加味香薷饮治之。

二香饮

苏叶　藿香　白茯苓　扁豆炒　厚朴姜制　陈皮　半夏姜制　甘草生　大腹皮　白芷　桔梗　川黄连　香薷

引用生姜、灯心,水煎服。

【方歌】二香饮治风暑病,苏叶藿香白茯苓,扁豆厚朴陈半草,腹芷桔连香薷灵。

六合汤

人参　香薷　半夏姜制　甘草生　砂仁　木瓜　赤茯苓
藿香　杏仁炒，去皮、尖　厚朴姜炒　扁豆炒

引用姜、枣，水煎服。

【方歌】六合虚暑用人参，香薷半夏草砂仁，木瓜赤苓藿香
杏，厚朴扁豆枣姜匀。

加味香薷饮

香薷　厚朴姜炒　陈皮　扁豆炒　山楂肉　猪苓　甘草生
枳实麸炒

水煎服。

【注】加味香薷治夹食，香薷厚朴共陈皮，白扁豆配山楂肉，
猪苓甘草炒枳实。

暑　风

**暑风抽搐似惊风，烦渴汗热便黄红，先用加味香薷饮，继用
玉露散即宁。**

【注】暑风者，手足搐搦，状似惊风者也。由暑热攻肝，内生
风病。其证烦渴，身热有汗，二便黄赤。先宜加味香薷饮，疏其
风;继以玉露散，清其热。暑热一解，而搐自止矣。切不可当惊
痫治之。

加味香薷饮

香薷　黄连　扁豆炒　厚朴姜炒　羌活

引用灯心，水煎服。

【方解】加味香薷治暑风，香薷黄连扁豆同，厚朴姜炒羌活
入，灯心煎服效从容。

玉露散方见火泻

暑　厥

暑厥昏眩不知人,气虚挟痰上冲心,虚者清暑益气治,挟痰益元抱龙均。

【注】暑厥之证,昏昧不省人事。因其人元气素虚,暑热冲心,或挟痰上冲,以致精神昏愦。虚者以清暑益气汤治之,实者以辰砂益元散合抱龙丸治之。

清暑益气汤

人参　黄芪炙　当归酒洗　白术土炒　甘草炙　陈皮　麦冬去心　五味子　青皮炒　苍术炒　黄柏酒炒　升麻　葛根　泽泻　神曲炒

引用姜、枣、水煎服。

【方歌】清暑益气虚受暑,参芪归术草陈皮,麦味青皮苍术柏,升葛泽泻炒神曲。

辰砂益元散

辰砂三钱,水飞　滑石六两,水飞　甘草一两,末

每用一钱。姜、灯心汤调匀,合抱龙丸服。

抱龙丸

黑胆星四两,九转者佳　天竺黄一两　雄黄水飞　辰砂各半两,另研　麝香一钱,另研

右为细末,煮甘草膏和丸,皂荚子大。温水化下。

霍乱门

霍乱总括

霍乱风寒暑饮成,卒然吐泻腹心疼,饮暑盛兮湿霍乱,寒胜为干症不轻。

【注】霍乱者,乃风、寒、暑、饮之杂邪为病,卒然挥霍变乱,

心腹大痛,吐泻交作也。其能吐能泻者,谓之湿霍乱。夫暑饮虽盛,若已经吐泻,其邪即解,故易治也。若欲吐不能,欲泻不能者,谓之干霍乱。盖寒盛则凝,既不吐泻,则邪无去路,故病多不救。

湿霍乱

吐泻不已腹频疼,口渴引饮胸闷膨,饮盛主以二香饮,暑盛益元散最灵。

【注】湿霍乱者,乃暑饮合邪也。其证吐泻不已、肚腹疼痛,口渴引饮,胸膈膨闷。饮盛者,以二香饮主之;暑盛者,以辰砂益元散主之。因证调治,则暑饮之邪既清,而霍乱之证立愈矣。治者宜详辨之。

二香饮方见伤暑

辰砂益元散方见暑厥

干霍乱

欲吐泻之不吐泻,腹中绞痛不能堪,烦渴大饮甘露饮,肢厥不渴理中煎。

【注】干霍乱者,乃寒暑凝结,欲吐不吐,欲泻不泻,腹中绞痛,俗名绞肠痧病也。治者当分寒暑,如烦渴大饮者为热,以桂苓甘露饮主之;若厥逆不渴者属寒,以理中汤主之。因证调治,其病自愈。

桂苓甘露饮

白术土炒　茯苓　泽泻　猪苓　肉桂少许　石膏　滑石水飞　寒水石

水煎服。

【方歌】寒暑凝结霍乱成,桂苓甘露莫从容,白术茯苓猪泽桂,膏滑寒水石相同。

理中汤方见不乳

痢疾门

痢疾总括

痢疾暑湿生冷成,伤气为白伤血红,后重里急腹窘痛,寒热时痢噤口名。

【注】痢之为证,多因外受暑湿,内伤生冷而成。伤于气者色多白,以肺与大肠为表里也。伤于血者色多赤,以心与小肠为表里也。里急者,腹窘痛也;后重者,频下坠也。又有寒痢、热痢、时痢、噤口痢之别,医者须详察之。

寒 痢

寒伤久痢脏虚寒,肠鸣切痛实难堪,面唇青白喜饮热,理中养脏效通仙。

【注】寒痢者,寒冷伤胃,久痢不已,或脏气本虚,复为风冷所乘,伤于肠胃。故痢时肠鸣切痛,面唇青白,口虽渴喜饮热,此里寒虚之证也。初宜理中汤,久则真人养脏汤治之。寒得温散而证愈矣。

理中汤方见不乳

真人养脏汤

人参 白术土炒 木香煨 当归土炒 白芍炒 肉桂 甘草炙 罂粟壳蜜炙 诃子肉面煨,去核 肉果煨

引用乌梅,水煎服。

【方歌】寒痢须用养脏汤,人参白术广木香,归芍肉桂炙甘草,粟壳诃子肉果良。

热 痢

痢初实热腹窘痛,下痢无度尿短红,舌赤唇焦喜饮冷,芍药白头香连灵。

【注】热痢者,皆因湿热凝结于肠胃,以致腹中窘痛,频频下痢,尿短色红,舌赤唇焦,喜饮冷水,此里热之证也。重则当归芍药汤主之,轻则白头翁汤主之,或香连丸主之。

当归芍药汤

当归 白芍 木香 黄芩 黄连 肉桂 大黄 甘草生 槟榔

水煎服。

【方歌】热痢当归芍药汤,里急后重服最良,归芍木香芩连桂,大黄甘草共槟榔。

白头翁汤

黄连 黄柏 秦皮 白头翁

水煎服。

【方歌】白头翁汤治热痢,腹中窘痛溺短赤,连柏秦皮白头翁,煎服之后痢自愈。

香连丸

木香 川黄连各等分

共为细末,醋糊为丸,如桐子大。量儿大小用之,空心米饮下。

时 痢

时痢痢疾感时气,发热无汗遍身疼,热为邪束因作呕,仓廪汤散有奇功。

【注】时痢者,乃痢疾时复感时气也。身热无汗,遍身疼痛,热为邪束,频作呕逆。须以仓廪汤散之,先解时邪,其痢自止。

仓廪汤

人参　茯苓　独活　桔梗　前胡　川芎　甘草炙　枳壳麸
炒　仓米　柴胡　羌活

引用生姜,水煎服。

【方歌】时痢须用仓廪汤,参苓独活桔梗良,前胡川芎炙甘
草,枳壳仓米及柴羌。

噤口痢

**火毒冲胃成噤口,脉大身热不能食,舌赤唇红惟饮冷,参连
开噤散功奇。**

【注】噤口痢一证,乃火毒冲胃而成。其证脉大身热,不能
饮食,舌赤唇红,惟喜饮冷,急宜参连开噤散救之。

参连开噤散

人参　川连姜炒　莲子肉各等分

右为细末,米饮调下。

疟疾门

疟疾总括

**疟疾夏暑秋寒风,荣卫合邪病始成,阴阳相并发寒热,日间
浅深作分明。**

【注】疟疾者,多因夏伤于暑,其气舍于荣内,至秋复感寒
风,则荣卫合邪而成疟。发时或寒或热者,阴阳相并也。每日作
者,因初病邪气尚浅,伏藏于荣,随经络而行故也。其间日作者,
因邪已深入脊膂间,伏藏于冲脉故也。其昼发者,因邪在三阳之
浅。夜发者,因邪在三阴之深。疟将退者,亦由夜而昼,由间日
而至每日,此为去阴就阳,由深而浅,其病欲已也。治者须详细
分别可也。

寒疟风疟

先寒后热身无汗,此为寒疟不须评,先热后寒身有汗,此为风疟须详明。寒宜麻黄羌活剂,风惟桂枝羌活从。

【注】此疟疾初起,发散之法也。先寒后热者,因先伤于寒,后伤于风。寒多热少身无汗者,谓之寒疟,以麻黄羌活汤主之。先热后寒者,因先伤于风,后伤于寒。热多寒少,身有汗者,谓之风疟,以桂枝羌活汤主之。

麻黄羌活汤

麻黄　羌活　防风　甘草生

引用生姜,水煎服。

【方歌】麻黄羌活汤医疟,身体无汗寒热增,麻黄羌活防风草,引姜煎服体安宁。

桂枝羌活汤

羌活　防风　桂枝　甘草生

引用生姜,水煎服。

【方歌】桂枝羌活汤,治疟岂寻常,羌活生甘草,防风桂枝良。

食　疟

食疟寒热腹胀膨,面黄恶食闷不通,轻者须用柴平剂,便硬加味大柴攻。

【注】食疟者,因食而病疟者也。由小儿饮食无节,复受风暑之气,以致寒热交作,胸腹胀满,否闷不通,面黄恶食也。但食有轻重,须当别之。轻者宜柴平汤主之,重者宜大柴胡汤加槟榔、草果主之。治者果能因证调理,则积滞清,而疟渐退矣。

柴平汤

陈皮　半夏姜制　苍术米泔水浸,炒　厚朴姜炒　黄芩　柴胡　甘草　人参引用姜、枣,水煎服。

【方歌】柴平汤治伤食疟,陈半苍术同厚朴,黄芩柴胡草人参,姜枣作引为良药。

*大柴胡汤*方见伤寒

疟痰疟饮

疟疾痰饮多呕逆,面黄目肿胸膈膨,痰盛清脾加橘半,饮盛加苍倍入苓。

【注】小儿素有痰饮,复因外邪凝结脾胃,故呕逆也。若疟疾或经汗下之后,表里无证,宜用清脾饮以和之。痰盛者,本方加橘红倍半夏;饮盛者,加苍术倍茯苓;若儿气已虚弱,更当加人参以扶其正。

加减清脾饮

柴胡　黄芩　半夏姜制　甘草炙　厚朴姜制　青皮醋炒
槟榔　茯苓　草果　人参　白术土炒　橘红　南苍术炒

引用生姜,水煎服。

【方歌】青脾治疟兼痰饮,柴芩半甘朴青榔,苓果气虚参术入,痰盛加橘饮盛苍。

咳嗽门

咳嗽总括

肺病咳嗽有痰声,有声无痰咳之名,有痰无声谓之嗽,为病寒热食与风。

【注】《病机式要》云:咳嗽谓有声有痰,因肺气受伤,动乎脾湿而然也。咳谓无痰而有声,肺气伤而不清也。嗽谓无声而有痰,脾湿动而为痰也。二者虽俱属肺病,然又有肺寒、肺热之分、食积、风寒之别,医者宜详辨之。

肺寒咳嗽

肺虚饮冷致咳嗽,面色㿠白痰涕清,圣惠橘皮宜初进,补肺阿胶久嗽灵。

【注】寒嗽者,因平素肺虚,喜啖生冷,以致寒邪伤肺,发为咳嗽。其证面色㿠白,痰多清稀,鼻流清涕。初宜圣惠橘皮散主之,若日久不愈者,须以补肺阿胶散主之,则气顺痰清而嗽自止矣。

圣惠橘皮散

人参　贝母　苏叶　陈皮　桔梗　杏仁去皮、尖,炒

引用红枣,水煎服。

【方歌】肺虚受寒频咳嗽,橘皮散治效通仙,参贝苏叶陈皮桔,杏仁微炒去皮尖。

补肺阿胶散

人参　阿胶麸炒　牛蒡子炒　杏仁去皮、尖,炒　糯米　甘草炙　马兜铃

水煎,食后服。

【方歌】小儿肺寒时时嗽,补肺阿胶效若神,人参阿胶牛蒡子,杏仁糯米草兜铃。

肺热咳嗽

火嗽面赤咽干燥,痰黄气秽带稠粘,便软加味泻白散,便硬加味凉膈煎。

【注】火嗽一证,乃火热熏扰肺金,遂致频频咳嗽,面赤咽干,痰黄气秽,多带稠粘也。便软者,加味泻白散主之;便硬者,凉膈散加桔梗、桑皮煎服,则热退气清而嗽自止矣。

加味泻白散

桑皮蜜炙　地骨皮　甘草生　川贝母去心,碾　麦冬去心

知母生 桔梗 黄芩 薄荷

　　水煎服。

　　【方歌】加味泻白治火咳,桑皮地骨甘草合,贝母麦冬生知母,桔梗黄芩同薄荷。

　　凉膈散方见急惊风

食积咳嗽

　　食积生痰热熏蒸,气促痰壅咳嗽频,便溏曲麦二陈治,便燥苏葶滚痰攻。

　　【注】积嗽者,因小儿食积生痰,热气熏蒸肺气,气促痰壅,频频咳嗽。便溏者,以曲麦二陈汤消导之;便秘者,以苏葶滚痰丸攻下之。

　　曲麦二陈汤

　　陈皮　半夏姜制　茯苓　甘草生　黄连姜制　山楂　麦芽炒　神曲炒　瓜蒌仁　枳实麸炒

　　引用生姜、红枣,水煎服。

　　【方歌】曲麦二陈食积嗽,陈半苓草川黄连,山楂麦芽神曲炒,瓜蒌枳实一同煎。

　　苏葶滚痰丸

　　苏子一两,炒　苦葶苈一两,微炒　大黄四两,酒蒸一次　沉香五钱　黄芩四两　青礞石五钱,火煅如金为度

　　右为末,水为丸。量儿虚实服之,姜汤送下。

风寒咳嗽

　　风寒咳嗽频嚏涕,鼻塞声重唾痰涎,疏风参苏金沸散,散寒加味华盖痊。

　　【注】小儿脱衣偶为风冷所乘,肺先受邪,使气上逆,冲塞咽膈,发为咳嗽,嚏喷流涕,鼻塞声重,频唾痰涎。先以参苏饮疏解

表邪,再以金沸草散清其痰嗽。若寒邪壅蔽,当以加味华盖散治之。则风邪解而气道通,气道通而咳嗽止矣!

参苏饮

苏叶　干葛　前胡　陈皮　半夏姜制　甘草生　枳壳麸炒　桔梗　赤茯苓

水煎服。

【方歌】参苏饮治风寒嗽,苏叶干葛前胡从,陈皮半夏生甘草,枳壳桔梗配赤苓。

金沸草散方见伤风

加味华盖散

麻黄　杏仁去皮、尖,炒　苏子炒　前胡　橘红　甘草生　桑皮炒　桔梗　赤茯苓

水煎,食后温服。

【方歌】华盖散治风寒盛,气促胸满咳嗽频,麻杏苏子前橘草,桑皮桔梗赤茯苓。

喘证门

喘证总括

喘则呼吸气急促,抬肩欠肚哮有声,实热气粗胸满硬,寒虚痰饮马脾风。

【注】呼吸气出急促者,谓之喘急。外候抬肩欠肚,若更喉中有声响者,谓之哮吼。然致病之原不一。如气粗胸满痰稠,便硬而喘者,此实热也;气乏息微,不能续息而喘者,此虚邪也。其中有风寒郁闭而喘者,又有痰饮壅逆而喘者,更有马脾风一证,最为急候。医者须分别详明,庶用药如响矣。

火热喘急

火喘燥渴面唇红,肺胃凉膈白虎清,泻心宜用导赤散,阴虚知柏地黄灵。

【注】火邪刑金作喘者,多口干舌燥作渴,面赤唇红也。因于肺热者,以凉膈散主之;胃热者,凉膈白虎汤主之;心火刑金者,导赤散主之;肾虚火来烁金者,宜知柏地黄汤主之。医者果能审察精详,按证调治,庶几用药如响,而不致有虚实之误矣!

凉膈散方见急惊风

凉膈白虎汤

大黄生　朴硝　甘草生　连翘去心　栀子　黄芩生　薄荷叶　石膏生　知母生

引用粳米,水煎,温服。

【方歌】凉膈白虎肺胃热,栀子连翘薄荷叶,黄芩大黄朴硝草,知母石膏粳米列。

导赤散方见不小便

知柏地黄汤

干生地黄　山茱萸肉　山药炒　知母炒　黄柏盐炒　牡丹皮　泽泻　茯苓

水煎服。

【方歌】知柏地黄阴虚热,知母黄柏牡丹皮,干生地黄并泽泻,茯苓山药共茱萸。

肺虚作喘

虚喘气乏声短涩,洁古黄芪汤效捷,百合固金化虚痰,本事黄芪清虚热。

【注】虚喘之证,气乏声音短涩,以洁古黄芪汤主之。若喘促夹痰者,以百合固金汤主之;夹热者,以本事黄芪汤主之。

洁古黄芪汤

人参　黄芪炙　甘草炙　地骨皮　桑白皮炒

水煎温服。

【方歌】洁古黄芪汤,虚喘最为良,人参黄芪共,甘草地骨桑。

百合固金汤

百合　天门冬　麦门冬去心　生地黄　熟地黄　当归　白芍药炒　甘草　贝母去心　元参　桔梗

水煎服。

【方歌】百合固金虚痰喘,百合二冬二地黄,当归白芍生甘草,贝母元参桔梗良。

本事黄芪汤

五味子　白芍药　天门冬　麦门冬去心　人参　黄芪炙　熟地黄　甘草炙　茯苓

引用乌梅、姜、枣,水煎服。

【注】本事黄芪虚热喘,五味芍药二门冬,参芪熟地炙甘草,乌梅姜枣白茯苓。

风寒喘急

风寒伤肺气喘急,表热无汗华盖方,肺虚被邪紫苏饮,无邪气逆降气汤。

【注】肺主皮毛,一受风寒,内闭肺气,则气逆不降,呼吸气急,故作喘也。发热无汗,宜以华盖散汗而散之。若肺气本虚,外复被风寒所伤者,宜以紫苏饮子补而散之;若肺虚外无风寒所伤,内无痰涎壅塞,惟气逆喘急者,以加减苏子降气汤降其逆气,其喘自愈。治者宜详察之。

华盖散方见风寒咳嗽

紫苏饮子

苏叶　杏仁炒,去皮、尖　桑皮炒　陈皮　青皮醋炒　半夏

姜制　人参　五味子　甘草生　麻黄

引用生姜,水煎服。

【方歌】气虚又被风寒伤,紫苏饮子最相当,苏叶杏桑陈青半,人参五味草麻黄。

苏子降气汤

苏子炒　当归　陈皮　半夏姜制　甘草生　前胡　厚朴姜制　桂心　沉香

引用姜、枣,水煎服。

【方歌】气逆喘用降气汤,肺虚无邪服最良,苏子当归陈半草,前胡厚朴桂沉香。

痰饮喘急

痰饮壅逆因作喘,痰饮苏葶滚痰从,停饮喘急不得卧,泻饮降逆用苏葶。

【注】小儿痰饮作喘者,因痰壅气逆也。其音如潮响,声如拽锯者,须急攻痰壅,苏葶滚痰丸主之。若停饮喘急不得卧者,又当泻饮降逆苏葶丸主之。医者须分别施治,庶几曲中病情矣。

苏葶滚痰丸方见食积咳嗽

苏葶丸

南苏子炒　苦葶苈子各等分,微炒

右为细末,蒸枣肉为丸,如麻子大。每服五丸至七丸,淡姜汤下。

马脾风

暴喘传名马脾风,胸高胀满胁作坑,鼻窍搧动神闷乱,五虎一捻服最灵。

【注】马脾风俗传之名,即暴喘是也。因寒邪客于肺俞,寒化为热,闭于肺经,故胸高气促,肺胀喘满,两胁搧动,陷下作坑,

鼻窍搧张,神气闷乱。初遇之急服五虎汤,继用一捻金下之。倘得气开,其喘自止。如儿生百日内见此者,病多不救。

五虎汤

麻黄蜜炒　杏仁炒,去皮、尖　甘草生　白石膏研为末

细茶

引用生姜,水煎,临时用药冲石膏服。

【方歌】五虎汤治马脾风,麻黄蜜炒杏仁从,甘草石膏细茶叶,煎服之后喘自宁。

一捻金方见不大便

御纂医宗金鉴　卷五十四

痰证门

痰证总括

痰因津液不四布，阴盛为饮阳盛痰，稠粘黄色为燥热，清稀色白乃湿寒。

【注】痰者，水谷所化之津液不能四布，留于胸中而成者也。多因饮食无节，或乳食过食厚味，脾胃不能运化而生。若阴气素盛，则化而为饮；阳气素盛，则化而为痰。稠粘黄色，涩滞难出，谓之燥痰；清稀色白，滑而易出，谓之湿痰。二者或宜清润，或宜通利，治各不同也。

燥　痰

燥痰肺燥涩难出，气逆喘咳卧不舒，面红口干小便赤，清气化痰滚痰孚。

【注】燥痰者，痰因火动也。火盛则痰多燥粘，气逆喘咳，夜卧不宁，面赤口干，小便黄赤。轻者用清气化痰丸清之，重者用苏葶滚痰丸下之。

清气化痰丸

胆南星九转　半夏各一两五钱，姜制　橘红　枳实麸炒　杏仁炒，去皮、尖　瓜蒌仁去油　黄芩酒炒　白茯苓各一两

右为细末，姜汁为丸。淡姜汤化服。

苏葶滚痰丸方见食积咳嗽

湿 痰

湿痰脾湿懒饮食,倦怠嗜卧面色黄,痰多枳桔二陈剂,饮多桂苓甘术汤。

【注】湿痰者,因小儿过食生冷、油腻之物,有伤脾胃,遂致脾土虚湿,不能运化而成湿痰,滑而易出。脾虚不运,故懒食;脾主四肢,故倦怠嗜卧;脾属土,故面色多黄。痰多者,宜用枳桔二陈汤加苍术、白术,除湿化痰;饮盛者,须用桂苓甘术汤,扶阳散饮。调治合宜,而痰自化矣。

枳桔二陈汤方见哯乳

桂苓甘术汤

茯苓　桂枝　甘草生　白术土炒

引用生姜,水煎服。

【方歌】桂苓甘术湿痰饮,除湿利饮更扶阳,茯苓桂枝生甘草,白术土炒引生姜。

疝证门

疝证总括

诸疝厥阴任脉病,外因风寒邪聚凝,内因湿热为寒郁,证皆牵睾引腹疼。胎疝多因禀赋病,总审热纵寒痛疼,血左不移气右动,湿则坠重虚坠轻。

【注】厥阴环阴器,入少腹;任脉起于中极之下,以上毛际,循腹里上关元,故诸病疝莫不属之也。小儿病此,多因先天不足,本脏虚弱。复因外感风邪,内食生冷,寒邪凝结而成者有之。或因湿热郁于中,复被寒邪束于外,邪气乘虚并于血队,流入厥阴,厥阴属肝,其性急速,故牵引睾丸,少腹绞痛也。又有胎疝一证,多因孕妇啼泣过伤,动于阴气,结聚不散,令儿生下即成此证

者。大抵热则多纵,寒则多痛;在血分者不移,在气分者多动;湿肿坠则重,虚肿坠则轻。因证施治,自切中病情矣。

寒　疝

寒湿内蓄日已深,复被风冷水气侵,囊冷硬痛成寒疝,乌头桂枝金茱神。

【注】寒疝者,因儿平日过食生冷,或卧湿地,以致阴结于内,气滞不行。为日既久,复为风冷所束,水湿所伤,故发时囊冷结硬,牵引少腹作痛。初得之兼表者,以乌头桂枝汤主之;寒甚者,以金茱丸治之。

乌头桂枝汤

桂枝　赤芍药　甘草炙　乌头

引用生姜,水煎服。

【方歌】乌头桂枝治寒疝,解表温中法最良,广桂枝同赤芍药,乌头甘草引生姜。

金茱丸

金铃子肉一两　吴茱萸五钱

右为细末,酒煮面糊为丸,如麻子大。每服数丸,盐汤下。

湿热感寒疝

厚味过度生湿热,复触风寒疝气成,囊纵红肿常刺痛,乌头栀一服即宁。

【注】小儿平素过食厚味,致生湿热。湿热之气下行,流入囊中,复为风寒所束,而疝证成矣。发时囊纵红肿,常常刺痛,当以乌头栀子汤调治之,庶疝可愈矣。

乌头栀子汤

乌头　栀子炒

右用顺流水,入姜汁煎服。

【方歌】湿热感寒疝气疼,乌头栀子汤最灵,栀子乌头姜汁共,顺流水煎病即宁。

胎 疝

胎疝多因母过啼,儿生胞硬痛无时,轻用十味苍柏治,重用金铃川楝宜。

【注】胎疝者,因孕妇啼泣过伤,气结不散,蕴于胞中,令儿生下胞硬疼痛。轻者十味苍柏散主之,重者以金铃散或川楝丸主之。

十味苍柏散

青皮醋炒 川附子炮 黄柏 南山楂肉酒炒 苍术米泔水浸 香附制 益智仁 元胡索醋炒 桃仁 甘草炙

引用小茴香,水煎服。

【方歌】十味苍柏治胎疝,青皮川附柏楂苍,香附益智元胡索,桃仁甘草引茴香。

金铃散

三棱 莪术各三钱 陈皮 赤茯苓各五钱 茴香三钱 甘草二钱,生 槟榔 枳壳各三钱,麸炒 钩藤钩 青皮各四钱,炒 南木香三钱 金铃子肉一两

右除槟榔、木香不过火,余焙共为细末。每服半钱至一钱,无灰酒调服。

川楝丸

木香 槟榔 三棱 莪术各三钱 青皮醋炒 陈皮各四钱 川楝肉八钱 芫花五分,醋炒 辣桂二钱 牵牛二钱,生,取仁 巴豆三粒,去油

右为极细末,面糊为丸,如麻子大。每服三四丸,姜汤送下。

阴　肿

阴囊肿大邪气凝,风痒湿坠热多疼,疏风五苓导赤散,偏坠守效丸最灵。

【注】阴器者,乃诸筋之总会也。因邪客于少阴、厥阴之经,湿热之气与风冷之气相搏,气不得通,故结聚而阴囊肿大。总之风盛多痒,湿盛多坠,热盛多疼。如外肾肤囊肿大,痒痛坠下,此风湿袭于下也,宜疏风五苓散主之;如外肾肤囊肿痛光亮,此因心火移热于小肠故也,宜加味五苓散或导赤散主之。更有偏坠一证,或左或右,睾丸作肿者,此因食积不消,湿气下行故也,宜加味守效丸主之。

疏风五苓散

防风　苍术米泔水浸　肉桂　羌活　猪苓　泽泻　赤茯苓　白术土炒

引用生姜,水煎服。

【方歌】阴肿疏风五苓散,防风苍术肉桂羌,猪苓泽泻赤苓术,煎服之时入生姜。

加味五苓散

金铃子　白术土炒　泽泻　木通　茴香炒　赤茯苓　橘核仁　肉桂　槟榔　猪苓

引用生姜、灯心,水煎服。

【方歌】五苓散内用金铃,白术泽泻与木通,茴香赤苓橘核配,肉桂槟榔合猪苓。

导赤散方见不小便

加味守效丸

南星　山楂肉酒炒　苍术各二两,炒　白芷　半夏姜制　橘核仁　神曲各一两,炒　海藻　昆布各五钱　吴茱萸　青皮醋炒　元胡索醋炒　荔枝核各一两,炒右共为末，神曲糊为丸，如梧桐子大。每服三十丸，空心酒下。

小肠气

痛引腰脊小肠气，加味香苏温散宜，上冲心痛失笑散，有形胡芦巴丸医。

【注】小肠气一证，其受病与疝气等，亦因湿气在内，而寒气又束于外也。发时少腹胀控睾丸引腰脊，上冲心痛而不肿是也。治宜分别形状：如引腰而痛者，加味香苏散温散之；痛而冲心气者，加味失笑散主之；如少腹中有形如卵，上下往来，痛不可忍者，宜胡芦巴丸主之。

加味香苏散

苍术米泔水浸　陈皮　川楝肉　甘草　苏叶　香附醋炒

引用连须、葱白，水酒兑煎服。

【方歌】加味香苏散苍术，广陈皮与川楝肉，甘草苏叶香附同，连须葱白共煎服。

加味失笑散

五灵脂　蒲黄隔纸炒　元胡索各等分，醋炒

右为细末，每服一二钱，水酒调下。

胡芦巴丸

胡芦巴炒　川楝子各四钱，蒸，去皮、核，焙　川乌去皮、脐巴戟肉各一钱五分　茴香三钱　吴茱萸二钱五分，半酒、半醋浸一宿，焙　牵牛二钱，炒

右共为细末，酒面糊为丸，如梧桐子大。每服数丸，空心温酒下。

淋证门

淋证总括

诸淋皆缘寒热湿,下移膀胱溲无时,水道涩滞常作痛,寒热石血随证医。

【注】小儿淋证,或因风寒袭入,或因湿热下移,乘入膀胱,以致水道涩滞,欲出不出,淋漓不断,甚至窒塞其间,令儿作痛。然必辨其为寒为热,为石为血,分别治之,则水道宣通,淋自愈矣!

寒 淋

冷气入胞成寒淋,小便闭塞胀难禁,淋漓不断腹隐痛,五苓倍桂小茴神。

【注】寒淋者,皆因风寒乘入膀胱,致下焦受冷,遂成寒淋。其候小便闭塞,胀痛难禁,不时淋漓,少腹隐痛。须以五苓散倍加肉桂、小茴香治之,其淋自愈。

五苓散

白术土炒　泽泻　猪苓　肉桂　小茴香　赤茯苓

水煎服。

【方歌】五苓治寒淋,白术泽猪苓,肉桂加倍用,茴香赤茯苓。

热 淋

膀胱蓄热淋证成,十味导赤有奇功,小腹胀满大便结,急服八正莫少停。

【注】热淋者,膀胱蓄热而成也。小便不通,淋漓涩痛,以十味导赤汤主之。若少腹胀满,引脐作痛,大便秘结者,以八正散主之。

十味导赤汤

生地　山栀子　木通　瞿麦　滑石　淡竹叶　茵陈蒿　黄芩　甘草生　猪苓

水煎服。

【方歌】十味导赤药最灵,生地山栀合木通,瞿麦滑石淡竹叶,茵陈黄芩草猪苓。

八正散方见不小便

石　淋

湿热蓄久石淋成,溲如沙石茎中疼,轻者须用葵子散,重则八正可相从。

【注】石淋者,逢溺则茎中作痛,常带沙石之状,因膀胱蓄热日久所致。正如汤瓶久经火炼,底结白碱也。轻则葵子散主之,重则八正散主之。

葵子散

桑皮炒　瞿麦　栀子　赤茯苓　木通　车前子　甘草生　葵子

水煎服。

【方歌】葵子散治石淋证,桑皮瞿麦山栀仁,赤苓木通车前子,甘草葵子共和匀。

八正散方见不小便。

血　淋

血淋心热伤血分,尿血同出茎中疼,清利须用小蓟饮,茎中痛甚五淋从。

【注】血淋者,盖因心热伤于血分,热气传入于胞,日久则尿血同出,遂成血淋。茎中不时作痛,须以小蓟饮子治之;若茎中痛甚者,五淋散主之。

小蓟饮子

通草　滑石　淡竹叶　当归　小蓟　栀子炒　甘草生　生地　蒲黄　藕节

水煎,空心服。

【方解】小蓟饮子治淋血,通草滑石淡竹叶,当归小蓟山栀甘,生地蒲黄合藕节。

五淋散

当归　赤芍　苦葶苈　黄芩炒　木通　栀子　车前子　淡竹叶　滑石　葵子　甘草生　赤茯苓

引用葱白,水煎服。

【方歌】五淋血淋茎中疼,归芍葶苈芩木通,栀子车前淡竹叶,滑石葵子草赤苓。

头痛门

头痛总括

小儿头痛分表里,里属内热表寒风,风寒外闭须疏散,内热熏蒸以清攻。

【注】小儿头痛之证不一,有在表在里之分。在表者,外感风寒也,法宜疏散之;在里者,内热熏蒸也,法宜清解之。苟能调治得宜,则头痛自除矣。

风寒头痛

风寒头痛属太阳,上及巅顶额角傍,恶寒无汗身发热,加味清空自堪尝。

【注】风寒头痛者,乃太阳经受邪也。其候恶寒发热,上及巅顶,下连额角,不时作痛。法宜取汗,悉以清空膏主之。如痛甚者,于本方中加细辛;热盛便秘者,于本方中加川大黄。

清空膏

羌活　防风　柴胡　川芎　黄芩　黄连　甘草生

引用生姜,水煎服。痛甚加细辛,便秘加川大黄。

【方歌】风热上攻头疼痛,加味清空膏最良,羌防柴芎芩连草,痛甚加辛便秘黄。

内热头痛

内热头痛属阳明,鼻干目痛齿颊疼,清热加味茶调治,便秘加入大黄攻。

【注】胃热头痛,病在阳明。因小儿肥甘无节,胃火上炎,故发时鼻干、目痛上至头下至齿,颊痛无定时。宜加味茶调散清之。

加味茶调散

荆芥穗　薄荷　黄芩　青茶叶　石膏生　白芷　川芎

引用生姜,水煎服。便秘者加川大黄。

【方解】加味茶调治头疼,胃经积热上攻冲,荆穗薄荷芩茶叶,石膏生用芷川芎。

腹痛门

腹痛总括

小儿腹痛有四因,食寒虫动痛相侵,停食感寒相兼痛,临证医治要详分。

【注】小儿腹痛,其证有四:如寒痛、食痛、虫痛、停食感寒痛也,须随证施治。寒则温中,食则消导,虫则安虫,停食感寒则消散。调治合宜,其痛自除矣。

食 痛

食痛伤食心胃痛,食入即痛喜饮凉,恶食腹满吐便秘,承气平胃酌量尝。

【注】食痛者,皆因饮食不节,积滞不化所致,故食入即痛也。其候喜饮凉水,恶食腹满,吐酸便秘。宜先以小承气汤下之。若下后仍痛者,以香砂平胃散消导可也。

小承气汤

大黄　枳实麸炒　厚朴姜炒

引用生姜,水煎服。

【方歌】小承气汤治腹痛,腹硬烦渴便不通,枳实厚朴大黄共,煎服便利立时松。

香砂平胃散

苍术米泔水浸,炒　陈皮　厚朴姜炒　甘草炙　缩砂研　香附醋炒　南山楂　神曲炒　麦芽炒　枳壳麸炒　白芍炒

引用生姜,水煎服。

【方歌】香砂平胃伤食痛,下后仍痛用此和,苍陈朴草缩香附,山楂曲麦枳壳芍。

寒 痛

寒痛中虚脾受寒,尿爪俱白面青看,喜热腹满或下利,理中肢厥加附煎。

【注】寒痛者,多因小儿中气虚弱,复为风冷所乘,则脾经受寒,故不时腹痛。现证尿白,爪甲白,面多青,喜饮热,或腹满下利。宜理中汤温之。若四肢厥冷,兼属少阴,则加附子。

理中汤方见不乳

虫　痛

　　虫痛不安腹因痛,面色乍青乍赤白,时痛时止吐清涎,安虫理中治最合。

　　【注】虫痛者,因腹中虫动不安,故腹中作痛。其候面色乍赤乍青乍白,其痛时作时止,时吐清水。切不可妄用攻下,当以安虫为主,其痛即除。新痛者,钱氏安虫散治之;痛久不愈者,加减理中汤治之。

　　钱氏安虫散

　　胡粉炒黄　鹤虱炒黄　白矾枯　川楝子各二钱五分,去皮、核

　　右为细末。每服一匙,大者五分,米饮调下,痛时服。

　　加减理中汤方见虫吐

内食外寒腹痛

　　内伤乳食外感寒,发热恶寒腹痛兼,恶食呕吐多啼叫,藿香和中可急煎。

　　【注】小儿内伤乳食,外感寒邪,遂致食寒凝结,腹中作痛。其候发热恶寒,而更兼腹痛、恶食、呕吐,啼叫不已者,以藿香和中汤治之。

　　藿香和中汤

　　藿香　砂仁研　羌活　苍术米泔水浸　陈皮　厚朴姜炒甘草生　山楂　香附炙　白芷　苏叶　川芎

　　引用生姜,水煎服。

　　【方歌】藿香和中治腹疼,内伤食滞外寒风,藿砂羌苍陈朴草,山楂香附芷苏芎。

黄疸门

黄疸总括

黄疸湿热郁蒸成,遍身皆黄及目睛,阳黄色亮身多热,阴黄色暗冷如冰。

【注】黄疸一证,乃湿热郁久,外发肌肤而然也。其候遍身面目皆黄,甚则深黄,面如烟熏之状。其中又有阴阳之别:如面红、口渴、尿赤、色亮、身热者,乃脾家湿热,此阳黄也;口不渴而色暗黄,身冷如冰者,乃脾肾寒湿,此阴黄也。治者宜分别施治。

阳 黄

阳黄无汗宜疏散,茵陈麻黄能发汗,腹满便秘茵陈攻,表里无证茵苓善。

【注】阳黄一证,原因湿热而成,治者当详审之。如表实无汗,宜外发其汗,茵陈麻黄汤主之,使黄从表解也;里实二便秘涩,腹满者,宜茵陈蒿汤下之,使黄从里解也;若表有汗,里不便秘腹满,是表里无证,不可汗、下,惟利小便,宜用茵陈五苓散,使黄从水道利之则愈。

茵陈麻黄汤

茵陈蒿 麻黄

水煎,加黄酒少许服之。

【方歌】儿发阳黄身无汗,茵陈麻黄汤极便,麻黄茵陈各等分,量儿煎服有奇验。

茵陈蒿汤

茵陈蒿 川大黄 栀子

引用灯心,水煎服。

【方歌】里实须用茵陈汤,栀子茵陈生大黄,灯心为引水煎服,便利黄消体泰康。

　　茵陈五苓散

　　茵陈蒿　赤苓　猪苓　泽泻　白术土炒　肉桂

　　引用灯心,水煎服。

　　【方歌】茵陈五苓治黄病,利水除湿有奇功,术苓泽泻猪苓桂,茵陈加入便自清。

阴　黄

　　阴黄多缘转属成,脾湿肾寒两亏生,温脾茵陈理中治,温肾茵陈四逆灵。

　　【注】阴黄者,乃脾湿、肾寒,两虚而成,此最为危候。温脾去黄,以理中汤加茵陈主之;温肾去黄,以茵陈四逆汤主之。

　　茵陈理中汤方见不乳

　　茵陈四逆汤

　　附子制　干姜　茵陈蒿　甘草炙

　　水煎服。

　　【方歌】茵陈四逆汤,附子共干姜,茵陈炙甘草,黄消病渐康。

水肿门

水肿总括

　　水肿俱属脾肺经,肺喘脾胀要分明。上肿属风宜汗散,下肿属湿利水灵。通身肿者兼汗利,喘则逐饮胀则攻。再辨阳水与阴水,攻泻温补贵变通。

　　【注】小儿水肿,皆因水停于脾、肺二经。水停胸中则喘,水停膈下则胀。其间所肿部位,不可不察:如肿在腰以上者,属风,法宜发汗;肿在腰以下者,属湿,法宜利水;有通身上下皆肿者,系风湿两伤,法宜汗利兼施。肿而喘不得卧,宜逐肺饮;肿而胀

满便秘,宜攻脾水。肿从腹起至四肢者,可治;肿从四肢起至腹者,不可治。然又有阳水、阴水之分,宜详别焉。阳水属实,法宜攻泄;阴水属虚,法宜温补。应证而施,自无不效也。

风水肿

肿在上者因风起,急宜发汗莫从容。越婢汤中加苍术,汗后全消病即宁。

【注】上身肿者,头面、肩臂至腰间皆肿也。病因外感风邪,法宜发汗则愈,经所谓开鬼门是也。以越婢加苍术汤治之。

越婢汤

麻黄　石膏煅　甘草生　苍术米泔水浸

水煎服。

【方歌】越婢汤治风水肿,麻黄甘草共石膏,再加苍术水煎服,能使儿童肿即消。

湿水肿

肿在下者因湿起,急宜利水可安然。外法贴脐如神妙,内服沉香琥珀丸。

【注】下身肿者,腰脐至两足皆肿也。病因脾经湿热所成,急用利水之法,经所谓洁净府是也。外用贴脐法,内服沉香琥珀丸。

贴脐法

巴豆四钱,去油　水银粉二钱　硫黄一钱

右研匀成饼,先用新棉一片,包药布脐上,外用帛缚时许,自然泻下恶水,待下三五次,去药以粥补住。

沉香琥珀丸

苦葶苈子一两五钱　郁李仁一两五钱,去皮　防己七钱五分　沉香一两五钱　陈皮七钱五分,去白　琥珀五钱　杏仁五钱,去皮、尖,炒　苏子五钱　赤苓五钱　泽泻五钱共为细末,炼蜜为丸,如梧桐子大,以麝香为衣。每服一钱,量儿大小与之,用滚白水下。

风湿肿

通身皆肿属风湿,外散内利最相宜,峻攻则用疏凿饮,和剂茯苓导水医。水上攻肺喘不卧,苏葶定喘最相宜,水停中州胀急满,舟车神祐量攻之。

【注】通身肿者,头面手足皆肿也。得病之由,内停湿饮,外感风邪,风湿相搏,水道不利,外攻肌表,因而作肿也。重者用疏凿饮峻攻之,轻者用茯苓导水汤和解之。若水停上攻于肺,喘急不得卧者,以苏葶丸泻之;水停中州胀满者,以舟车神祐丸攻之。

疏凿饮

商陆 秦艽 羌活 椒目 木通 赤小豆 茯苓皮 大腹皮 泽泻 槟榔

引用姜皮,水煎服。

【方歌】疏凿饮子风湿肿,外发内利陆秦艽,椒目木通赤小豆,苓皮大腹泽槟榔。

茯苓导水汤

紫苏 陈皮 白术土炒 木香 桑白皮炒 麦冬去心 赤茯苓 泽泻 木瓜 大腹皮 缩砂仁 槟榔

引用灯心,水煎服。

【方歌】和解茯苓导水汤,紫苏陈皮术木香,桑皮麦冬赤苓泽,木瓜大腹缩槟榔。

苏葶丸方见痰饮喘急

舟车神祐丸

甘遂 芫花 大戟各一两,俱醋炒 大黄二两 黑牵牛四两,头末 青皮炒 陈皮 木香 槟榔各五钱 轻粉一钱

右为细末,水丸如椒目大。小儿二丸三丸,大儿五丸七丸,

量服之,滚白水送下。

阳　水

　　阳水身热脉沉数,小便赤涩大便难。热盛烦渴浚川散,湿盛胀满神祐丸。量儿大小斟酌用,应变而施勿一偏。

　　【注】阳水者,小儿湿热内郁,水道阻塞,外攻肌表,以致外肿内胀,发热口渴,心烦,小便短赤,大便秘结。法当泄水,不可少缓。热盛烦渴者,以大圣浚川散攻之;湿盛胀满者,舟车神祐丸攻之。须量儿大小,视病轻重,合宜而用,勿执一偏过于峻攻,徒伤正气也。

　　大圣浚川散

　　川大黄煨　牵牛取头末　郁李仁各一两　木香三钱　芒硝三钱　甘遂五分

　　右为细末,姜汤调下。量儿大小用之。

　　舟车神祐丸方见风湿肿

阴　水

　　阴水便利不烦热,须服实脾肾气丸。若服温补俱无验,攻补兼施病始痊。

　　【注】阴水者,因脾、肾虚弱也。脾虚不能制水,肾虚不能主水,以致外泛作肿,内停作胀。若二便不实,身不热心不烦者,宜用实脾散、金匮肾气丸。若服温补之药而无效验者,则是虚中有实也。欲投攻下之剂,恐小儿难堪;若不攻之,又岂可坐以待毙?须攻补兼施,或一补一攻,或三补一攻,或九补一攻,审其进退,俟有可攻之机,以意消息。药与元气相当,始能逐邪而不伤正也。必须忌盐酱百日,方可收功。

　　实脾散

　　草果仁研　大腹皮　木瓜　木香研　厚朴姜炒　干姜　附

子制　白术土炒　茯苓　甘草炙

引用枣二枚,水煎服。

【方歌】实脾散治阴水肿,草果大腹木瓜香,厚朴姜附术苓草,虚者仍兼肾气方。

金匮肾气丸

熟地黄一两　山药八钱,炒　山茱萸八钱　牡丹皮五钱　茯苓一两　泽泻五钱　肉桂五钱　淡附子五钱　车前子五钱　牛膝八钱

右为细末,炼蜜为丸,如梧桐子大。每服钱半,白滚水送下。

腹胀门

腹胀总括

腹胀脾虚因久病,胃实多由食滞停,补虚健脾兼理气,攻食消导自然宁。

【注】腹胀之病,脾、胃二经主之。有虚有实,宜分晰焉。虚者因久病内伤其脾,实者因饮食停滞于胃。虚则补脾,实则消导。调治合宜,其胀自渐除矣!

虚　胀

久病脾虚失运健,或因吐泻暴伤脾,食少即胀精神倦,面黄肌瘦四君宜。

【注】凡小儿久病脾虚,或吐泻暴伤脾气,健运失常,所以饮食不化,食少腹即胀满。现证精神倦怠,面黄肌瘦,此虚胀也。宜用香朴四君子汤治之。

香朴四君子汤

人参　白术土炒　白茯苓　甘草炙　香附制　厚朴姜炒

引用生姜,水煎服。

【方歌】香朴四君治虚胀,参术甘草共茯苓,香附厚朴宜加入,引姜煎服胀即宁。

实　胀

饮食过度内伤胃,停滞腹胀便不通,潮热烦渴形气壮,平胃承气施治灵。

【注】小儿饮食过度,则胃中停滞,以致腹胀,大便不利,身体潮热,心烦口渴,形气壮实,此实胀也。轻者,平胃散主之;重者,小承气汤主之。

加味平胃散

南苍术炒　厚朴姜炒　大腹皮制　甘草生　陈皮　莱菔子焙　山楂　麦芽炒　神曲炒

引用生姜,水煎服。

【方歌】加味平胃治实胀,苍术厚朴大腹皮,甘草陈皮莱菔子,山楂麦芽炒神曲。

小承气汤方见食痛

御纂医宗金鉴　卷五十五

发热门

诸热总括

　　小儿有病多发热,表里虚实宜分别,观形察色辨因由,审证切脉有妙诀。表证须汗里下之,虚则宜补实则泻,平昔体认要精详,方得临时无遗阙。

　　【注】小儿发热有表、里、虚、实之异,治亦有汗、下、补、泻之殊。须观形、察色、审证、切脉以别之。惟在平昔讲习精详,临证庶不致误。

表　热

　　表热之证因外感,脉浮发热恶风寒,头痛身疼而无汗,十神通圣表为先。

　　【注】小儿外感寒邪,脉浮,发热,恶风,恶寒,头疼,身痛,无汗,此表热也,宜十神汤主之。若兼内热者,双解通圣汤两解之。

　　十神汤

　　升麻　葛根　麻黄　香附醋炒　陈皮　苏叶　赤芍药　川芎　香白芷　甘草生

　　引用生姜,水煎服。

　　【方歌】十神汤治表热证,升麻干葛共麻黄,香附陈皮苏叶芍,芎芷甘草引生姜。

　　双解通圣汤方见伤寒

里 热

里热之证因内热,遍身蒸热小便红,面赤唇焦舌燥渴,调胃白虎解毒清。

【注】小儿肥甘过度,必生内热,以致发热蒸蒸,小便赤涩,面赤唇焦,舌燥而渴。脉实有力者,先以调胃承气汤下之;不愈用白虎汤,或黄连解毒汤清之。

调胃承气汤

大黄　芒硝　甘草

引用生姜,水煎服。

【方歌】调胃承气治里热,大黄甘草共芒硝,引用生姜水煎服,大便通利热自消。

白虎汤

石膏煅　知母生　甘草生　粳米

水煎服。

【方歌】胃热白虎汤,知母生用良,石膏合甘草,粳米共煎尝。

黄连解毒汤

黄芩　黄连　栀子　黄柏

水煎服。

【方歌】黄连解毒汤,清热效非常,芩连栀子柏,煎服保安康。

虚 热

虚热病后营卫弱,神倦气乏用补中,呕渴竹叶石膏治,面赤尿白厥白通。

【注】虚热者,因小儿病后气血虚弱,营卫尚未调匀之故。其证神倦气乏,宜用补中益气汤治之。若兼口渴引饮而呕者,宜用竹叶石膏汤治之。又有阴盛格阳,外浮发热者,其面色虽赤,然小便必清白,四肢必厥逆,宜用白通汤收敛阳气,热退自愈。

补中益气汤方见飧泄

竹叶石膏汤

竹叶　石膏煅　人参　麦冬去心　甘草生　半夏姜制
粳米

引用生姜,水煎服。

【方歌】病后虚热烦渴呕,皆因气弱胃津亡,竹叶石膏参麦
草,半夏粳米共生姜。

白通汤

干姜　附子制　葱

水煎服。

【方歌】虚热原于阴格阳,真寒假热白通汤,散寒姜附葱白
茎,厥回热退自然康。

实　热

实热积热午潮热,腹胀尿红大便难,烦渴口疮腮颊赤,凉膈
大柴效通仙。

【注】小儿有余积热,以致午后潮热,蒸蒸有汗,肚腹胀满,
小便赤,大便难,烦渴啼叫,口舌生疮,腮颊红赤,脉洪数有力,法
宜清热通利。时时热者,凉膈散主之;午后潮热者,大柴胡汤
主之。

凉膈散方见急惊风
大柴胡汤方见伤寒

积滞门

积滞总括

小儿养生食与乳,撙节失宜积滞成,停乳伤食宜分晰,因证
调治保安宁。

【注】夫乳与食,小儿资以养生者也。胃主纳受,脾主运化。乳贵有时,食贵有节,可免积滞之患。若父母过爱,乳食无度,则宿滞不消而病成矣。医者当别其停乳、伤食之异,临证斟酌而施治焉。

乳　滞

婴儿乳滞睡不安,多啼口热吐惊烦,肚胀腹热便酸臭,慎攻宜用消乳丸。

【注】乳滞之儿,其候睡卧不宁,不时啼叫,口中气热,频吐乳片,肚胀腹热,大便酸臭也。但脏腑娇嫩,不可过攻。惟宜调和脾胃为上,以消乳丸消导之。

消乳丸方见伤乳吐

食　滞

小儿食滞任意餐,头温腹热便脓酸,嗳气恶食烦作渴,大安承气审宜先。

【注】小儿恣意肥甘生冷,不能运化,则肠胃积滞矣。其证头温,腹热,大便酸臭,嗳气,恶食,烦不安眠,口干作渴。滞轻者,宜木香大安丸消导之;滞重便秘者,宜小承气汤攻下之。

木香大安丸

木香　黄连　陈皮　白术土炒　枳实麸炒　山楂肉各三钱　连翘二钱,去心　神曲炒　麦芽各三钱,炒　砂仁　莱菔子各二钱,焙

右为细末,神曲糊为丸。每服一钱,陈仓米汤下。

小承气汤方见食痛

癖疾门

癖疾总括

癖疾过食肠胃满,浊液外溢被寒凝,潮热饮冷肌削瘦,腹满硬块面黄青。

【注】癖疾一证,皆因饮食过节,肠胃填满,浊汁外溢,复感寒气凝结而成。每生于左胁之下,始如鸡卵,坚硬成块,渐如覆盆之形,越脐则难治矣。其候身体潮热,喜饮凉水,肌肤削瘦,面色青黄也,治者宜详察之。

癖疾证治

癖疾潮热渴饮冷,肚大青筋坚硬疼,内服消癖木香效,外贴红花膏最灵。

【注】癖疾之始作也,午后潮热,口渴饮冷,肚大青筋,渐至坚硬成块,不时作痛。内以千金消癖丸治之,外贴红花膏。内外兼治,其癖自消。若无热渴者,先以木香丸治之,外亦以红花膏贴之。

千金消癖丸

芦荟 阿魏另为糊 青黛 木香 厚朴姜炒 槟榔 陈皮 甘草各一钱,生 使君子去壳 胡黄连 山楂肉 香附醋炒 三棱醋炒 莪术各二钱,醋炒 水红花子 神曲炒 麦芽各四钱,炒 人参 白术土炒 茯苓各三钱

右为细末,将阿魏一钱,白水和面,打糊为丸,绿豆大。米饮下,量儿大小服之。

木香丸

木香 蓬莪术 缩砂仁 青皮 朱砂各二钱,研细

右为细末和匀,飞白面糊和丸,麻子大。每服二三丸。乳

伤,乳饮下;食伤,以所伤物熬汤下。

红花膏

没药五钱　血竭　麝香　阿魏各三钱　当归　赤芍各一钱

水红花料一捆,煎汁,去渣,熬膏一碗

右为细末,入膏内搅匀,以青布摊贴患处。

汗证门

汗证总括

自汗属阳有虚实,或因胃热或表虚,睡中盗汗为阴弱,心虚血热随证医。

【注】汗乃人之津液,存于阳者为津,存于阴者为液,发泄于外者为汗。若汗无故而出者,乃因阴阳偏胜也。如小儿无因而汗自出者,谓之自汗。自汗属阳,有虚实之别。虚者汗出翕翕,发热恶寒,乃表虚也;汗出蒸蒸,发热不恶寒,乃里热也。表虚者,法当固表;里实者,法当攻热。又有睡则汗出,觉则汗止,谓之盗汗。盗汗主阴虚,然当分心虚不固,心火伤阴也。心虚当补心,心热当凉血。治者宜详辨之,庶无差谬。

自　汗

表虚自汗玉屏风,甚者桂枝加附从,里实自汗用白虎,便秘调胃承气攻。

【注】表虚濈濈自汗,玉屏风散主之。若恶寒冷,阳气虚也,桂枝汤加附子固之。阳明里实,蒸蒸自汗,用白虎汤清之。便秘者,以调胃承气汤攻之。

玉屏风散

黄芪蜜炙　防风　白术土炒

水煎服。

【方歌】表气虚弱时自汗,玉屏风治颇相宜,黄芪防风炒白术,水煎温服不拘时。

桂枝加附子汤

白芍药　桂枝　甘草炙　附子制

引用姜、枣,水煎服。

【方歌】表气虚弱甚,桂枝汤最良,芍药桂枝草,加附病渐康。

白虎汤方见里热

调胃承气汤方见里热

盗　汗

心虚盗汗睡多惊,酸枣仁汤服即宁,心火伤阴必烦热,当归六黄汤奏功。

【注】盗汗有二,虚实两分。心虚者,阴气不敛也,睡则多惊,以酸枣仁汤主之;心热者,火伤于阴也,身多烦热,以当归六黄汤主之。

酸枣仁汤

当归　白芍炒　生地　茯苓　酸枣仁炒　知母炒　黄柏炒

五味子　人参　黄芪炙

水煎服。

【方歌】酸枣仁汤治盗汗,阳不能藏阴本虚,归芍生地茯苓枣,知柏五味共参芪。

当归六黄汤

当归　生地黄　熟地黄　黄芩　黄柏　黄连　黄芪炙

引用浮麦,水煎服。

【方歌】当归六黄治盗汗,阳盛伤阴液自流,生熟二地芩连柏,归芪浮麦汗能收。

失血门

失血总括

阴乘阳热血妄行,血犯气分不归经,血病及腑渗浊道,伤于脏者溢出清。热犯阳络上吐衄,热侵阴络下失红,又有努劳成血病,血止仍嗽势多凶。

【注】凡失血之证,阳盛乘阴,则血为热迫,不能安于脉中,犯于气分,妄行不能归入经脉也。若血病伤及于腑者,则血渗入肠胃之浊道,上行于咽,出而为吐为衄;下从二便而出,为便为溺也。若血病伤及于脏者,则溢出于胸中之清道,上从喉出,而兼咳嗽;下从精窍而出,为溺血也。夫血藏于脏内,行于脉中,流于躯壳之内,不可得而见也。非损伤不能为病,而损之之因有三:一曰热伤阳络,腑病也;热伤阴络,脏病也,宜以清热为主。一曰努伤,宜以破逐为主。一曰劳伤,宜以理损为主。若日久血止,而咳嗽不休者,主必死之证,故势多凶也。

衄 血

衄血之候鼻干燥,身热不渴苦头疼,失表分汗麻桂治,内热犀角泻心清。

【注】衄血者,鼻中出血也。其候鼻中干燥,身热不渴,苦头痛,是热伤阳络也。有因伤寒失汗衄血者,乃热郁于营。其身无汗,宜以麻黄汤汗之;身有汗者,宜以桂枝汤解之。设无表病,因内热而衄者,宜以犀角地黄汤清之。热盛者,四物三黄泻心汤泻之。外俱用发灰散,或黑栀子末吹鼻,其衄自止。

麻黄汤
麻黄　杏仁炒,去皮、尖　桂枝　甘草生
引用生姜,水煎服。

【方歌】伤寒失表营郁热,身体无汗血妄行,须用麻黄汤调治,桂枝麻黄杏草同。

桂枝汤方见自汗

犀角地黄汤

牡丹皮　白芍药　犀角　生地黄

水煎服。便硬者,加川大黄。

【方歌】犀角地黄汤,治衄效非常,丹皮芍犀地,便秘加大黄。

四物三黄泻心汤

川芎　当归酒洗　生地黄　赤芍药　黄芩　黄连　川大黄酒洗

水煎服。

【方歌】四物三黄泻心汤,热盛吐衄功最良,芎归生地赤芍药,黄芩黄连川大黄。

发灰散

取壮实人头发,阴阳瓦煅成灰,放在地上,去火性,研细末,吹入鼻中,血衄自止。

吐　血

吐血不咳因热逆,若兼咳嗽努劳伤。内热犀角地黄治,努伤承气四物尝,劳伤有热鸡苏散,无热须用救肺良。

【注】小儿吐血不咳嗽者,多因内热,致血妄行上逆也,宜以犀角地黄汤主之。若因努劳吐血者,则兼咳嗽,先用桃仁承气汤以破逐之,次用加味四物汤和之。又有劳伤吐血者,亦兼咳嗽。痰中带血有热者,鸡苏散主之;无热者,救肺散主之。

犀角地黄汤方见本门衄血

桃仁承气汤

桃仁去皮、尖,研　大黄　芒硝　甘草　桂枝

加当归、芍药、苏木、红花,水煎服。

【方歌】努伤吐血先破逐,桃仁承气汤妙绝,桃仁黄硝草桂枝,加入归芍苏红捷。

加味四物汤

当归　芍药　川芎　生地黄　茅根　蒲黄　牡丹皮　栀子炒黑　甘草生

引用藕节,酒,水煎服。

【方歌】努伤吐血须活血,四物为主真妙诀,再加茅根与蒲黄,丹皮栀草引藕节。

鸡苏散

鸡苏薄荷叶　川贝母去心　麦门冬去心　桔梗　阿胶蛤粉炒　生地黄　甘草生　黄芪炙　白茅根　蒲黄炒

水煎服。

【方歌】劳伤有热嗽痰血,鸡苏贝母麦门冬,桔梗阿胶生地草,黄芪茅根蒲黄同。

加味救肺散

麦冬去心　人参　黄芪炙　郁金　五味子　当归酒洗　白芍药酒炒　川贝母去心,研　甘草炙　马兜铃

水煎服。

【方歌】劳伤无热嗽痰血,加味救肺麦门冬,参芪郁金五味子,归芍贝母草兜铃。

便　血

热伤阴络病便血,脏毒血黯肠风红,须辨腹痛肛肿痛,热盛湿盛要分明。脏毒初起肿痛甚,大黄皂刺莫稍停,热盛俱宜槐花散,湿盛平胃地榆灵,日久脉微气血弱,升阳和血共养荣。

【注】大便下血,皆因小儿恣食肥甘,致生内热伤阴络也。若血色黯而浊,肛门肿痛,先血后粪,此为近血,名曰脏毒;若血鲜而清,腹中不痛,先粪后血,此为远血,名曰肠风。脏毒肛门每

多肿痛,初起宜用皂刺大黄汤消之;大下血后,热盛微痛者,以槐花散和之;湿盛不痛者,以平胃地榆汤和之。肠风亦宜以槐花散主之。便血日久,脉微气血弱者,升阳和血汤和之,继以人参养荣汤补之。

皂刺大黄汤

皂刺　生川大黄各等分

量小儿年岁大小、虚实,酌其多少。水、酒煎服。

槐花散

槐花炒　侧柏叶　枳壳麸炒　川黄连　荆芥穗炒

水煎服。

脏毒加苍术、苦楝,肠风加秦艽、防风。

【方歌】脏毒肠风槐花散,黄连枳壳槐柏荆,脏毒苍术苦楝入,肠风须加艽防风。

平胃地榆汤

苍术炒　陈皮　厚朴姜炒　甘草　地榆

引用生姜,水煎服。

【方歌】便血湿盛腹不痛,须用平胃地榆汤,苍术陈皮厚朴草,地榆同煎引生姜。

升阳和血汤

黄芪炙　当归酒洗　白芍炒　牡丹皮　陈皮　肉桂　秦艽　生地黄　熟地黄　生甘草　炙甘草　苍术炒　升麻

水煎服。

【方歌】下血日久腹中痛,治宜升阳和血汤,二地二草芪归芍,陈丹秦艽升桂苍。

人参养荣汤

人参　黄芪炙　白术土炒　白茯苓　白芍药炒　肉桂　熟地黄　当归酒洗　甘草炙　陈皮

引用姜、枣,水煎服。

【方歌】失血日久气血虚,人参养荣汤颇宜,参芪术苓白芍桂,地黄当归草陈皮。

溺　血

溺血多缘精窍病,尿血分出茎或疼,牛膝四物汤调治,急宜煎服效从容。

【注】溺血为精窍之病,乃尿与血先后分出者也。宜用牛膝四物汤治之,其证自愈。

牛膝四物煎

牛膝　木通　郁金　甘草梢　瞿麦　当归　川芎　生地黄赤芍药

水煎服。

【方歌】小儿溺血精窍病,宜用牛膝四物汤,牛膝郁金通瞿草,归芎赤芍生地黄。

杂证门

二便秘结

小儿热结二便秘,口渴舌干唇面红,八正尿秘少腹满,神芎便秘腹胀疼。

【注】此证多因乳食停滞生热,结于肠胃,以致二便秘结。其候舌干口渴,面赤唇焦也。热积则小便秘涩,少腹满急,宜八正散主之。若食积大便秘,腹胀痛者,宜神芎丸主之。

八正散方见不小便

神芎丸

大黄　滑石各一两,水飞　薄荷　川芎各四钱　黄芩　黄连各五钱,生　牵牛四钱

共为细末,滴水为丸。每服五丸,蜜汤化下。

气虚脱肛

泻痢日久中气陷,肛松肠薄滑而脱,面色青黄指梢冷,脉来沉细唇淡白。补中益气汤升举,真人养脏固滑脱,外用涩肠散调敷,气升肛涩肠自合。

【注】脱肛一证,因泻痢日久,中气下陷,肠胃薄瘦,遂令肛门滑脱不收。现证面色青黄,指梢冷,脉沉细,唇色淡白。宜温补为主,先以补中益气汤升提其气;再以真人养脏汤温补固滑;外以涩肠散掺之,则气升肛涩而肠自收矣。

补中益气汤方见飧泻

真人养脏汤方见寒痢

涩肠散

诃子　赤头脂　龙骨各等分,煅

右为细末,用蜡、茶调敷,和药掺肠头上,绵帛揉入。

肛肿翻肛

积热肛肿大便难,努力肛出翻不还,外用蟠龙散消肿,内宜皂刺大黄煎。

【注】小儿积热太盛,以致肛门作肿,大便艰难,努力翻出,肛脱不还。外用蟠龙散消其肿,内服皂刺大黄汤。其肿一消,肛自收矣。

皂刺大黄汤方见便血

曾氏蟠龙散

干地蟠龙一两,略去土,焙　风化朴硝二钱

右剉,研为细末,仍和匀朴硝。每以二钱至三钱。肛门湿润者干涂,干燥者用清油调涂。先用荆芥、生葱煎水,候温洗浴,轻与拭干,然后敷药。

龟 胸

肺积痰热病龟胸,胸骨高耸若龟形,气急喘咳体羸瘦,宽气百合酌量行。

【注】龟胸一证,多因小儿饮食不节,痰热炽盛,复为风邪所伤,风热相搏,以致肺经胀满,攻于胸膈,高如覆杯。现证咳嗽喘急,身体羸瘦。治宜清肺化痰为主。先以宽气饮开其气道,再以百合丹除其壅滞。肺热清而胀满自除矣。

宽气饮

杏仁去皮、尖,炒 桑白皮炒 橘红 苏子炒 枳壳麸炒枇杷叶蜜炙 麦门冬去心 生甘草 苦葶苈

水煎服。

【方歌】宽气饮治儿龟胸,杏仁桑皮合橘红,苏子枳壳枇杷叶,甘草葶苈麦门冬。

百合丹

百合 天门冬 杏仁炒,去皮,尖 木通 桑白皮炒 甜葶苈 石膏各五钱 大黄三钱

共为细末,炼蜜丸如绿豆大。量儿大小服之,临卧滚白水送下。

龟 背

龟背坐早被风吹,伛偻背高状如龟,内服松蕊丹缓治,外用灸法点龟尿。

【注】龟背者,因婴儿坐早,被客风吹入脊膂,遂致伛偻曲折,背高如龟,往往为终身痼疾。内以松蕊丹调治之,外用圣惠灸穴法:灸肺俞、心俞、膈俞三穴三五壮。或以龟尿点骨节上,亦可得效。

松蕊丹

松花　枳壳麸炒　防风　独活各一两　麻黄　前胡　川大黄生　桂心各五钱

右为细末,炼蜜丸如黍米大。每服十丸,粥饮送下。

五　软

五软禀赋不足证,头项手足口肉肌,地黄丸与扶元散,全在后天调养宜。

【注】五软者,谓头项软、手软、足软、口软、肌肉软是也。头软者,项软无力也;手足软者,四肢无力也;肉软者,皮宽不长肌肉也;口软者,唇薄无力也。此五者,皆因禀受不足,气血不充,故骨脉不强,筋肉痿弱。治宜补气为主,先以补肾地黄丸补其先天精气;再以扶元散补其后天羸弱。渐次调理,而五软自强矣。

补肾地黄丸

熟地黄一两五钱　山萸肉一两　怀山药炒　茯苓各八钱牡丹皮　泽泻各五钱　牛膝八钱　鹿茸五钱,酥炙

右为细末,炼蜜丸如梧桐子大。每服二钱,用盐汤下。

扶元散

人参　白术土炒　茯苓　熟地黄　茯神　黄芪蜜炙　山药炒　炙甘草　当归　白芍药　川芎　石菖蒲

引用姜、枣,水煎服。

【方歌】五软扶元散堪尝,参术茯苓熟地黄,茯神黄芪山药草,归芍川芎及石菖。

五　硬

阳气不营成五硬,仰头取气难摇动,手足强直冷如冰,气壅胸膈牵连痛。小续命汤最为良,乌药顺气散极应,若遇肝木乘脾经,加味六君妙无竟。

【注】五硬者,仰头取气,难以动摇,气壅疼痛,连胸膈间,手心、足心冰凉而硬。皆由阳气不营于四末,最为难治。重者以小续命汤疏其风,轻者以乌药顺气散调其气。若肝木乘脾,食少气弱者,加味六君子汤治之。内外交治,而证自日瘥矣。

小续命汤

人参　麻黄　川芎　黄芩　芍药　甘草炙　防风　官桂去皮　附子泡,去皮、脐　杏仁炒,去皮、尖　汉防己

引用姜、枣,水煎服。

【方歌】小续命汤治五硬,人参麻黄川芎共,黄芩芍药草防风,官桂附子防己杏。

乌药顺气散

麻黄　白芷　川芎　桔梗　枳壳炒　僵蚕炒　乌药　炮姜　甘草生　橘红

引用葱白,水煎服。

【方歌】乌药顺气五硬轻,麻黄白芷合川芎,桔梗枳壳僵蚕炒,乌药炮姜草橘红。

加味六君子汤

人参　白术　炮姜　陈皮　半夏制　茯苓　炙甘草　升麻蜜炙　柴胡醋炒　肉桂

水煎服。

【方歌】加味六君虚五硬,人参白术共炮姜,陈半茯苓炙甘草,升麻柴胡肉桂良。

五　迟

小儿禀来气血虚,筋骨软弱步难移,牙齿不生发疏薄,身坐不稳语言迟。加味地黄为主治,补中益气继相医,邪乘心气菖蒲好,血虚发迟巨胜宜。

【注】小儿五迟之证,多因父母气血虚弱,先天有亏,致儿生

下筋骨软弱,行步艰难,齿不速长,坐不能稳,要皆肾气不足之故。先用加味地黄丸滋养其血,再以补中益气汤调养其气。又足少阴为肾之经,其华在发,若少阴之血气不足,即不能上荣于发,巨胜丹主之。又有惊邪乘入心气,至四五岁尚不能言者菖蒲丸主之。

加味六味地黄丸

熟地黄一两　山萸肉一两　怀山药炒　茯苓各八钱　泽泻
牡丹皮各五钱　鹿茸三钱,炙　五加皮五钱　麝香五分

共为细末,炼蜜丸如梧桐子大。大儿每服二钱,小儿一钱五分,盐汤送下。

补中益气汤方见飧泻

巨胜丹

当归洗、焙　生地黄　白芍药各一两,炒　巨胜子二两,碾
胡粉三钱,碾

右同研匀,炼蜜为丸,如黍米大。每服十粒,煎黑豆汤下。

菖蒲丸

人参　石菖蒲　麦门冬去心　远志去心　川芎　当归酒洗
乳香　朱砂各一钱,水飞

右为细末,炼白蜜为丸,如黍米大。食远用米汤送下。

鹤膝风

小儿禀赋不充盈,肌肉削瘦少峥嵘,膝骨外露如鹤膝,多缘肾弱髓难生。血脉不荣筋挛缩,膝贮风涎时作疼,大防风汤宜先服,地黄继进莫从容。

【注】小儿鹤膝风,多因禀赋不足,血气不荣,肌肉削瘦,遂致骨节外露,筋脉挛缩,股渐细小,而膝盖愈大,要皆肾虚不能生精髓之故也。须先服大防风汤,继以补肾地黄丸治之,庶气血充而证自愈矣。

大防风汤

人参　白术土炒　茯苓　甘草炙　熟地黄　当归身　白芍
药炒　川芎　黄芪蜜炙　羌活　防风　附子制　杜仲　牛膝

引用姜、枣,水煎服。

【方歌】大防风汤八珍芪,羌防附子杜仲移,荣筋更有川牛
膝,虚风鹤膝最相宜。

补肾地黄丸方见五软

解　颅

小儿解颅最堪怜,先天有损脑髓干,面色㿠白形瘦弱,二目
多白若愁烦。补肾地黄丸堪服,补阳扶元散为先,更有封囟散极
效,临时摊贴保安然。

【注】解颅者,乃囟大骨缝不合也。盖肾生髓,脑为髓海,肾
气有亏,脑髓不足,亦如花木无根。现证面色㿠白,形体瘦弱,目
多白睛,悲愁少笑,治宜补养肾气为主。先以补肾地黄丸滋补其
阴,再以扶元散补养其气,外用封囟散摊贴之,则精血稍充,或可
转危为安也。

补肾地黄丸　扶元散俱见五软

封囟散

柏子仁　防风　天南星各四两

右为细末,每用一钱。以猪胆汁调匀,摊在绯绢帛上,看囟
大小剪贴。一日一换不得令干,时时以汤润动。

囟　陷

小儿缘何囟下陷,泻久脾亏虚弱见,面目青黄四肢凉,六脉
沉缓神惨淡。补中益气汤最宜,固真汤进有奇验,外用乌附膏摊
贴,温中理脾功无限。

【注】小儿脏腑有热,渴饮水浆,致成泻痢。久则脾气虚寒,

不能上充脑髓,故囟陷成坑,名曰囟陷。现证面目青黄,四肢逆冷,六脉沉缓,神气惨淡。先以补中益气汤升提其气,再以固真汤温补其脾,外用乌附膏摊贴于陷处极效。

补中益气汤方见飧泻

固真汤方见慢脾风

乌附膏

雄黄二钱　川乌　附子各五钱,生

右为细末。用生葱和根、叶细切,杵烂入前药末,同煎作成膏。每早空心贴陷处。

囟　填

囟门肿起气上冲,其间虚实要分明,毛发憔悴频频汗,胸高气促口唇红。肝盛泻青丸最效,里热连翘饮堪行,因表防风升麻剂,硬冷属阴用理中。

【注】囟填者,谓囟门肿起也。盖因乳哺无度,或寒或热,乘于脾经,致使脏腑不调,其气上冲,为之填胀肿突。现证毛发憔悴,频频出汗,胸高气促,口唇色红,须分虚实治之。肝气盛者,泻青丸主之;里热盛者,大连翘饮主之;因表者,防风升麻汤主之;坚硬不热者属阴,理中汤主之。

泻青丸方见急惊风

大连翘饮

柴胡　荆芥　连翘去心　木通　滑石水飞　栀子　蝉退去足、翅　瞿麦　当归酒洗　赤芍药　黄芩　甘草生　防风

水煎服。

【方歌】连翘饮治热上冲,柴胡荆芥翘木通,滑石栀子蝉瞿麦,归芍黄芩草防风。

防风升麻汤

麦冬去心　木通　甘草节　山栀　升麻　防风

引用淡竹叶,水煎服。

【方歌】防风升麻汤,囟填效非常,麦冬木通草,山栀升麻防。

理中汤方见不乳

中　恶

小儿神气未充实,触恶何能自主持,目闭面青惊闷乱,苏合皂角功效奇。

【注】小儿神气未充,一为邪恶所触,何能主持? 自然神魂离舍,目闭面青,闷乱不省人事。内以苏合香丸除其邪,外以皂角末开通其闭,嚏出则气通而苏矣。

苏合香丸方见肛门内合

编辑痘疹心法要诀

御纂医宗金鉴　卷五十六

编辑痘疹心法要诀

痘　原

上古无痘性淳朴,中古有痘情欲恣。痘禀胎元出不再,毒之深浅重轻识。天疮之名因天禀,疮形如豆痘名居。塞北不出寒胜热,毒发必自待天时。

【注】上古之人无出痘者,天性淳朴也。中古之人有出痘者,情欲渐炽也。古人谓痘禀胎毒,此定论也。惟禀于胎元,故一出不再出也。毒有浅深,故出有轻重也。名为天疮者,因毒禀于先天也。名为痘疮者,因疮形如豆也。其毒伏于形中,而塞北不出者,以其气多寒凉,鲜邪阳火旺之气以触发其毒,故伏藏于内而不出也。中土之人必出者,以其气多温热,一触邪阳火旺之气,毒随内发而即出也。此皆医所当识者也。

出痘形证

欲识小儿出痘形,类是伤寒发热惊,气粗眼睄中指冷,耳尻不热耳筋红。

【注】痘证初起,见证大抵与伤寒相似。其候身体发热,不时惊悸,口鼻气粗,两眼发睄,惟中指独冷,耳尻不热,耳后有红筋,皆为出痘之形证也。

痘出五脏形证

痘出五脏主证形,呵欠顿闷是肝经,肺证咳嗽痰嚏涕,心证惊烦面赤红,脾证喜睡肢热利,耳尻俱凉是胃征,肝泡肺脓心赤小,脾大黄浅肾黑形。

【注】痘疮之毒伏于五脏,故内出何脏,外即应之。如呵欠顿闷,此痘出肝经证也;咳嗽有痰,喷嚏泣涕,此痘出肺经证也;惊悸烦躁,面色红赤,此痘出心经证也;喜睡自利,四肢发热,此痘出脾经证也;惟肾经但见耳尻发凉者,是火不能胜水也。肝痘之形为水泡,其色青而小;肺痘之形为脓泡,其色白而大;心痘之形,其色赤而小;脾痘之形,其色黄浅而大。至于肾经,不宜有证,若水不胜火,痘色黑者,非吉兆也。

痘主部位

额心颏肾鼻脾部,左颊肝位右肺方。周身分主面属胃,头背膀胱腰肾疆,心肺胸膈肝胆胁,腹肢属脾大小肠,包络之络联脏腑,三焦之气应无方。

【注】小儿出痘,自头面以及周身,各有脏腑所属部位,治者须详察部位以定吉凶。如额先见点者,是毒发于心也;颏先见点者,毒发于肾也;左颊先见点者,毒发于肝也;右颊先见点者,毒发于肺也;鼻先见点者,毒发于脾也。面属胃经部位也,头背属膀胱经部位也,腰属肾经部位也,胸膈属心、肺二经部位也,胁旁属肝、胆二经部位也,肚腹四肢属脾、大、小肠三经部位也。至于包络,乃周身脂膜之络,联属百骸脏腑者也。三焦为周身水精之气,充满躯壳脏腑者也。凡周身发痘,俱从此出,故无一定部位也。

痘形顺逆

痘形见点喜尖圆,恶隐蚊迹痱粟蚕。起胀渐绽充肥顺,顶平不突板实难。生浆敛束形完固,软嫩皮薄痒塌缠,结痂如螺先后落,最忌麸薄溃烂粘。

【注】痘,形气之为也。气胜毒,则毒为气驭,其毒解矣,故顺也;毒胜气,则气为毒蚀,其气竭矣,故逆也。气毒相平,则势界于险,惟在医者调治得宜,使险变顺也。如始出之形,顶尖而根圆,此气胜毒,为顺也;若隐如蚊咬,或如热痱、寒粟、蚕种,此毒胜气,为逆也。起胀之形,渐绽充肥,此气胜毒,为顺也;若顶平不突,板实不绽,此毒胜气,为逆也。成浆之形,根红敛束,痘壳完固,此气胜毒,为顺也;若壳软皮薄,则必痒塌,此毒胜气,为逆也。结痂之形,痂如螺壳,先结先落,后结后落,此气胜毒,为顺也;若痂薄如麸,溃烂粘聚,此毒胜气,为逆也。此痘形顺逆之大略也。

痘色顺逆

痘色桃花渐渐红,淡白枯紫晦多凶,起胀顶白根红润,顶灰根散或深红。生浆由白而黄厚,最忌灰干与薄清,靥喜苍栗恶麸白,疤喜红满恶白平。

【注】痘色,血之为也。血胜毒,则毒为血载,其毒化矣,故顺也;毒胜血,则血为毒滞,其血涸矣,故逆也。血毒相平,则势界于险,亦在医者之调治得宜也。始出之色如桃花,而渐加滋润,此血胜毒,为顺也;若初出即淡白干紫,晦而不亮,此毒胜血,为逆也。起胀之色,顶渐放白,根红光润,此血胜毒,为顺也;若顶色灰滞,根血散漫,或地脚深红,此毒胜血,为逆也。生浆之色,白而渐黄,苍而淳厚,此血胜毒,为顺也;若灰干不润,或浆薄清稀,此毒胜血,为逆也。结痂之色,苍如栗壳,此血胜毒,为顺

也；若痂色麸白，此毒胜血，为逆也。疤痕之色，红润凸起，为顺；若淡白黑紫，平凹无突起之状，皆为不顺之色，医者详之。

痘证老嫩

苍淳娇艳老嫩色，厚实浮虚老嫩形，浓浊稀清浆老嫩，厚薄痂之老嫩明。

【注】痘之一证，自始至终，喜老恶嫩。如苍淳娇艳，此色之老嫩也；肥实浮虚，此形之老嫩也；浓浊稀清，此浆之老嫩也；薄软厚坚，此痂之老嫩也。总之，老者多顺，易于成功；嫩多险逆，难于施治也。

痘疹疏密

头项胸背痘疏吉，手足虽密不为凶，疏兼阳热须防变，密若磊落不必惊。

【注】头面清阳元首，颈项管籥咽喉，胸背乃脏腑所附，惟稀疏则吉也。至于手足无甚关系，虽多不为凶也。疏固是顺，若见阳证谵妄，大渴大热，唇舌燥裂，烦躁不宁，大小便秘等证，此毒壅遏不出，虽疏未为吉也。密固是逆，若铺排磊落，大小匀净，精神、寝食、二便如常，虽密亦不须惊也。

辨形神声气饮食之虚实

躯之肥瘦形衰盛，声之粗细气虚实，目了不了神强弱，胃气虚实食不食。

【注】欲治痘者，先看儿体之肥瘦。体肥者，形盛可知也；体瘦者，形衰可知也。次听声气之粗细。声粗者，声音雄粗，此气实也；声细者，声音微细，此气虚也。再观其目中之神。了了精彩者，此神强也；目不了，不精彩者，此神弱也。更问其饮食能否。饮食如常者，胃气实也；不能饮食者，胃气虚也。此辨形、

神、声气、饮食之虚实也。

辨气血虚实证

气虚顶陷多软薄,气过成泡少浆脓。血虚淡红摸转白,血过发癍紫黑凝。

【注】痘之形色,乃气血外现也。如顶凹陷,手摸之多软薄者,此气虚也。气过者,气过盛也。泡者,发水泡也。少浆脓者,不能生浆也。谓气若过盛,则发水泡而浆不能生。如痘色淡红,以手摸过随即转白者,此血虚也。血过者,血过盛也。癍者,地界有癍晕也。紫黑凝者,谓毒盛则色紫黑凝滞也。此就痘癍形色,以辨气血之虚实也。

辨表证虚实

发热恶寒身痛表,有汗为虚无汗实。实隐稠密灰红滞,虚平塌烂水浸湿。

【注】痘出有发热恶寒,身体疼痛者,属表证也。若有汗,则为表虚;无汗,则为表实,表实闭塞,痘毒隐伏难出也。稠密者,痘出稠密也。灰者,痘色灰白也。红者,痘色红赤也。滞者,谓痘稠密。不论灰红,若带滞暗者,皆表毒盛也。若表虚之证,则痘平不起,塌痒无浆也。烂者,痘溃烂也。水浸湿者,痘脓水浸渍,湿而不干也。此辨表证之虚实也。

辨里证虚实

发热恶热硬痛里,便秘为实下利虚。实则板实根紧硬,虚则倒陷靥收迟。

【注】痘出发热恶寒者,表证也;不恶寒恶热者,里证也。硬者,不大便而硬也。痛者,肚腹作痛也。此皆属里热之证。若便秘,则为里实;下利,则为里虚。板实者,痘囊板实不活动也。根

紧硬者,根脚紧束,坚硬不松,皆里实证也。倒陷者,痘已出,复陷入于内也。倒靥者,痘正灌浆即收靥也。收迟者,痘已灌浆,日久不靥,皆里虚证也。此辨里之虚实也。

辨阳热证

阳热壮热面唇赤,舌干饮冷爪尿红,烦躁昏狂谵失血,紫黑焦枯不润通。

【注】凡痘属阳热者,身必壮热,面唇皆赤,舌上干燥,好饮冷水,爪甲尿溺,皆现红色,烦躁不宁,神气昏愦,发狂谵语。失血者,吐血、衄血也。紫黑焦枯者,痘色紫黑焦枯也。不润通者,九窍不润通也。此皆属阳热之证也。

辨阴寒证

阴寒无热口鼻冷,面唇尿爪色白青,厥冷难回利不臭,水泡灰白无晕红。

【注】凡痘属阴寒者,身肢不热,口鼻皆冷,面唇、尿溺、爪甲色现青白也。厥冷难回者,谓四肢厥冷,不能即温也。利不臭者,谓下利无臭秽也。水泡,湿盛也。灰白无晕者,谓痘色灰白,根脚无红晕也。此皆属阴寒之证也。

辨虚实寒热误治

温补过则痘溃烂,毒攻咽龈目肿痛。清泻过则痘白陷,呕吐不渴厥利清。

【注】痘有虚实,治有补泻,要在审当而施也。如虚者当补,亦须酌量施治。若温补过甚,则反助毒热而痘溃烂也,以致毒热上攻,或咽喉肿痛,或牙龈发疳,或眼目赤肿生翳,甚而攻于荣卫,发为痈疽也。如实者当泻,亦须中病即止。若清泻过甚,则损伤正气,而痘白陷,或呕吐不渴,或厥逆下利。此皆发明温补、

清泻之过当也。

禀赋顺逆险

毒微气血实则顺,毒甚而虚逆自明。毒微若虚恐化险,毒甚逢实变险能。

【注】痘由禀赋毒气,轻者固顺,然必儿之气血不虚,则始为顺也。重者固逆,亦必儿之气血虚,则始为逆也。毒微者顺也。若儿之气血虚弱,虽顺恐化险也。毒甚者逆也。若儿之气血不虚,虽逆能变险也。此以儿之胎毒重轻,气血虚实,定痘之顺逆险也。

天时顺逆险

毒微天时和者吉,毒甚天时不和凶。毒微不和顺中险,毒甚时和逆或更。

【注】毒微吉矣,然必逢天时之和,始为顺而吉也。毒甚凶矣,然必遇天时不和,则始为逆而凶也。毒微者顺也,若值天时不和,恐顺中化险也。毒甚者逆也,若值天时之和,或逆中转险也。此以胎毒之轻重,天时之和不和,定痘之顺逆险也。

人事顺逆险

险逆时和无病吉,不和有病定然凶。由此故识种痘善,人事能回天命亨。

【注】凡痘险逆之证,固不善矣。若逢天时之和,儿又无病,险者可以变顺,逆者可以化险,故曰吉也。若逢天时不和,儿又有病,则险者变逆,逆者更逆,故曰凶也。由此观之,可识种痘之善,以得其天时之和,儿素无病,其中即有毒之重者,而人事克尽,亦能挽回天命而致亨也。

发热顺证

发热和缓微微汗,饮食如常二便调,睡卧安然神气爽,此为顺证不须疗。

【注】发热和缓,身不甚热,毒轻也。微微汗,身微微有汗,表和也。饮食二便如常,里和也。神气清爽,睡卧安然,精神气血大和,故为顺证,不须治疗也。

发热险证

发热三日热不退,烦渴咬牙面赤红,惊啼战栗乳食少,夜不安眠险证明。

【注】发热三日见点者,常候也。若见点热不退者,毒盛也。更兼烦躁口渴,频频咬牙,面色红赤,惊悸多啼,身体战栗,乳食甚少,不能安眠等证,此是毒盛伏郁难出,其为险证明矣!急宜随证施治,庶或从险化顺也。

发热逆证

发热神昏闷乱成,妄言喘满腹腰疼,不食不眠搐不止,干呕失血证逆凶。

【注】发热神昏、闷乱妄言,毒伏于心也;喘满喘急,毒伏于肺也;腹疼,毒伏于脾也;腰疼,毒伏于肾也;不食不眠,毒伏于胃也;惊搐不止,毒伏于肝也;不时干呕失血,吐血尿血,是毒攻气血内乱也。此皆为不治之逆证,势多凶也。

发热证治

痘出发热固自内,必因其诱使之然。时气风寒惊食热,表里虚实随证参。表热恶寒而无汗,里热有汗溲便难。气弱热微不足治,形实热盛有余看。

【注】痘出发热者,谓痘本火毒,故未出先发热也。自内,谓其热自内达外也。必因其诱使之然者,谓必因其四时不正风寒邪气,使之发热也。惊谓外触异物,跌扑惊吓使之发热也。食谓内伤食滞,使之发热也。热谓内热积久,因而热发于外也。内外既有所因之邪,又当以表里虚实,随证参详治也。表热者,谓发热在表,则恶寒而无汗也。里热者,谓发热在里,则有汗,小便短涩,大便燥难也。气弱热微者,谓形气不足,发热微轻也。形实热盛者,谓形气有余,发热太甚也。医者果能临时详察,因证施治,则汗、下、清、补之法自得其宜矣。

升麻葛根汤

发热升麻葛根汤,表邪痘疹两得方,升麻葛根赤芍草,随证宜加法最良。无汗表实加麻薄,便秘腹痛里大黄,形怯气弱参芪入,热盛犀连荆蒡防,尿涩通滑车前子,惊搐荆防钩连羊,烦渴石膏麦冬粉,咳嗽前桔杏苏桑。伤食腹热楂芽枳,下利芩连呕半姜,咽痛蒡梗身羌独,头痛荆穗芎芷羌。

【注】痘出发热当以升麻葛根汤为主,以其能发表邪、透痘疹,两得之良方也。然必随证加佐使之品,斯为尽善。如身热无汗者,此表实也,本方中加麻黄、薄荷;如大小便秘,腹作痛者,此里实也,本方中加大黄;如形气怯弱者,禀赋不足也,本方中加人参、黄芪;热盛者,内热炽盛也,本方中加犀角、黄连、荆芥、牛蒡子、防风;如小便短涩者,热结膀胱也,本方中加木通、滑石、车前子;如发惊搐者,肝心有热也,本方中加荆芥、防风、钩藤钩、川黄连、羚羊角;如烦渴者,内热盛也,本方中加石膏、麦冬、花粉;如咳嗽喘急者,肺郁风邪也;本方中加前胡、桔梗、杏仁、苏叶、桑皮;如伤食腹皮热者,胃中停滞也,本方中加山楂、麦芽、枳壳;如下利者,肠胃热滞也,本方中加黄连、黄芩;如作呕者,胸膈有痰饮也,本方中加半夏、生姜;如咽痛者,火在上焦也,本方中加牛蒡子、苦桔梗;如遍身酸疼者,外染风寒也,本方中加羌活、独活;

如头痛者,上冒风寒也,本方中加荆芥穗、川芎、白芷、羌活。此治发热之大略,又贵临时详察,融会贯通也。

升麻葛根汤

升麻　葛根　赤芍药　生甘草

引加芫荽,水煎服。

归宗汤

形实无表毒火盛,所以归宗主大黄,地芍楂青通荆蒡,壮热爪紫肢厥凉,恶热头汗蒸蒸汗,便秘谵语烦躁狂,大渴唇焦舌生刺,失血腰痛不循常。

【注】发热之初,形实者,形气壮实也。无表者,无风寒表邪也。若证见毒火太盛,法当攻之。所以用归宗汤者,因其以大黄为主也,而佐使生地、赤芍、山楂、青皮、木通、荆芥穗、牛蒡子也。痘未见点,如壮热不已,毒火炽盛也。爪甲色紫,血热凝滞也。四肢厥冷,同阳证见者,热深厥深也。恶热,内热盛也。头汗出,胃热上蒸也。通身蒸蒸汗出,毒火内迫津液也。大小便闭,肠胃热结也。谵语,胃热也。烦躁狂乱,毒火扰心神也。大渴引饮,毒火灼津液也。唇口焦烈,舌生芒刺,毒火胃热并盛也。失血者,口中失血、小便尿血也。皆缘火毒迫血妄行也。其腰痛不寻常者,毒攻肾位也。以上诸证,非险则逆,若见之急用此方峻攻火毒,庶可挽回,少有逡巡瞻顾,则无及矣。

归宗汤

大黄　生地黄　赤芍药　东山楂　青皮　木通　荆芥穗
牛蒡子炒

引加灯心,水煎服。

清解散

痘惊清解升葛蒡,荆防甘草桔连芩,蝉翘芎前楂通紫,表羌苏芷弱芪参。

【注】痘欲出而发惊搐者,皆由其毒不得快然宣发,而郁于

经也。其现证则面赤,心烦,口渴,手足抽搐,俱以清解散主之。或因风寒束于表者,其现证则无汗头疼,身体疼痛,咳嗽喷涕,本方中加羌活、苏叶、白芷以表发之。若兼形气虚弱者,其现证则面色浅淡,身体微热,四肢微温,倦怠嗜卧,本方中加人参、黄芪以托之。

清解散

防风　荆芥　牛蒡子炒　生甘草　升麻　葛根　桔梗　黄连　黄芩　蝉蜕　紫草茸　川芎　前胡　南山楂　木通　连翘去心

引加生姜、灯心,水煎服。

宽中透毒饮

伤食宽中透毒饮,葛桔前青朴枳楂,麦蝉翘蒡连荆草,便秘大黄木通加。

【注】痘欲出,发热,有现证呕吐、烦渴、大便酸臭,此兼伤食也,以宽中透毒饮主之。若更大便秘、小便赤涩、腹热闷痛者,此兼滞热也,本方中加大黄、木通通利之。

宽中透毒饮

葛根　桔梗　前胡　青皮　厚朴姜炒　枳壳麸炒　南山楂　麦芽炒　蝉蜕　连翘去心　牛蒡子炒研　黄连　荆芥穗　甘草生

引加生姜、灯心,水煎服。

见点顺证

发热三朝始见点,热减身和不渴烦,颗粒稀疏渐次出,色润红活顶尖圆。

【注】发热三朝之后始见点者,此痘如期而出也。热减身和者,毒已宣发透彻也。不渴不烦者,无里热壅滞也。颗粒稀疏者,不稠密连络也。渐次出者,先自头面渐至周身而出也。色润

红者,痘色红活滋润也。顶尖圆者,痘形顶尖而体圆也。此皆见点顺证。

见点险证

痘已见形身仍热,稠密连络不润红,稀疏淡隐精神少,痘顺兼杂病险名。

【注】痘已见形,身仍发热者,此毒气未尽透也。稠密者,痘出稠密不少也。连络者,颗粒粘连不分也。不润红者,痘色虽红而黯滞也。稀疏淡隐者,痘虽稀疏而色浅淡,隐于皮肤不透出也。精神少者,精神倦怠也。此皆见点险证。痘顺兼杂病者,谓痘出虽属顺证,而或兼杂病,亦属险名也。

见点逆证

发热一朝即见形,一齐涌出不分明。密如蚕种平塌隐,紫黑干枯逆证凶。

【注】发热一朝或半朝即见点者,此毒火太迅,不循次第也。一齐涌出者,此毒火太盛,不受领载也。点不分明者,颗粒不分也。密如蚕种者,密如蚕之种也。平塌者,平塌不起也。隐者,痘已出复隐也。紫黑者,痘色或紫或黑也。干枯者,痘干枯不润也。此皆见点逆证。

见点证治

发热三朝渐见点,热减形疏色润红,应出不出出犹热,已出复隐涌出凶。赤紫黑白分亮黯,平板稠连辨紧松,当审风寒毒火制,气血虚失领载能。

【注】发热三朝渐渐见点者,谓见点不疾不徐也。热减者,谓痘出齐而热减退也。形疏者,谓痘稀疏颗粒分明也。色润红者,谓色红而润泽也。皆见点顺痘也。应出不出者,谓发热三日

之后而不见点,此毒伏于内也。出犹热者,谓痘已出齐,而犹身热不退,此毒热盛也。已出复隐者,谓痘已见点,复隐藏不见,此毒陷内攻也。涌出者,谓发热不待三日,其痘一齐涌出,此毒火迅烈也。此皆逆而主凶之痘也。赤紫黑白者,谓痘色红为正,或深红赤色、深赤紫色、紫甚黑色、不红白色,皆非正色也。分亮黯者,谓非正色之痘,又当分亮黯而取治焉。亮者多虚,黯者多实。赤紫黑色明亮者,尚有活动可治之机;若滞黯则为毒热凝滞而不行也;色白亮者,乃气血因虚不荣也;白而黯者,谓气血为毒所制也。平板稠连者,谓痘形平塌不起,板硬不绽,或稠密成攒,连络不分,皆非正形也。辨紧松者,谓非正形之痘,当辨紧松而取治焉。紧松者,根脚之紧松也。紧者毒滞,松者毒松。平板稠连,根形松绽,尚有活动可治之机;若根形紧束,则为毒盛瘀滞,难治之痘也。当审风寒毒火制者,谓已上痘之形色,各有所因,当审其为风寒外郁,火毒内锢也。气血虚失领载能者,谓或因气虚不能领毒,血虚不能载毒,使毒不能发于肌表,而失领载之能也。

苏解散　归宗汤　保元汤　升麻葛根汤

应出不出表苏解,羌苏升葛桔荆防,川芎前薄楂通草,里热毒伏归宗汤。不足不出无表里,参芪甘草保元汤,毒轻升麻葛根并,毒重攻毒救正良。

【注】痘发热三朝,期应见点而不见点,则为应出不出。若有表邪风寒外郁不出,宜用苏解散发之,表开自然出也。若无表证而有里热者,此为毒火内伏不出,宜用归宗汤攻之,里开自然出也。若形气不足,应出不出,无表里证者,是正气虚而不能发出也。若毒轻热微,宜用保元汤合升麻葛根汤并而用之,补正除邪可也。若有表里证,或毒重热甚,则不宜补,恐助火毒,宜苏解散或归宗汤,攻邪救正为良法也。

苏解散

川芎　前胡　牛蒡子炒　南山楂　木通　生甘草　羌活

苏叶　升麻　葛根　桔梗　荆芥　防风

引加芫荽,水煎服。

归宗汤方见发热证治

保元汤

人参　黄芪制　甘草炙

引加生姜,水煎服。

升麻葛根汤方见发热证治

凉血攻毒饮　清热解毒汤

已出犹热分表里,在内凉血攻毒佳。红花紫草丹蝉葛,合上归宗减去楂。在外清热解毒治,归宗大赤不须加,更入前连丹蝉蜕,紫花地丁滑红花。

【注】痘已见形,身热当减,若仍热不退,此属毒火盛也,须分表里施治。若见在内毒火盛之证,宜用凉血攻毒饮攻之。其方即红花、紫草、丹皮、蝉蜕、葛根,合上归宗汤药,减去山楂也;若见在外毒火盛之证,宜用清热解毒汤解之。其方即归宗汤,减去大黄、赤芍,更加前胡、黄连、丹皮、蝉蜕、紫花地丁、滑石、红花是也。

凉血攻毒饮

大黄　荆芥穗　木通　牛蒡子炒　赤芍　生地　青皮　蝉蜕　红花　紫草　葛根　丹皮

引加灯心,水煎服。

清热解毒汤

荆芥穗　木通　牛蒡子炒　生地　青皮　山楂　丹皮　红花　蝉蜕　前胡　紫花地丁　黄连　滑石

引加灯心,水煎服。

苏解散　必胜汤　保元汤　千金内托散

已出复隐谓之陷,外邪闭塞苏解良。内毒必胜桃红葛,丁蝉地龙归宗汤。气虚陷入保元主,无热千金内托方。保元加桂归芎芍,白芷楂朴木香防。

【注】痘已见点,复隐藏不见者,谓之毒气内陷也。外邪闭塞者,有外感风寒邪证,闭塞其毒,故以苏解散解之也。内毒者,火毒内攻,故以必胜汤攻之也。其方即桃仁、红花、葛根、紫花地丁、蝉蜕、地龙,合上归宗汤也。若形气不足,中气不能载毒而复陷入者,宜以保元汤主之也。若不见热证者,虚而兼寒,宜用千金内托散补而温之。其方即保元汤加官桂、当归、川芎、白芍、白芷、山楂、厚朴、木香、防风也。

苏解散方见本条证治

必胜汤

大黄　荆芥穗　赤芍　青皮　生地黄　山楂　木通　牛蒡子炒　桃仁　紫花地丁　蝉蜕　葛根　地龙　红花

芦根水煎药服。

保元汤方见本条证治

千金内托散

人参　黄芪制　甘草炙　官桂　当归　白芍药炒　川芎白芷　南山楂　厚朴姜炒　木香　防风

引加生姜,水煎服。

南金散　必胜汤

见点外触诸邪秽,痘陷灰滞黑焦塌。轻虚南金蚕荷叶,重实必胜最为佳。

【注】痘至见点之后,房中最要洁净,一被邪秽所触,则毒即陷于内矣。灰滞者,谓痘色灰白暗滞也。黑者,谓痘色紫黑也。焦者,谓痘形枯焦也。塌者,谓痘形平塌也。轻虚者,谓毒轻形气虚也,以南金散主之;重实者,谓毒重形气实也,以必胜汤主之。

南金散

白僵蚕取直者,炒　紫背荷叶各等分,取霜后搭水者共为末,每服五分,或一钱,芫荽汁和黄酒少许调下。

必胜汤方见本条证治

加味归宗汤

热未三朝齐涌出,毒火内发迅难当。归宗汤内加紫草,石膏犀连归尾良。

【注】热未三朝者,发热或半日或一日也。涌出者,痘涌出不循序也。此由毒火迅烈莫能约束,以归宗汤加紫草、石膏、犀角、黄连、归尾治之。

归宗汤方见发热证治

清热解毒汤　凉血攻毒饮　千金内托散　归宗汤

赤紫明泽解毒治,黑暗焦枯攻毒良,灰白亮虚内托散,灰白滞郁归宗汤。

【注】凡痘见点,贵察其色。如赤紫明亮者,此毒盛血热也,以清热解毒汤主之;如黑暗干枯者,此毒锢血凝也,以凉血攻毒饮主之;如灰白明亮者,此血气虚而不荣也,以千金内托散主之;如灰白暗滞者,此毒气郁滞而不行也,以归宗汤主之。

清热解毒汤　凉血攻毒饮　千金内托散方俱见本条证治

归宗汤方见发热证治

紫草饮子　归宗汤

平塌板硬根松散,气虚紫草饮木通,紫甲楂蝉参枳壳,根脚紧束主归宗。

【注】凡痘见点,贵观其形。若顶平不起,根脚松散,此气虚不能载毒,而痘难宣发也,以紫草饮主之;若根脚紧束,此毒盛气滞而内伏也,以归宗汤主之。

紫草饮子

紫草　蝉蜕　人参　穿山甲炒　枳壳麸炒　山楂　木通

水煎服。

归宗汤方见发热证治

归宗汤

痘出稠密或粘连,总是枭毒不必言。惟以归宗攻毒主,根松犹可紧硬难。

【注】痘出之形,贵审疏密。若稠密攒簇,粘连不分,总属枭毒为害,惟以归宗汤攻毒为主。其痘根脚松动者,犹属可治;若紧束板硬者难治。

归宗汤方见发热证治

起胀顺证

三朝出齐渐次长,尖圆碍指脚红活,顶渐放白肥润满,顺证饮食二便和。

【注】三朝出齐者,谓见点三朝俱出齐也。渐次长者,谓痘形渐次长也。尖圆碍指者,谓痘形尖圆摸之碍指也。脚红活者,谓痘根脚红活也。顶渐放白者,痘顶渐渐放白光莹也。肥者,谓痘形肥实也。润者,谓痘色润泽也。满者,谓痘体充满也。顺证饮食二便和者,谓饮食二便如常调和也。

起胀险证

起胀顶陷灰或紫,稠密娇红不绽苍,形色虽顺夹杂险,证险神清胃壮康。

【注】起胀顶陷者,谓痘顶凹陷也。灰者,谓痘色灰白也。紫者,痘色赤紫也。稠密者,痘色稠密成攒也。娇红者,谓痘色红而娇嫩也。不绽苍者,谓痘形不舒绽,色不苍老也。此皆起胀险证也。又有形色虽顺而夹杂病者,虽顺恐变为险也。若痘之形色虽险,而神气清爽,饮食强美,虽险将化为顺也。此顺中险,险中顺,不可不详辨之。

起胀逆证

起胀肉肿痘不肿,根血散乱顶平塌,紫黯干枯灰白滞,名为逆证势多差。

【注】起胀肉肿痘不肿者,谓或头面或周身浮肿如瓠瓜之状,而痘反不肿胀。此气血不能拘摄毒气,致毒散漫也。根血散乱者,谓根脚血色散乱,此毒迫血,不归附于痘也。顶平塌者,谓痘顶不起发也。此毒火锢于气分,不能充发也。紫黯者,痘色紫黯不明,此毒炽血凝也。干枯者,枯不润泽,此血为毒火燔灼也。灰白滞者,谓痘色灰白黯滞,此毒火太甚,气血郁滞也。此皆起胀逆证,势多难救。

起胀证治

痘当起胀渐尖圆,红润根松体厚坚,平凹嫩白为虚证,赤紫板塌是毒残。更有风寒滞热郁,毒不透达起发难。察痘形色分所属,合证虚实寒热参。

【注】痘出齐之后,当渐渐依次起胀,其形顶尖肥圆,其色红活滋润,根脚松绽,体厚皮坚皆起胀,顺痘也。平者,谓平扁不胀。凹者,谓顶陷不起。嫩者,谓皮薄娇嫩。白者,谓色白不红。此皆为气血虚弱。赤者,深红而艳。紫者,深赤而黯。板者,板硬不绽。塌者,平塌不起。此皆毒热伤残,更有风寒外束,滞热内郁,使毒不得透出而起发也。医者,当察痘之形色,分其所属,合其病证,虚实寒热,参详施治,庶无差谬矣。

保元化毒汤

平凹灰白皮嫩亮,倦怠气乏不渴烦,保元化毒参芪草,芎归楂甲芷香蚕。

【注】痘不如期起胀,若平扁顶凹,其色灰白,皮薄嫩亮,更现倦怠气乏,不渴不烦等虚证者,此气血虚弱,不能起发其毒也。

宜用保元化毒汤主之。

保元化毒汤

人参 黄芪蜜炙 甘草炙 当归 南山楂 穿山甲炒 白芷 木香 僵蚕炒研 川芎

引加煨姜,水煎服。

必胜汤 归宗汤

艳红紫黯不起胀,板硬平塌不绽松,证见阳热一切证,急服必胜或归宗。

【注】痘当起胀之时,若色艳红紫,黯而不起胀,板硬平塌,而不绽松,更见阳热烦躁,便闭闷乱等证者,此毒火锢滞,气血不能领载其毒也。急用必胜汤,或归宗汤,庶或逆中求生也。

必胜汤方见见点证治

归宗汤方见发热证治

苏解散

外因风寒痘不起,浅淡黯滞不润红,发热恶寒无汗表,苏解散发自然松。

【注】痘当起胀之时,偶为风寒外袭,闭塞痘毒,不能起胀者,其色则浅淡、黯滞、不润,其证则现发热、恶寒、无汗,宜用苏解散透发其毒,自然松而起矣。

苏解散方见见点证治

宽中快癍汤

伤食滞热郁不起,恶食腹热便臭粘。快癍透毒加陈木,减葛蒡穗桔前蝉。

【注】起胀之时,过于饮食,滞热内郁,痘不起胀。其现证懒食恶食,肚皮发热,大便臭粘,宜用宽中快癍汤主之。其方即宽中透毒饮加入陈皮、木香,减去葛根、牛蒡子、荆芥穗、桔梗、前胡、蝉蜕。

宽中快瘟汤

青皮醋炒　陈皮　枳壳炒　南山楂　麦芽炒　木香　黄连
生　连翘去心　厚朴炒　甘草生

引用生姜、灯心,水煎服。

灌浆顺证

顺证七朝浆自行,先起先灌次第明,由红转白渐肥泽,九日
苍蜡显痂形。

【注】灌浆顺证者,因气盈血附,其毒易化,至七朝不期行而
自行也。先起先灌,次第明者,谓痘先起胀者,当先灌浆,自头面
以及周身也。由红转白,渐肥泽者,谓痘先见红点,由红转白,血
变成浆,渐渐肥满而光泽也。至九日浆老,则苍如黄蜡色,而显
结痂之形矣。

灌浆险证

灌浆浆清不按期,行迟收早总非宜。亮软根艳并水泡,不杂
他证险可医。

【注】痘当灌浆之时,浆清不浓,及不按期而浆行迟者,皆气
血虚也。浆行收早者,是毒热盛也。软薄者,谓痘皮不能坚实,
恐其易于损破,则气泄而浆难成也。根艳者,谓痘根赤艳,热在
血分,毒未尽化也。水泡者,水泡夹杂于痘中,盖因脾虚多湿也。
此皆险证;若不夹杂他证,虽险亦可医也。

灌浆逆证

紫黑灰白浆不行,癍烂痒塌痘壳空,稠密无浆目不闭,已闭
行浆复开凶。

【注】痘至行浆之时,其色紫黑或灰白,而浆不行者,非枭毒
内蕴,锢滞气血,即虚弱不能领载其毒也。癍烂者,谓浆未成而

腐烂也。痒塌者,谓行浆时作痒塌也。痘壳空者,谓壳空而无浆也。稠密无浆者,谓稠密不分颗粒,而复干枯无浆也。目不闭者,谓痘出太稠密,而眼目不封也。目已闭复开凶者,谓起胀时其目已闭,行浆时目忽复开也。此皆灌浆逆证,必主凶也。

灌浆证治

毒化浆行领载功,脓窠充满根晕红,板黄灰滞紫黯热,地紫形焦毒热凝。根晕淡红血亏少,顶陷灰白气不盈,皮薄浆清根无晕,气虚血缩甚分明。

【注】起胀既顺,而按日毒化浆行,乃气领血载之功也。故发时脓窠充满,根晕红活,皆灌浆顺痘也。板黄者,谓板硬干黄,乃毒盛凝结气血也。灰滞者,谓灰白黯滞,乃毒盛郁滞气血也。紫黯者,痘色紫黯,乃毒盛血不化脓也。地界色紫,痘形焦黑,乃毒火灼干血液也。根脚之晕红色浅淡,乃血不足而亏少也。顶陷不起,灰白无浆,乃气不足不充盈也。若痘皮薄、浆清、根无红晕,乃气血虚缩,其用峻补无疑也。

清毒活血汤

板灰紫黯浆不生,清毒活血地归茸,楂芍翘蒡芩连桔,木通参芪大酌行。

【注】痘不如期灌浆,若板硬干黄,或灰滞紫黯干枯,此皆毒火伤其气血而浆不行也,俱以清毒活血汤为主。其方即紫草茸、当归、木通、生地、白芍、连翘、牛蒡子、南山楂、桔梗、黄连、黄芩、人参、黄芪是也。本方中有人参、黄芪,形气怯弱者宜之;若形气壮实者,当减去人参、黄芪。便秘加大黄,临时当酌而行之可也。

清毒活血汤

紫草茸　当归　木通　生地黄　白芍酒炒　连翘去心　牛蒡子炒研　南山楂　桔梗　黄连　黄芩　人参　黄芪生

引加灯心,水煎服。便秘者,加大黄。

加味归宗汤

灌浆地紫形焦黑,毒火炽盛气血凝,归宗汤内加归尾,红紫犀连山甲丁。

【注】痘当灌浆之时,地界红紫,痘形焦黑,而浆不行,此毒火炽盛,气血锢滞也。急用归宗汤主之,本方中加归尾、红花、紫草、犀角、黄连、穿山甲、地丁。

加味归宗汤

千金内托散

淡红顶陷无浆脓,气血虚失领载功,千金内托散堪服,气充毒化自浆生。

【注】痘灌浆时,若色淡红,或顶凹陷又无脓浆者,此气血虚弱,失其领载之功,宜千金内托散补之。气充毒化,而浆自生矣。

千金内托散方见见点证治

参归鹿茸汤

皮薄浆清根无晕,气虚血缩变须臾,参归鹿茸汤峻补,参归鹿茸草黄芪。

【注】痘形皮薄、浆清、根色无红晕者,此气虚血缩,惟恐变在须臾也。以参归鹿茸汤峻补气血,浆生毒化,庶得生矣。

参归鹿茸汤

人参 鹿茸白酒炙 归身 甘草炙 嫩黄芪蜜炙

引加糯米,水煎服。

收靥顺证

十朝浆足应收靥,先蜡后栗似螺形,不疾不徐循次结,痂润身和顺证明。

【注】十朝浆足者,谓应收靥结痂之期,然必先如蜡黄,后如栗壳之色,痂似旋螺高起,则为上吉之痘。不疾不徐者,谓先苍老者先收靥结痂,次苍老者次收靥结痂,从上而下,循次而结。

且更痂润有光,身和无病,为顺证无疑矣。

收靥险证

险证浆足色不苍,停浆不靥或烂伤,痂色紫黑不即脱,便调食美不须慌。

【注】收靥险证,谓浆虽足而色不苍也。停浆不靥,谓过期浆不靥结也。烂者,谓痘颗溃烂也。伤者,谓痒抓伤损也。痂色紫黑者,谓痘痂色紫黑也。不即脱者,谓痘虽结痂不即脱落也。已上诸证,皆收靥险证。若二便调和,饮食强美,则险化为顺,不须惊慌也。

收靥逆证

不靥外剥为逆证,麸薄黑黯淡白凶,痂靥粘连终不脱,虽脱干枯亦死形。

【注】不靥外剥者,谓痘不待收靥而皮若剥去,此名倒靥,则为逆证。麸薄黯黑者,谓痘痂形色若麸之薄,若煤之黑;淡白者,谓痂色淡白无光,故皆为凶也。粘连不脱者,谓脓汁粘连久不脱落也。虽脱干枯者,谓痘痂虽脱而干枯不润也。此二者亦为死形也。

收靥证治

浆足苍老顶微焦,渐次收靥不须疗,太迟太速皆非吉,须辨虚毒湿火条。浆清皮嫩为虚象,焮赤溃臭毒热淆,浆水浸渍湿淫胜,靥速窠燥火煎熬。

【注】浆至充足,其色苍老,痘顶微焦,循次收靥,皆收靥顺证,不须疗治也。太迟者,谓当靥不靥也。太速者,谓不当靥而靥也。皆非吉痘。然当辨其所属,或不足、或毒盛、或属湿饮、或属火盛,须按证治之。如浆清皮嫩,此属不足难敛也。焮赤溃

臭,此属毒盛难敛也。浆水浸渍,此属湿盛难敛也。靥速窠燥,此属火盛敛早也。治者须详辨之。

回浆饮

皮嫩浆清收敛迟,此证当从不足医。回浆参苓白术草,首乌白芍炙黄芪。

【注】痘至收敛之时,当靥不靥,皮嫩浆薄,现证身凉、手足冷、二便不实者,此原气不足虚证也。宜用回浆饮补之,助其收结。

回浆饮

人参　黄芪蜜炙　白茯苓　白术土炒　何首乌炙　白芍炒　甘草炙

引用煨姜,水煎服。

大连翘饮

焮赤溃臭因毒盛,大连翘饮诸热清。柴芩归芍车栀草,翘蒡荆防蝉滑通。

【注】痘当收敛之时,有因毒盛而难敛者,更现证焮肿而赤,溃烂而臭,通身大热,烦渴不宁,此毒气太盛之故也。须用大连翘饮以解之。

大连翘饮

连翘去心　防风　牛蒡子炒研　荆芥　黄芩　当归　蝉蜕　柴胡　滑石　栀子　赤芍　车前子　木通　甘草生

引加灯心,水煎服。

除湿汤

遍体浸渍出水浆,证属湿饮在脾乡,除湿赤苓猪通泽,薄桂苍防白术羌。

【注】痘当收敛之时,有因湿盛而不得敛者。其现证轻则有孔漏浆;重则遍体溃烂,肚腹胀,小便短,皆湿饮为患也。须用除湿汤以利之,湿除而痘自靥矣。

除湿汤

羌活　苍术米泔水浸,炒　防风　赤苓　猪苓　泽泻　白术土炒　木通　薄桂

引加生姜、灯心,水煎服。

清毒散

靥速皆因是火伤,遍体窠燥异寻常,清毒归芍连丹草,翘蒡通花生地黄。

【注】痘不当收敛之时,忽一时收敛者,更现证周身窠粒干燥,口渴发热,烦急不宁,此毒火壅盛之故也。宜用清毒散主之。

清毒散

生地　赤芍　连翘去心　金银花　牛蒡子炒研　木通　黄连　当归　丹皮　甘草生

水煎服。

结痂落痂顺证

顺证结痂次序脱,瘢痕润满色红活,额膝迟落不足虑,阴阳相济自然和。

【注】结痂顺证,谓痘结痂依次序而脱落也。瘢痕润满者,谓瘢痕润而不燥,满而不陷也。红活者,谓瘢痕不赤,面色红活也。若周身之痂落尽,而额膝迟落者,不足虑也。盖头额为孤阳,脚膝为孤阴,必待阴阳相济,而痂自落矣。

结痂落痂险证

险证结痂不尽脱,瘢痕干燥少红活,余毒痕色多紫黯,痘后必发火疡疴。

【注】结痂险证,谓痘结痂不尽脱也。瘢痕干燥者,谓瘢痕不润泽也。已上二证,固属险证。若饮食强美,二便调和,虽险不足虑也。余毒者,谓痘后余毒未尽解也。其色紫黯者,乃余毒

之热留于血分也。疡疴者,谓其毒留久,必发痘毒火疮也。

结痂落痂逆证

逆证结痂痂不脱,痂脱痕色白不红,痘盘光紫或枯黯,气乏形羸何以生。

【注】结痂逆证,谓痘结痂日久不脱也。痂已脱落,其瘢色纯白不红,此血脱虚甚也。痘盘光紫者,谓痘痕浮光色紫,此毒焰外炽也。枯黯者,谓痘痕干枯黑黯,此毒锢血死也。气乏形羸者,谓痘落痂之后,其儿元气虚乏,形羸难支,将何恃以生也。

结痂落痂证治

痂厚光泽如栗色,痂落瘢红润满平,干燥不落血分热,周痂浸淫湿所乘。半掀半连肌表热,瘢紫黑焦毒未清,色赤凸起为风热,色白凹陷是虚形。

【注】痂厚光润如栗色者,谓结痂厚而不薄,不干不湿,不黑不白,如栗壳色。痂落瘢红泽满平者,谓痂落瘢痕色红润泽,平满不凸不凹,皆结痂、落痂顺痘也。痂干燥不落者,乃血分热也。围痂浸淫,乃湿邪也。半掀半连,乃肌表热也。瘢紫黑焦,乃毒未清也。若赤而凸起,乃风热盛也。白而凹陷,乃气血虚也。治者须详辨之。

凉血解毒汤

结痂干燥不润泽,难落须知血分热,凉血解毒归地紫,丹红翘芷连甘桔。

【注】痘至结痂之后,当落不落者,现证干燥不润,根色红艳,渴欲饮冷,烦急不宁,此毒热郁于血分故也。宜用凉血解毒汤主之,热清而痂自落矣。

凉血解毒汤

当归　生地黄　紫草　丹皮　红花　连翘去心　白芷　川

黄连　甘草生　桔梗

引加灯心,水煎服。

五苓散

结后根脚漏水浆,甚则溃烂乃湿伤,五苓散中猪泽桂,茯苓白术更相当。

【注】痘当已结未落之时,根脚浸漏水浆,甚则周身溃烂,小水短涩,大便溏泄,此湿胜浸淫之故也。宜用五苓散分利之,湿除而痂自落矣。

五苓散

猪苓　泽泻　肉桂　茯苓　白术土炒

引加灯心,水煎服。

荆防解毒汤

半掀半连因表热,似落不落势缠绵,荆防解毒芍地草,金银通桔骨翘攒。

【注】痘当落痂之后,宜落不落,其痂一半掀起,一半咬紧。现证身热干燥,肌肤红赤。此热在肌表之证,宜荆防解毒汤主之。

荆防解毒汤

荆芥　防风　赤芍药　生地黄　甘草生　金银花　木通
桔梗　地骨皮　连翘去心

引加生姜,水煎服。

黄连解毒加味汤

痂落瘢紫黑与焦,毒热郁结未曾消,解毒芩连栀子柏,加丹生地草金翘。

【注】痘当落痂之后,其瘢或紫、或焦、或黑,现证通身壮热,烦渴不宁,皆因灌溉时浆未充足,毒气未尽化故也。均宜黄连解毒汤加生地、连翘、丹皮、金银花、甘草主之。

黄连解毒加味汤

黄连　黄芩　栀子　黄柏　丹皮　生地黄　甘草生　金银

花　连翘_{去心}

引加灯心,水煎服。

解毒防风汤

落后瘢赤作肿形,内热未解复受风,解毒黄芩生地草,翘蒡荆防金芍升。

【注】痘当落痂之后,瘢凸不平,色赤而艳,或发热,或作痒,皆血有余热,复外感于风故也。宜解毒防风汤主之。

解毒防风汤

黄芩　生地黄　甘草　连翘_{去心}　牛蒡子_{炒、研}　荆芥
防风　金银花　赤芍　升麻

引加生姜,水煎服。

十全大补汤

落痂凹陷最可虞,色白形羸气血虚,大补参苓白术草,归芎芍地桂黄芪。

【注】痘当落痂之后,其瘢凹而不起,色白不红,现证精神倦软,饮食懒少,此气血两虚之证也。宜十全大补汤主之。

十全大补汤

人参　茯苓　白术_{土炒}　甘草_炙　当归　川芎　白芍_炒
熟地黄　肉桂　黄芪_{蜜炙}

引加煨姜,水煎服。

御纂医宗金鉴　卷五十七

痘形并证治门

面部吉凶论

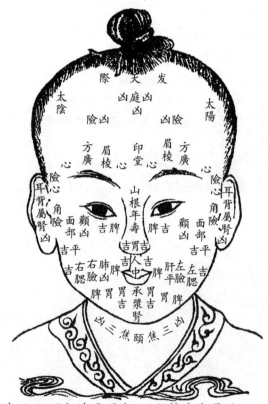

看痘诀曰：三五相连恐不吉，四六排牵定是凶，一二上下皆吉道，双单挟处不须忧。

图六十四　面部吉凶图

面为诸阳聚会之所,其部位各有所属。欲识痘出之吉凶,须按部位验之,则立判矣。如额属心位,自印堂以上,发际以下,至日月两角,若先见点,先作浆,先结靥者,皆恶候也。以心为君主,义不受邪,先见于是位者,乃毒发于心,故非吉兆也。左颊属肝,右颊属肺。若两颊先见红点,磊落分明者吉;如相聚成块地界不清,肉体肿硬者凶。盖肝藏魂,肺藏魄,枭毒侵犯,则魂魄将离,安望其有生意乎?颏下属肾,自承浆以至两颐,先见点,先灌先靥者吉。诚以此位虽系肾部,而三阴三阳之脉皆聚于此,先发先灌先靥者,乃阴阳和畅,故可治也。至若鼻属脾脏,位在中央,所最忌者,准头先出与先靥也。盖脾土荣养于四脏,若毒发于脾,是脾败矣。脾败则四脏亦随之而败;即缠绵时日,亦不过苟延性命而已。夫耳为肾窍,又少阳相火之脉行耳前后。故凡耳轮先见红点者,乃火毒燔灼,难以扑灭,非吉象也。最可喜者,口唇四围先出先灌先靥也。以阳明之脉侠口环唇,胃与大肠主之,多气多血之处,无物不受,故主吉也。此脏腑部位之要,须详察于平时,庶能权宜于临证也。

蒙　头

痘疮贯顶号蒙头,毒参阳位最可忧,形尖松肌通圣治,红肿如瓜药枉投。

【注】头为诸阳之会,遍身稀疏而头独稠密者,名曰蒙头,此毒参阳位也。若痘形稍尖圆者,当以松肌通圣散治之。设头红肿如瓜,是为不治之证,即投药饵,终属无济。

松肌通圣散

荆芥　羌活　牛蒡子炒、研　防风　紫草　红花　青皮
当归　赤芍　紫花地丁　蜂房　山楂　木通

引加芦笋、荽荽,水煎服。

【方歌】松肌通圣药最灵,荆芥羌蒡共防风,紫草红花青归

芍,地丁蜂房楂木通。

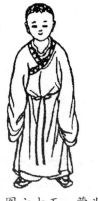 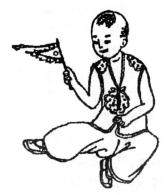

图六十五　蒙头图　　　　图六十六　抱鬓图

抱　鬓

两鬓出痘贵稀朗,稠密粘连火毒狂,松肌通圣先透发,继以归宗攻毒良。

【注】两鬓近于太阳,出痘稀朗则吉。若稠密粘连,名曰抱鬓,乃火毒狂盛也。宜先用松肌通圣散透发其毒,继用归宗汤攻其毒热,庶可转危为安。

松肌通圣散方见蒙头证治

归宗汤方见发热证治

蒙　肫

痘攒耳后名蒙肫,肾经伏毒最可忧;松肌归宗两酌用,胭脂贴法莫迟留。

【注】痘攒聚于耳后高骨,名曰蒙肫。此系毒火发自肾经,其证最恶。内服松肌通圣散,外用胭脂膏贴之。若更稠密炮热者,以归宗汤攻之。

松肌通圣散方见蒙头证治

胭脂膏

升麻煎浓汤去滓,用棉胭脂于汤内揉出红汁,再加雄黄细末,调匀贴患处。

归宗汤方见发热证治

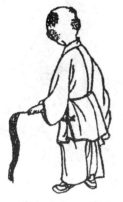

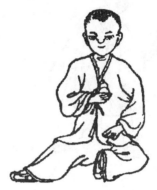

图六十七　蒙皈图　　　　　图六十八　锁眼图

锁　眼

两眼周围独稠密,痘名锁眼毒伤脾,外用胭脂膏贴法,内服清热解毒宜。

【注】面部俱稀,两眼周围独稠密者,名曰锁眼也。乃毒热炽盛,伤于脾经。外宜贴胭脂膏,内服清热解毒汤。

胭脂膏方见蒙皈证治

清热解毒汤方见见点证治

抱　鼻

痘如蚕种绕鼻端,毒聚脾肺证难延,外用胭脂涂鼻上,内服黄连解毒煎。

【注】面部俱稀,独鼻梁左右密如蚕种者,名曰抱鼻。此乃毒聚脾肺,至危之证。先以胭脂膏涂于鼻上,继用黄连解毒汤

治之。

胭脂膏方见蒙靱证治

黄连解毒汤方见结痂落痂证治

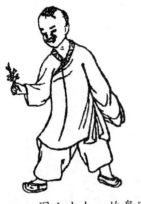

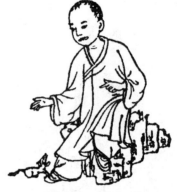

图六十九　抱鼻图　　　　图七十　锁口图

锁　口

锁口枭毒伏脾经,或单或双绕唇生,外用针刺胭脂法,内服泻黄散即宁。

【注】一嘴角有痘一粒,较诸痘独大,板硬无盘,名曰单锁口。两嘴角各有一粒,名曰双锁口。又口之上下四旁,连串环绕者,亦名锁口。此毒拥于脾也。初出急以银针挑破,外以胭脂膏贴之,内服泻黄散,使痘转红活,庶可望生。

胭脂膏方见蒙靱证治

泻黄散

犀角　黄连　生地　青皮　木通　石膏　丹皮　荆芥　牛蒡子炒、研　大黄　红花　紫花地丁

引加灯心,水煎服。

【方歌】锁口泻黄散最灵,犀连生地青木通,石膏丹皮荆牛蒡,大黄红花合地丁。

锁　唇

锁唇痘聚口唇内,肿裂干黄板硬实,泻黄散内合猪尾,胭脂贴法莫少迟。

【注】痘出攒聚于唇内者,名曰锁唇。轻则焦裂肿痛,重则板硬干黄,此毒火发于脾脏也。急以泻黄散合猪尾膏服之,外用胭脂贴法。若见黑色,则血凝毒锢,终无救矣!

泻黄散方见锁口证治

猪尾膏

取小雄猪尾尖血十数滴,和梅花冰片少许,即调于煎剂内服。

胭脂膏方见蒙骶证治

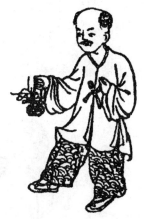　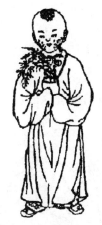

图七十一　锁唇图　　　　　图七十二　托腮图

托　腮

托腮腮边痘成攒,气为毒阻起发难,急用黄连解毒治,板硬紫黯归宗先。

【注】满面俱稀,独两腮之痘攒聚成片者,名曰托腮。乃正

气为毒所阻,难以起发也。当见点之初,毒势未成,即以黄连解毒汤解之。如板硬紫黯,以归宗汤攻之。

黄连解毒汤方见结痂落痂证治

归宗汤方见发热证治

锁　项

当喉攒聚名锁项,毒结咽喉命必难,音哑声呛食难入,清金攻毒是良煎。

【注】颈项者,咽喉之管籥也。此处痘出攒聚,名曰锁项。若不急治,迫毒攻咽喉,必发为肿痛,音哑声呛,汤水难下,多致不救。急用清金攻毒饮,庶或望生。

清金攻毒饮

牛蒡子炒、研　甘草生　苦桔梗　元参　枳壳麸炒　僵蚕炒　前胡　荆芥穗　大黄　山楂　蝉退　山豆根

引加灯心,水煎服。

【方歌】清金攻毒饮如神,牛蒡甘桔合元参,枳壳僵蚕前胡穗,大黄山楂蝉豆根。

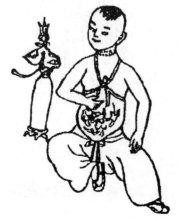

图七十三　锁项图

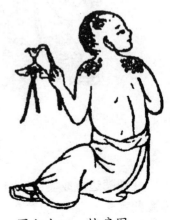

图七十四　披肩图

披 肩

披肩两肩痘成攒,上下阻塞毒透难,清热解毒汤投证,便秘归宗又为先。

【注】两肩之痘粘连成攒,其色赤紫滞黯,名曰披肩。此毒气不松,上下阻塞也,以清热解毒汤主之。大便秘者,以归宗汤主之。

清热解毒汤方见见点证治

归宗汤方见发热证治

聚 背

背间出痘不宜多,若逢攒聚命蹉跎,根松松肌胭脂贴,紧硬必胜汤可活。

【注】大凡毒发于背者,多关生死,至于出痘,更贵稀疏。若背间攒聚粘连者,名曰聚背。而亦当辨根脚之紧松。根松者,毒尚活动,内服松肌通圣散,外用胭脂膏贴之;根紧硬者,因毒锢血凝,急用必胜汤治之,然亦死中求活之一法耳。

松肌通圣散方见蒙头证治

胭脂膏方见蒙靴证治

必胜汤方见见点证治

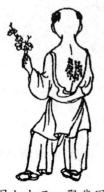

图七十五 聚背图

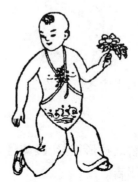

图七十六 攒胸图

攒 胸

胸前出痘贵稀轻,攒聚粘连毒热凝,速用凉膈攻毒饮,免使枭毒内里攻。

【注】胸膈乃心、肺二经部位,出痘稀少方吉。倘攒簇于此,名曰攒胸,乃毒热所致也。当以凉膈攻毒饮主之,则枭毒不内侵矣。

凉膈攻毒饮

栀子生　黄连生　石膏生　荆芥　紫花地丁　枳壳麸炒　桔梗　元参　生地　牛蒡子炒、研　大黄　赤芍　甘草生　薄荷　木通

引加灯心、竹叶,水煎服。

【方歌】凉膈攻毒治攒胸,栀连石膏荆地丁,枳桔元参生地蒡,大黄芍草薄木通。

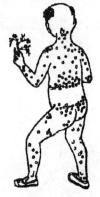

图七十七　断桥图

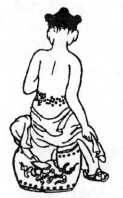

图七十八　缠腰图

断 桥

断桥之痘形甚异,腰间绝无上下密,气血阻滞毒热壅,归宗峻攻痘出吉。

【注】痘名断桥者,腰间绝无一点,惟身之上下稠密也。盖

枭毒壅于上下,气血阻于中宫,故致上下隔断而成最恶之证。宜
用归宗汤攻之,使无痘处透出,方化为吉也。

归宗汤方见发热证治

缠　腰

**腰为肾候痘宜疏,连珠环绕奈何如,治宜攻毒莫少待,归宗
急服患能除。**

【注】腰为肾候,痘宜稀疏。若连珠环绕,名曰缠腰,此毒伏
于肾也。治以攻毒为主,宜用归宗汤治之。

归宗汤方见发热证治

囊　腹

**囊腹腹前痘如囊,枭毒冲突势猖狂,透毒松肌通圣散,攻毒
归宗汤甚良。**

【注】腹前出痘,状如囊聚,名曰囊腹。是枭毒冲突,势甚猖
狂也。此地近于脏腑,毒易内攻。须先用松肌通圣散诱发其毒,
再用归宗汤以攻其毒,使地界分明,根脚松动,庶无虞矣。

松肌通圣散方见蒙头证治

归宗汤方见发热证治

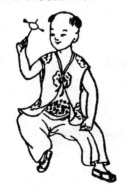 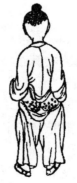

图七十九　囊腹图　　　　　图八十　鳞坐图

鳞 坐

鳞坐两臀痘若鳞,急急治之莫逡巡;平扁灰滞通圣效,板硬紫黯归宗神。

【注】鳞坐者,两臀之痘聚集如鳞也。因毒火太甚,攒聚于至阴之地。若不急治,变如反掌。如平扁灰滞者,松肌通圣散主之;板硬紫黯者,归宗汤主之。

松肌通圣散方见蒙头证治

归宗汤方见发热证治

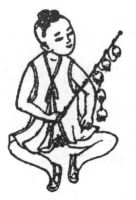 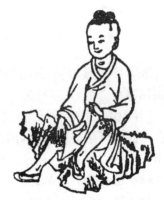

图八十一　囊毡图　　　　图八十二　抱膝图

囊 毡

囊毡痘密在肾囊,毒聚于斯最难当,即用散结汤调治,毒宜热解始安康。

【注】肾囊者,乃肾之外候关要处也。若痘出稠密,乃毒聚于斯也。宜用散结汤主之,疏解通畅,庶可愈矣。

散结汤

荆芥　羌活　牛蒡子炒　升麻　川芎　丹皮　紫花地丁
赤芍　木通　紫草　青皮　山楂

引加芦笋十株,水煎服。

【方歌】散结汤中药堪夸,荆芥羌蒡共升麻,川芎丹皮地丁芍,木通紫草青山楂。

抱　膝

两膝之痘独稠密,因地命名为抱膝,须防行浆难下达,速用松肌通圣治。

【注】抱膝者,遍身痘出稀疏,独两膝攒簇如饼。此毒气凝聚于膝,至行浆时恐难下达于足胫也。宜用松肌通圣散加牛膝透之,功效甚速。

松肌通圣散方见蒙头证治

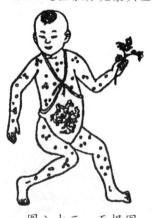

图八十三　无根图

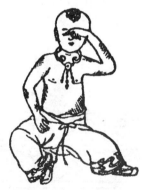

图八十四　蛇皮图

无　根

足踝以下痘无形,毒热锢蔽势多凶,速宜驱毒扶脾气,快癍越婢汤有功。

【注】足踝以下属于脾经,若周身有痘而此地独无者,名曰无根,是毒滞于脾也。但足为至阴之地,非建立中州,发越脾气,不能下达,故用快癍越婢汤以发之。

快瘢越婢汤

黄芪蜜制　桂枝　防风　白芍药炒　甘草生

引用生姜、红枣，水煎服。

【方歌】快瘢越婢药最灵，黄芪桂枝及防风，白芍甘草姜枣引，煎服之后痘自生。

蛇　皮

蛇皮痘出似蛇皮，隐隐簇簇漫无拘，毒轻归宗汤调治，毒重必胜猪尾宜。

【注】痘出丛簇成片，散漫无拘，名曰蛇皮。见点之初，视其隐隐簇簇，细密无伦，乃毒火所致。以归宗汤攻其毒，甚者以必胜汤佐以猪尾膏救之。

归宗汤方见发热证治

必胜汤方见见点证治

猪尾膏方见锁唇证治

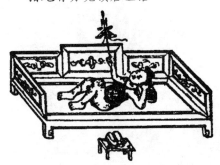

图八十五　蚕种图

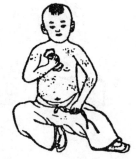

图八十六　燕窝图

蚕　种

痘出形如蚕布种，枭毒势重逆而凶，速用归宗汤救治，毒松痘起可望生。

【注】痘出稠密如蚕布种者，名曰蚕种。乃枭毒太重，凶逆

之甚。速用归宗汤攻之,使毒松痘起,方可望生。

归宗汤方见发热证治

燕　窝

痘形累累似燕窝,联络细密不成颗,外用胭脂点痘上,内服凉血解毒和。

【注】痘出累累,联络细密,不成颗粒,故谓之燕窝。宜外用胭脂膏贴法,内服凉血解毒汤和之。

胭脂膏方见蒙骰证治

凉血解毒汤方见结痂落痂证治

鼠　迹

四五相连名鼠迹,周身为重少见轻,速用归宗攻毒热,相并成泡始堪生。

【注】痘出四五粒,或六七粒,相聚粘连者,名曰鼠迹。见一二处者轻,见周身者为重。速用归宗汤攻之,令相并成泡,其毒方解,始可望生。

归宗汤方见发热证治

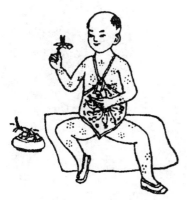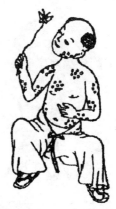

图八十七　鼠迹图　　　　图八十八　叠钱图

叠　钱

痘形平伏无颗粒,团团攒聚若叠钱,外用胭脂调贴法,内服凉血攻毒痊。

【注】痘已见点,平伏不起,颗粒不分,团团攒聚,状若叠钱者,此血热毒盛也。外用胭脂膏贴之,内以凉血攻毒饮治之。

胭脂膏方见蒙靤证治

凉血攻毒饮方见见点证治

环　珠

痘出围绕若环珠,毒气壅滞宜早图,清热解毒为妙剂,毒解浆生患自除。

【注】痘名环珠者,以出而围绕,形若环珠也。此毒气壅滞所致,宜早图治,以清热解毒汤主之,使毒解浆生,其患自除矣!

清热解毒汤方见见点证治

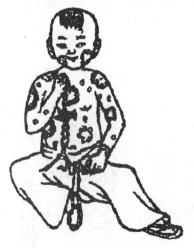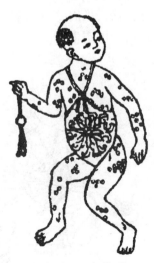

图八十九　环珠图　　　　图九十　浮萍图

浮　萍

视之有点按无形,参差紫黯若浮萍,速用凉血攻毒剂,能使毒松色转红。

【注】浮萍者,视之有点,按之无形,参差不齐,痘色紫黯,状如浮萍也。此乃血瘀毒炽,非急攻不可。速用凉血攻毒饮攻之,能使毒松色转红活,庶可望生。

凉血攻毒饮方见见点证治

蟹　爪

痘形连贯颗碎密,上阔下细蟹爪形,起胀根松毒始解,清热解毒服有功。

【注】蟹爪者,痘形连贯,颗粒碎密,上阔下细,如蟹爪之状。急用清热解毒汤治之,使连贯处起胀根松,其毒可解也。

清热解毒汤方见见点证治

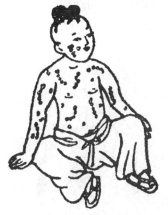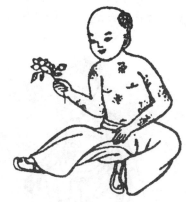

图九十一　蟹爪图　　　　　图九十二　蒜沙图

蘑沙

痘形歪斜复扁阔，无顶无盘名蘑沙，通圣归宗酌量用，顶起根松痘始佳。

【注】蘑沙者，痘形扁阔，歪斜不圆，无顶无盘，若蘑沙细小，宜先用松肌通圣散主之。若色紫黯者，归宗汤主之。能顶起根松，始为佳境。

松肌通圣散方见蒙头证治

归宗汤方见发热证治

血 泡

痘夹血泡因肺热，或紫或赤微甚别，内服凉血解毒汤，外用针刺出恶血。

【注】痘当起胀时，忽有小泡夹痘而出，渐渐长成，如白果大，毒甚则紫，毒微则赤，皆谓之血泡。此因毒热在肺，传于皮肤，大小不一。须内服凉血解毒汤，外用银针刺破，流出恶血，方保无恙。若不急治，听其自破，恶汁流染，痘亦因之赤烂矣！治者宜详记之。

凉血解毒汤方见结痂落痂证

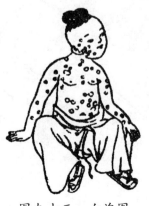 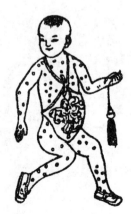

图九十三　血泡图　　　　图九十四　水泡图

水　泡

水泡湿淫克脾经,手足稠密身面轻,内服加味保元剂,外涂胡荽官粉灵。

【注】水泡者,形大皮薄,内含一包清水。盖因湿淫之气侵克脾经,故身面俱少,手足独密,以四肢属脾故也。须服加味保元汤,外用银针刺破,以胡荽酒调官粉涂患处。若延迟不治,变成痒塌,则难救矣!

加味保元汤

人参　猪苓　泽泻　白术土炒　黄芪蜜炙　赤茯苓　甘草炙

引用生姜,水煎服。

【方歌】加味保元功最捷,人参猪苓共泽泻,白术黄芪赤茯苓,甘草生姜同一列。

胡荽酒

胡荽四两,切碎　黄酒半斤

同煎,勿令泄气,候温调官粉,搽敷破处。

肉肿疮不肿

疮未起胀肉肿浮,皮光色艳最堪愁,赤艳羌活救苦治,淡红参归大补求。通身尽赤毒热炽,速以归宗及早投。

【注】痘当起胀时,自头及身,渐次同痘浮起,此气领血载,其毒外发也。如头身之肉先肿,皮色赤艳而痘疮不肿,此为毒邪有余,不受正制,宜用羌活救苦汤。若皮色淡红者,乃气血不足,不能拘摄毒气,宜用参归大补汤治之。更有通身皮肤尽赤,此为毒火炽盛,煎灼血分,宜用归宗汤。

羌活救苦汤

蔓荆子　羌活　牛蒡子炒　升麻　黄芪生　川芎　连翘去

心　桔梗　白芷　防风　人中黄

引用荷叶,水煎服。

【方歌】羌活救苦汤最良,升麻川芎合羌防,牛蒡黄芪白芷翘,蔓荆桔梗人中黄。

参归大补汤

人参　当归　黄芪　甘草　白芷　川芎　防风　紫草茸　木香　南山楂　厚朴姜炒　桔梗

引用生姜,水煎服。

【方歌】参归大补最有灵,参芪当归桔川芎,防风白芷木香草,厚朴山楂紫草茸。

归宗汤方见发热证治

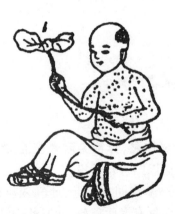

图九十五　肉肿疮不肿图

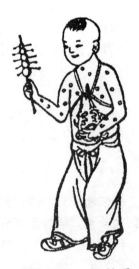

图九十六　干枯图

干　枯

毒火煎灼伤阴血,痘体干枯少润泽,当归活血加味尝,治若少缓变莫测。

【注】色者,血之华也。血和则滋润光莹,血耗则干燥枯竭。痘之毒火入于血分,轻则焮红,甚则焦紫。治以救血为急,宜当归活血汤主之。

当归活血汤

当归　川芎　赤芍　生地　红花　紫草　黄芩　黄连大黄

水煎服。

【方歌】加味当归活血汤,痘色干枯服最良,四物红花共紫草,加入芩连生大黄。

铺　红

铺红多因元气弱,血不归附毒漫行,肌肤尽红根赤艳,气失统摄痘多凶。气虚九味神功补,毒盛凉血解毒清。

【注】起胀时,血尽归附于痘,根下有红线紧束,乃正形也。若元气虚弱,血不归附,致毒气散漫,肌肤之上,根色紫艳,是气失统摄之力,多致不救。若气虚而痘色微赤者,以九味神功散主之;毒盛根艳者,以凉血解毒汤主之。

九味神功散

人参　黄芪生　紫草茸　红花　前胡　牛蒡子炒、研　甘草生　白芍药酒炒　生地黄

引用大枣,水煎服。

【方歌】九味神功治铺红,人参黄芪紫草茸,红花前胡牛蒡草,白芍生地枣相从。

凉血解毒汤方见结痂落痂证治

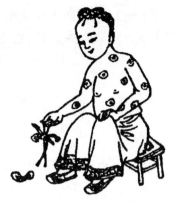

图九十七　铺红图

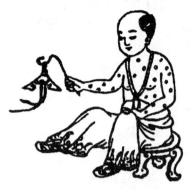

图九十八　根窠无晕图

根窠无晕

血虚痘色多散漫，根窠淡白少鲜艳，芎归保元汤可投，参归鹿茸有奇验。

【注】痘至成浆时，若气血交会，必有一血线紧附根下，如珍珠置于胭脂之上，粒粒光彩，此正形也。设平日气血虚弱，当灌浆时，顶虽圆满，根下全无红晕，以芎归保元汤主之。虚甚者，以参归鹿茸汤主之。

芎归保元汤

人参　甘草炙　黄芪蜜炙　当归酒洗　川芎

引用龙眼肉，水煎服。

【方歌】芎归保元治血虚，人参甘草共黄芪，酒洗当归川芎配，龙眼作引服无时。

参归鹿茸汤方见灌浆证治

皮薄浆嫩

痘疮皮薄根不红，待得成脓浆淡清，溶溶破烂不完整，气血虚弱证多凶。速服十全大补剂，气充血足始堪生。

【注】痘疮赖气血以成功。气血充实,则痘皮苍老,肥满坚厚;若气血虚缩,痘必光亮软皱,溶溶如湿。须用十全大补汤峻补气血,庶毒化浆行,可保安全矣!

十全大补汤

人参　黄芪蜜炙　茯苓　当归　白术土炒　肉桂　甘草炙
白芍酒炒　熟地黄　川芎

引用煨姜,水煎服。

【方歌】十全大补汤最灵,人参黄芪白茯苓,当归白术肉桂草,白芍熟地及川芎。

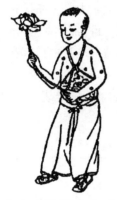

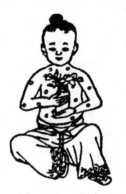

图九十九　皮薄浆嫩图　　　　图一百　空壳无浆图

空壳无浆

痘壳圆融浆不行,有虚有实要分明:根色淡白血虚弱,紫紧由于血热凝。千金内托同四物,因证施治莫迟停。

【注】痘至行浆时,头面周身,外虽胀而内实无浆,名曰空壳。当别虚实治之:如根色淡白者,此血虚不能化毒成浆也,宜千金内托散;根紧而紫者,此气行血滞,毒热伏于血分,而不能成浆也,宜加味四物汤治之。

千金内托散方见见点证治

加味四物汤

生地酒洗　川芎　白芍酒炒　当归酒洗　连翘去心　紫草茸酒洗

水煎服。

【方歌】加味四物汤,当归生地黄,川芎白芍药,紫茸连翘良。

痘顶塌陷

痘根虽红顶塌陷,此证多缘气虚见,面白肢冷食懒尝,虚烦便溏身怠倦。急用补中益气汤,气充顶升浆充贯。

【注】陷顶者,由中气微弱,不能振扬,故灌浆时,根虽红润,顶却微塌。现证面白肢冷,不思饮食,虚烦便溏,身体怠倦也。治宜补气为主,用补中益气汤,则气足浆升,而顶自起矣!

补中益气汤

黄芪蜜炙　白术土炒　人参　升麻炒　柴胡炒　陈皮　甘草炙　当归身

引用煨姜、大枣,水煎服。

【方歌】补中益气效如神,黄芪白术共人参,升麻柴胡陈皮草,煨姜大枣及归身。

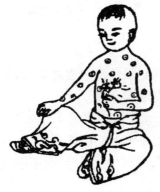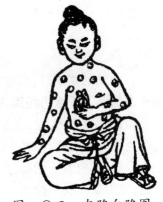

图一〇一　痘顶塌陷图　　　　图一〇二　灰陷白陷图

灰陷白陷

气血虚寒不振扬,灰白陷顶少脓浆。速用参归鹿茸剂,鸡冠血酒更堪尝。

【注】痘至灌浆时,其色淡白,根无红晕而顶陷者,是谓白陷。虚极则转为灰陷。由气虚委而不振,血虚浆不能充,故一陷而不可遏也。治宜大补气血为主,宜参归鹿茸汤。临服入鸡冠血酒,日进二三服,但得顶起浆行,方免无恙。

参归鹿茸汤方见灌浆证治　　鸡冠并酒

用大雄鸡一只,先将白酒一杯炖温,次刺鸡冠血数点,滴入杯中和匀,仍炖温调煎药内服。

紫陷、黑陷

紫陷黑陷皆毒盛,平塌昏黯根不松,此属气血被火郁,解毒急宜用归宗。

【注】痘出稠密,颗粒碎小,根紧昏黯,顶凹下而紫者,谓之紫陷。甚而转为黑色,则为黑陷。皆由毒火郁闭,气不宣通故也。治宜清热解毒,以归宗汤主之。

归宗汤方见发热证治

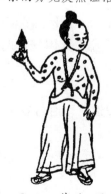
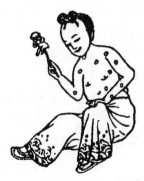

图一〇三　紫陷、黑陷图　　　图一〇四　板黄图

板　黄

浆未充足痘板黄,顶塌成片皮硬僵,气滞血凝难灌溉,皆缘毒热侵脾乡。速服清毒活血剂,毒化痘起转安康。

【注】板黄者,谓灌脓时浆未得半,忽然黄色突起,干燥坚硬。盖因枭毒肆害脾乡,故气滞血凝,难以灌溉也,须用清毒活血汤治之。倘得痘起,尚可望生,若头面、颈项、眼眶、唇上及周身黄者,则不治也。

清毒活血汤

当归　白芍药酒炒　生地黄　紫草茸酒洗　黄芩　黄连酒炒　牛蒡子炒　南山楂　连翘去心　人参　黄芪生　桔梗　木通

引用灯心,水煎服。

【方歌】清毒活血汤最灵,归芍生地紫草茸,芩连牛蒡山楂翘,参芪桔梗合木通。

倒　靥

倒靥浆清陷不红,痘壳皮皱痂不成,速用加味保元剂,气充血足痘收功。

【注】倒靥者,浆色清稀不足,根脚淡白无晕,遍体形如豆壳,疮皮皱而似结非结,至收靥时终不成痂。此因气血两虚,乏领载之力也。宜加味保元汤治之。

加味保元汤

人参　黄芪蜜炙　甘草炙　全当归酒洗　白芍酒炒　木香煨　白术土炒　官桂

引用老米,水煎服。

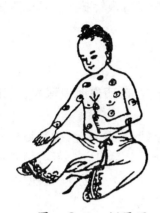
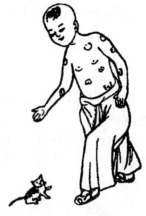

图一〇五　倒靥图　　　　图一〇六　痘疔图

【方歌】加味保元治倒靥,人参黄芪甘草协,当归白芍广木香,白术官桂效更捷。

痘 疔

痘疔枭毒乱正疮,色紫黑黯形坚强,先出先长妨诸痘,针刺随贴四圣良。

【注】痘疔之成,由枭毒蕴伏,锢蔽于肌肉之间,痘未出疔先出,痘未长疔先长,其色紫黑,其形坚强。五脏各有所见:心疔色赤,起于颧阜胸乳之处;肝疔色紫,起于左太阳、左胁、眼胞、两臀阜之处;脾疔色先黄后黑,起于腮颊、中庭、口角、肚腹、手足之处;肺疔色先灰后黑,起于右太阳、右胁、颈项、喉突之处;肾疔色黑,起于地阁、后颈、耳窍、背窬、腰脊、阴茎之处。见时急用银针刺破,以泄毒血。刺后用四圣膏贴患处。若迟延不治,能使痘当发不发,当胀不胀,当灌不灌,而百变生矣。

四圣膏

绿豆四十九粒　豌豆四十九粒,俱烧灰存性　珍珠一分,煅
头发一分,烧灰

右为细末,以棉胭脂水调和成膏。将银针拨开疮头,然后涂之。

挑痘疗法

痘疗须用针挑拨,轻重徐急贵合宜,破顶伤肌俱深忌,上浆急挑莫迟疑。

【注】凡用针挑疗痘时,以二指拿针,平平入痘,拨断痘中筋络,众痘即发。但挑时轻重、疾徐之间,贵乎得宜。不可挑破痘顶,亦不可重入伤肌。须待三、四、五、六日上浆之际,痘能含针,方可挑拨,过七日则无用矣。治者宜详识之。

煮针法

甘草生　甘遂　川乌　草乌各等分

用水一钟,入砂罐内,以水干为度。每次可煮四五针,煮完入鹅翎筒内,黄蜡塞口收之。

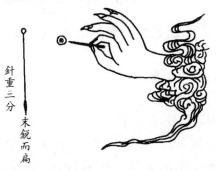

针重三分　末锐而扁

图一〇七　挑痘疗图

御纂医宗金鉴　卷五十八

痘中杂证上

发　热

表热无汗升麻汤,里热有汗消毒良,行浆毒蒸清毒剂,结后余热连翘方。

【注】痘之一证,始终不可尽除其热,盖热非壮热,乃和缓之热也。以寒则收缩,热则宣发,故初不热,则出不齐;胀不热,则浆不行;收不热,则痂不结。自初出以至起胀时,皮肤干燥,发热无汗,此热在表也,升麻葛根汤加荆芥穗、防风主之。蒸热有汗,此热在里也,加减消毒饮主之。至行浆时热不减者,此为毒热熏蒸,宜用消毒活血汤。便秘者去人参、黄芪,加酒炒大黄。至结痂后发热壮盛,胸腹、手足俱热,二便秘涩者,此为余毒过盛,宜用大连翘饮治之。

升麻葛根汤方见发热证治

加减消毒饮

升麻　牛蒡子炒、研　山豆根　紫草　连翘去心　生地黄　赤芍　川黄连　甘草生

引用灯心,水煎服。

【方歌】加减消毒饮如神,升麻牛蒡山豆根,紫草连翘生地芍,黄连甘草引灯心。

清毒活血汤方见灌浆证治

大连翘饮方见收靥证治

惊搐

　　未见点搐清解方,已见犹搐导赤良,靥后虚搐宁神剂,食蒸发搐大安康。

　　【注】惊痘者,多缘痘毒之火触动心神,移热于肝,肝风与心火相搏,遂成是证。治法须别始终:如痘未出,而先发搐者,不可纯用寒凉壅闭其毒,惟以清解散疏散表邪,痘出而搐自止矣。若痘已见形,仍抽搐不止者,此毒火内伏心经也,宜用导赤散加黄连治之,靥后发抽者,是真气虚弱,火邪内攻,以宁神汤主之。痘后食蒸发搐者,此脾胃虚弱,必面黄,潮热,大便酸臭,宜木香大安丸治之。

　　清解散方见发热证治

　　导赤散

　　木通　生地黄　淡竹叶　甘草梢

　　引用灯心,水煎服。

　　【方歌】痘已见形仍作惊,导赤散治最有功,木通生地竹叶草,黄连加入效通灵。

　　宁神汤

　　人参　生地黄　麦门冬去心　栀子仁炒　黄连酒炒　石菖蒲　当归身　甘草炙　辰砂

　　引用灯心,水煎服。

　　【方歌】宁神汤内用人参,生地麦冬山栀仁,黄连菖蒲归身草,辰砂调服功极神。

　　木香大安丸

　　山楂肉　麦芽炒　神曲各一两,炒　枳实六钱,麸炒　白术一两,土炒　莱菔子四钱,炒　连翘五钱,去心　黄连三钱,姜炒　木香三钱,煨　缩砂仁五钱　陈皮八钱

　　右为细末,水泛为丸。炒陈仓米汤下,量儿大小用之。

头　痛

痘中头痛最堪惊，毒冲风热两分明。稠密壮热连翘饮，疏稀微热清解灵。

【注】头痛者，乃邪气与真气相搏，壅遏毒气，上干清道而然也。故毒热上腾，与风热郁闭，皆能为害。如头面痘出稠密，身体壮热，闷乱昏痛者，此毒火上腾也，以大连翘饮主之；若头面痘出稀疏，微觉身热头痛者，此风热郁闭也，宜清解散治之。

大连翘饮方见收靥证

清解散方见发热证治

腰　痛

痘当未出腰先痛，毒火亢极阴难胜，泻毒不使传肾经，加味归宗宜速用。

【注】凡痘当发热时而腰痛者，最为恶候。盖腰为肾之府也。毒火亢极，真阴不能胜邪，故频频作痛。须用加味归宗汤速泻其毒，不使传于肾经，庶可望生。治若少缓，毒火冲炽，痘必干枯紫黑，肾阴绝则难救矣！

加味归宗汤

当归尾　赤芍药　元参　大黄生　羌活　荆芥穗　青皮炒　穿山甲炙　生地　东山楂　牛蒡子炒、研　木通

水煎服。

【方歌】加味归宗治腰疼，归芍元参大黄生，羌穗青皮穿山甲，生地山楂蒡木通。

腹　痛

小儿发热腹痛疼，表郁芍药防风从，里郁加味平胃散，阴郁桂枝大黄灵。

【注】凡出痘腹痛,有因风寒郁结,痘出不快,烦躁而痛者,乃表邪所郁,以芍药防风汤主之;有因食滞郁塞,痘出之时,原无腹痛,忽然一时作痛者,此为里郁,宜加味平胃散治之;又有初起因毒热郁于阴分,痛在脐下,时作时止者,此属阴郁,以桂枝大黄汤主之。

芍药防风汤

升麻　防风　陈皮　桔梗　川芎　白芍药炒　甘草生　厚朴姜炒　枳实麸炒

引用生姜,水煎服。

【方歌】芍药防风解表宜,升麻防风共陈皮,桔梗川芎白芍药,甘草厚朴合枳实。

加味平胃散

陈皮　厚朴姜炒　神曲炒　南苍术米泔水浸,炒　麦芽炒　甘草生　香附米制　南山楂

引用生姜,水煎服。

【方歌】加味平胃治食伤,陈皮厚朴神曲苍,麦芽甘草香附米,山楂同煎引生姜。

桂枝大黄汤

生大黄　桂枝　生甘草　生白芍

引用生姜,水煎服。

【方歌】桂枝大黄疗阴郁,生军泄热效非常,散寒桂枝调中草,白芍和中顺气强。

烦　躁

未出烦躁消毒平,已出烦躁凉血宁。浆清发烦保元治,靥后虚烦四物灵。

【注】痘证始终以安静为吉,但有烦躁,必生他变。盖烦者,心愤也;躁者,身扰也。皆由毒火太盛,神不能静也。痘未出而

烦躁,是为表郁,以消毒饮主之;痘已出而烦躁,是为血热,以凉血解毒汤主之;若养浆时顶平清稀而烦躁,是气虚也,以加味保元汤主之;收靥后而烦躁,是血虚也,以加减四物汤主之。

加减消毒饮方见杂证中发热

凉血解毒汤方见结痂落痂证治

加味保元汤

人参　黄芪炙　甘草炙　当归酒洗　白芍药炒　麦冬去心
枣仁炒、研

水煎服。

【方歌】加味保元治虚烦,人参黄芪甘草攒,酒洗当归白芍药,麦冬枣仁一同煎。

加减四物汤

人参　当归　麦门冬去心　生地　栀子炒　白芍药炒

水煎服。

【方歌】靥后血虚多烦躁,加减四物汤最妙,人参当归麦门冬,生地栀子白芍药。

谵　妄

毒热炽盛犯心经,错语妄言神不清,妄见妄闻志昏愦,黄连解毒服即宁。

【注】谵妄者,由毒热炽盛,上干心气,致使错语妄言,神气不清,妄见妄闻,志气昏愦,以黄连解毒汤主之。

黄连解毒汤方见结痂落痂证治

渴

初热大渴解毒汤,血热煎耗凉血良,成浆津泄麦冬散,靥后伤津生脉强。

【注】渴,由毒火燔灼,内伤津液而作也。如初发热即大渴

者,里热盛也,宜葛根解毒汤治之;痘出稠密,色艳作渴者,此血热毒盛也,凉血解毒汤主之;成浆津液外泄而作渴者,人参麦冬散主之;靥后脾虚,内伤津液而作渴者,生脉六均汤主之。

葛根解毒汤

葛根　升麻　天花粉　甘草生　麦门冬去心　生地　茅根

引用灯心,水煎服。

【方歌】葛根解毒汤清热,津液上潮火自泄,升葛花粉生甘草,麦冬生地茅根列。

凉血解毒汤方见结痂落痂证治

人参麦冬散

人参　白术土炒　甘草生　葛根粉煨　麦冬去心　升麻

引用糯米,水煎服。

【方歌】人参麦冬效通仙,津液外泄治易痊,参术甘草煨葛粉,麦冬升麻糯米煎。

生脉六均汤

人参　五味子　麦门冬去心　陈皮　半夏姜制　茯苓　白术土炒　甘草炙

引用乌梅,水煎服。

【方歌】生脉六均医脾弱,泄泻伤津大渴作,人参五味麦门冬,陈半苓术甘草合。

厥　逆

爪白便清厥属寒,木香理中汤可痊,爪紫便赤为热厥,金花承气乃良煎。

【注】痘中厥逆之证,有因气血虚寒发厥者,有因毒热郁闭发厥者。爪甲色白,小便清利,其痘色更见灰陷,泻泄不食等证,此外阳衰、内阴盛,乃寒厥也,以加减陈氏木香散主之;寒甚者,附子理中汤主之。若爪甲色红,小便赤涩,其痘色更见紫黑,烦

躁闷乱等证,此系阳毒内攻,热极反寒,是热厥也,宜栀子金花汤治之;里实者承气汤下之。

加减陈氏木香散

人参　肉桂　茯苓　半夏姜制　白术土炒　丁香　肉豆蔻面裹煨　甘草炙　诃子肉面裹煨　木香煨

引用生姜,水煎服。

【方歌】木香散疗中外寒,参桂茯苓半夏攒,白术丁香肉豆蔻,甘草诃子木香研。

附子理中汤

人参　附子制　甘草炙　白术土炒　干姜

水煎服。

【方歌】附子理中治虚寒,中外无阳莫留连,人参附子炙甘草,白术干姜一同煎。

栀子金花汤

黄芩　黄连　黄柏　大黄　栀子

水煎服。

【方歌】热厥栀子金花汤,热极反寒服最良,黄芩黄连并黄柏,大黄栀子共煎尝。

承气汤

厚朴姜炒　枳实麸炒　大黄

水煎服。

【方歌】承气汤能除火热,里实不便毒气结,厚朴枳实川大黄,煎服便利毒即泄。

喘

风寒客肺杏苏先,痰热凉膈白虎煎,泄泻声微参术剂,倒靥作喘归茸痊。

【注】五脏之气皆统于肺,若为邪干,则肺气窒塞,气道不

利,故发为喘也。实者,声粗有力而长;虚者,声微无力而短。痘初发热,以至既出之后,或喷嚏频频,或鼻流清水,此风寒客肺而喘也,杏苏饮主之。有食热痰积,上冲作喘者,此火炎肺金也,宜凉膈白虎汤治之。泄泻后元气下陷,此脾气不足而喘也,人参白术散主之。有痘浆灌至半足,忽倒靥而喘者,此中气大亏也,参归鹿茸汤主之。

杏苏饮

苏叶　枳壳麸炒　桔梗　葛根　前胡　陈皮　甘草生　半夏姜炒　杏仁炒,去皮、尖　茯苓

引用生姜,水煎服。

【方歌】杏苏饮治肺伤风,苏叶枳桔葛根从,前胡陈皮生甘草,半夏杏仁白茯苓。

凉膈白虎汤

薄荷　连翘去心　石膏生　知母生　黄芩　甘草生　栀子　大黄　朴硝

引用糯米,水煎服。

【方歌】凉膈白虎治火喘,薄荷连翘共石膏,知母黄芩生甘草,栀子大黄配朴硝。

人参白术散

藿香　白术土炒　葛根　木香煨　甘草炙　白茯苓　人参

引用生姜,水煎服。

【方歌】脾虚白术散如神,藿香白术共葛根,木香甘草茯苓配,人参加入扶元真。

参归鹿茸汤方见灌浆证治

痰

痰因津液贮留生,痘疮之火炼而成。加味二陈斟酌用,灌浆保元化毒宁。

【注】痰乃津液贮留胸中而生。盖痘毒之火,耗炼其津液,上壅气道,喉中作声,宜清气化痰,不可骤用金石之药,恐伤真气,以加味二陈汤治之。若灌浆时见此证,则禁用二陈汤。但于助浆剂中少佐清气化痰之品,如保元化毒汤加橘红、贝母、桔梗、麦冬甚妥。

加味二陈汤

麦门冬去心　前胡　瓜蒌仁　陈皮　半夏姜制　茯苓　甘草生　枳壳麸炒　桔梗　杏仁炒,去皮、尖　黄芩

引用生姜,水煎服。

【方歌】痘证多痰宜二陈,麦冬前胡瓜蒌仁,陈皮半夏茯苓草,枳桔杏仁共黄芩。

保元化毒汤方见起胀证治

咳　嗽

毒热熏蒸火灼金,肺气上逆咳嗽频,初热见点杏苏饮,收靥清膈二陈神。

【注】咳嗽者,有声有痰也。因痘毒之火上熏于肺,故气逆而发为咳嗽。如初发热见此者,宜杏苏饮主之。偶感风寒者,亦用此药。自起胀至成浆而咳嗽者,由喉间有痘,道路窄狭,痘收自愈,不必服药。结靥后咳嗽者,乃卫气虚弱,腠理开张;或因风寒者,均宜人参清膈散治之。因余热者,宜加味二陈汤治之。

杏苏饮方见喘证

人参清膈散

人参　黄芪生　茯苓　白术土炒　黄芩　当归　白芍微炒　知母生　桔梗　甘草生　柴胡　滑石飞　紫菀　地骨皮　桑皮炒

引用生姜,水煎服。

【方歌】清膈散疗靥后咳,参芪苓术芩归芍,知桔甘草柴滑

石,紫菀地骨桑皮合。

　　加味二陈汤方见痰证

干　哕

　　痘疮干哕病势沉,毒热上逆正难禁,实热橘皮竹茹剂,虚寒丁香柿蒂神。

　　【注】干哕者,有声无物,其声重大而长,属阳明胃经也。缘毒热上逆所致。又有胃气不足,不能容受,复有寒邪客于胃中,使胃气不能中主,上行而哕也。热者,橘皮竹茹汤主之;寒者,丁香柿蒂汤主之。

　　橘皮竹茹汤

　　橘红　半夏姜制　麦门冬去心　枇杷叶姜炙　甘草生　竹茹　赤苓　人参

　　引用芦根,水煎服。

　　【方歌】橘皮竹茹汤如神,专医胃热呕逆频,橘半麦冬枇杷草,竹茹赤苓与人参。

　　丁香柿蒂汤

　　丁香　人参　高良姜　柿蒂

　　水煎服。

　　【方歌】丁香柿蒂汤治寒,胃气上逆不得安,丁香良姜人参共,更入柿蒂一同煎。

呕　吐

　　毒盛呕吐二陈良,吞咽不利鼠粘汤,伤食吐酸大安效,气虚作呕和胃方。

　　【注】呕者,有物有声;吐者,有物无声,二证皆属于胃。痘初出呕吐者,是火邪犯胃,毒气上腾,痘必红紫,宜栀连二陈汤。自起胀至收靥呕吐者,是疮集咽门,吞咽不利所致,须用鼠粘子

汤。若伤食呕吐者,吐必腥酸,宜用木香大安丸。设吐后精神困倦,不思饮食,乃胃气虚也,以参砂和胃汤主之。

栀连二陈汤

陈皮 半夏姜制 茯苓 甘草生 栀子姜炒 川黄连姜炒

引用生姜,水煎服。

【方歌】毒气冲胃吐频频,医治须宜用二陈,陈半茯苓生甘草,栀连姜炒效如神。

加味鼠粘子汤

桔梗 射干 连翘去心 荆芥 防风 山豆根 鼠粘子炒、研 干葛

水煎服。

【方歌】加味鼠粘汤极合,桔梗射干同连翘,荆芥防风山豆根,鼠粘子炒配干葛。

木香大安丸方见惊搐

参砂和胃汤

人参 白术土炒 藿香 茯苓 陈皮 半夏姜制 缩砂仁 甘草炙

引用煨姜,水煎服。

【方歌】虚吐参砂和胃汤,人参白术共藿香,茯苓陈皮制半夏,缩砂甘草引煨姜。

呛 水

毒壅会厌水难纳,溢入气喉呛始发,咽喉肿痛道路狭,甘桔解毒皆妙法。

【注】呛水者,因火盛毒壅会厌门也。盖咽门司纳饮食,一为毒热所壅,则必肿痛,水不易入,溢于气喉,故气喷出而呛作矣。宜用加味甘桔汤,或加味解毒汤亦可。此证见于七日前者,俱属恶候。若七日已后,外痘蒸长光润而作呛者,是咽门痘长,

壅窒道路而使然也,至结痂则呛自止。治者当于毒盛之痘,预用清理气道之药,不使热毒侵犯,自能免此患矣。

加味甘桔汤

牛蒡子炒　苦桔梗　生甘草　射干

水煎服。

【方歌】加味甘桔汤最良,痘证呛水效非常,牛蒡子合苦桔梗,甘草射干共煎尝。

加味解毒汤

元参　苦桔梗　麦门冬去心　当归尾　赤芍　生地黄　连翘去心　牛蒡子炒,研　丹皮　红花　甘草生　木通

引用灯心,水煎服。

【方歌】加味解毒汤最灵,元参桔梗麦门冬,归芍生地翘牛蒡,丹皮红花草木通。

口喷秽气

发痘脾胃被毒侵,口喷秽气不堪闻,毒火燔灼宜速治,加味归宗功效神。

【注】毒火侵炙脾胃,故口出臭味,令人难近。盖出痘全赖脾胃以为根本,今为毒火侵害,则根本受伤。不急救之,必至脾胃溃烂而成大害。须以归宗汤治之,秽减庶可望生。

归宗汤方见发热证治

不　食

便秘不食解毒汤,脾虚不食参术良,不食咽肿甘桔剂,伤食恶食平胃尝。

【注】痘疮赖气血以成功,气血借饮食以生化,自起胀、灌浆以至收靥、结痂,俱以胃壮为根本。故痘中遇不食之证,须要明辨。如大便秘结,痘疮掀紫不食,此毒盛血热也,宜凉血解毒汤

加黄芩、黄连、大黄主之。若痘色灰白，泄泻不食，此脾气虚弱
也，人参白术散主之。行浆时欲食而复畏食，此咽门肿痛，难以
下咽也，宜加味甘桔汤主之。设喜食过多，恶食不食，乃内伤饮
食，胃有宿滞也，宜加味平胃散主之。

凉血解毒汤方见结痂落痂证治

人参白术散方见喘证

加味甘桔汤方见呛水

加味平胃散方见腹痛

汗

**热少汗微营卫畅，太过须防阴液亡，自汗不止保元剂，盗汗
夜热六黄汤。**

【注】卫气乃护卫皮肤，固守津液，使不走泄者也。痘证见
此，是痘毒之火由里达表，于于卫气，腠理疏，故汗出矣。初见有
微汗者，是荣卫通畅，毒从汗解，实良候也。但汗为血液，太过则
阴液必亡，须紧防之。如起胀后大汗不止，未行浆，恐不能灌；即
行浆，恐不能靥；既靥，尤恐气血虚脱，最为可畏。自汗为阳虚，
急于敛汗，以保元汤主之；盗汗为阴虚，急于降火，以当归六黄汤
主之。

加味保元汤

人参　黄芪蜜炙　浮小麦　甘草炙　广桂枝　白芍炒

水煎服。

【方歌】阳虚汗出用保元，人参黄芪浮麦甘，广桂枝同白芍
药，敛汗实腠此为先。

当归六黄汤

黄芩　黄柏　黄连　生地　熟地　当归　黄芪生

水煎服。

【方歌】六黄汤敛阴虚汗，黄芩黄柏共黄连，生熟地黄当归

配,黄芪倍用效通仙。

秘　结

痘疮内外宜宣畅,秘结气血鲜流荡,大便不通四顺宜,小便秘涩八正当。

【注】凡出痘,二便最喜通畅。以痘属毒火,惟通畅然后经络疏利,气血流动,而无壅遏之患。一有不通,则毒火不能外达,必至内攻而生患。初出大便秘者,四顺清凉饮主之;小便秘者,八正散主之。若至成浆时,切勿轻用。

四顺清凉饮

白芍药　当归身　甘草生　生大黄

水煎服。

【方歌】四顺清凉治秘结,大便不通毒火烈,白芍当归大黄草,急急煎服效最捷。

八正散

车前子　瞿麦　扁蓄　栀子仁　大黄　甘草生　木通滑石

引用灯心,水煎服。

【方歌】八正散治小便秘,车前瞿麦与扁蓄,栀子大黄木通草,更入滑石煎成剂。

泻　泄

初热作泻柴苓先,脾虚冷泻木香煎,色黄酸臭胃苓治,灌浆虚滑豆蔻丸。

【注】痘证不喜秘结,更忌泻利。初出时泻,尚具开通之功,火热由利而解。若泻甚,则是邪气并于肠胃,迫而下降,使传化失常也,宜柴苓汤主之。起胀时泻,手足逆冷,痘不起,其色淡白,此冷泻也,以陈氏木香散主之。如中满恶食,泻黄酸臭,手足

心热,面赤疮红,此胃热作泻,以胃苓汤主之。惟成浆时尤为紧要。盖痘疮至此,津液已衰,脾胃已弱,复加泄泻,则百变丛生,急以豆蔻丸主之。

柴苓汤

黄芩　半夏姜炙　白术土炒　甘草生　赤茯苓　猪苓　泽泻　柴胡

引用生姜、灯心,水煎服。

【方歌】痘形未见先泄泻,柴苓疏利功最捷,芩半术甘赤茯苓,猪苓柴胡共泽泻。

陈氏木香散方见厥逆

胃苓汤

陈皮　厚朴姜炒　赤茯苓　苍术米泔水浸、炒　猪苓　泽泻　白术土炒

引用灯心,水煎服。

【方歌】里实作泻胃苓治,陈皮厚朴赤茯苓,苍术猪苓并泽泻,减桂倍术效无穷。

豆蔻丸

白龙骨煅　肉豆蔻面裹,煨,去油　木香煨　砂仁　诃黎勒肉各五钱,面裹,煨　赤石脂七钱半,煅　白枯矾三钱

共为细末,面糊为丸,如黍米大。每服三五十丸,米饮下。

痢　疾

痘疮未愈痢随生,湿热伤中证非轻。白属伤气四君剂,红属伤血四物灵。

【注】凡痘疮未愈而患痢疾者,乃湿热郁于肠胃,致伤气血而然也,痘必滞黯无色。治当清热除湿,调理气血为主。白痢属气,加味四君子汤主之;赤痢属血,加味四物汤主之;赤白相兼者,合而用之。

加味四君子汤

茯苓　白术土炒　人参　陈皮　木香煨　甘草炙　黄连姜炙　黄芩

水煎服。

【方歌】加味四君妙如神,茯苓白术共人参,陈皮木香炙甘草,姜炒川连配黄芩。

加味四物汤

川芎　当归　生地　黄芩酒炒　川连酒炒　木香　白芍炒

水煎服。

【方歌】加味四物治赤痢,川芎当归共生地,酒炒黄芩合川连,木香白芍调成剂。

痒

见点作痒葛根汤,灌浆痒塌大补良,触犯暴痒熏避秽,急煎内托免毒藏。

【注】经曰:诸痒为虚。又曰:火微则痒。治者须分别治之。痘方出而身痒者,此邪气欲出,腠理严密,其火游溢往来,故不时作痒,加味升麻葛根汤主之。灌浆时,痘色淡白平塌,便溏懒食,浆清作痒者,此脾胃弱气血虚也,十全大补汤主之。如秽气触犯而暴痒者,外用避秽香熏之,内服内托散送毒外出,庶无内攻之患。至于将敛而作痒者,此脓成毒化,荣卫和畅也,与疮疖将痊作痒者同论,不必服药。

加味升麻葛根汤

升麻　葛根　防风　淡豆豉　赤芍　桂枝　甘草生

水煎服。

【方歌】加味升麻葛根汤,痘出作痒最堪尝,升葛防风淡豆豉,赤芍桂枝甘草良。

十全大补汤方见结痂、落痂证治

避秽香

苍术　大黄　茵陈等分

右剉细,枣肉为饼。炉中烧之,能避邪秽。

内托散

黄芪蜜炙　人参　川芎　当归　白芷　木香煨　桔梗　厚朴姜炒　甘草炙　肉桂　防风

引用姜、枣,水煎服。

【方歌】内托散防毒内攻,黄芪人参与川芎,当归白芷木香桔,厚朴甘草桂防风。

痛

小儿出痘若疼痛,皆因毒火未发清,疏散清解是妙方,葛根四物汤极应。

【注】经曰:诸痛为实。又曰:热盛则痛。皆缘痘毒之火未能尽解,故不时作痛也。痘初出痛者,因毒未发透也,升麻葛根汤主之。痘出稠密而作痛者,毒盛血热也,加味四物汤主之。若收靥时痛甚闷乱者,不治。

升麻葛根汤方见发热证治

加味四物汤

当归　赤芍　荆芥穗　防风　红花　丹皮　牛蒡子炒　连翘去心　川芎　生地黄

水煎服。

【方歌】毒盛加味四物汤,当归赤芍合荆防,红花丹皮牛蒡子,连翘川芎生地黄。

失　音

痘之始终喜音清,毒热壅塞哑无声,喉中有痘不须治,若是毒攻甘桔宁。

【注】音者,心之声也。心气上达于肺而作音,肺清则音清,肺热则音哑。如痘当灌浆而音哑者,此喉中有痘碍于气道,待外痘收靥,而内痘自清,不必施治。若未长灌而音已先哑者,此热毒壅遏肺窍而然也,宜加味甘桔汤治之。

加味甘桔汤

射干　牛蒡子炒　元参　连翘去心　麦门冬去心　栀子炒　苦桔梗　甘草生

水煎服。

【方歌】加味甘桔治失音,射干牛蒡与元参,连翘麦冬炒栀子,桔梗甘草共和匀。

衄血便血

热盛衄血犀角汤,脾不统血参术良,热注肠胃四物治,脾虚便血归脾尝。

【注】血属阴,诸经赖以养育,痘疮资以成功。一为毒火熏灼,则血随火动,迫而妄行,上则为衄血,下则为便血。痘色紫滞,燥热口渴而衄者,此毒火刑金也,犀角地黄汤主之。靥后余毒乘脾而衄者,此脾虚不能统血归经也,人参白术散主之,外俱用发灰散吹入鼻中。若毒火炽甚,流注大肠,大便下血,加味四物汤主之。设痘色灰白陷下而便血者,此脾气虚弱不能摄血,宜归脾汤主之。至若大吐血、溺血及七窍出血,变在反掌,不必服药。

犀角地黄汤

犀角镑　丹皮　生地　白芍

水煎服。

【方歌】毒火上冲频衄血,犀角地黄汤效捷,犀角镑与牡丹皮,生地白芍共煎列。

人参白术散方见喘证

发灰散

用少壮无病人之乱发,以皂角煮水,洗净油气,焙干。用新瓦罐一个,填入内令满,净瓦片盖口,盐泥封之。炭火围罐之半,煅一炷香取出,候冷研细,吹鼻中。或用发灰二分,童便七分,酒三分调服,亦可止血。

加味四物汤

当归　白芍酒炒　生地　牡丹皮　荆芥炒黑　川芎　黄芩
黄连　地榆

水煎服。

【方歌】加味四物便血宜,归芍生地牡丹皮,荆芥炒黑川芎配,黄芩黄连共地榆。

归脾汤

人参　白术土炒　甘草炙　黄芪蜜炙　枣仁炒、研　远志去心　龙眼肉　茯神　当归　木香煨

引用姜、枣,水煎服。

【方歌】归脾汤治脾气虚,人参白术草黄芪,枣仁远志龙眼肉,茯神当归木香宜。

寒战咬牙

寒战咬牙要分明,初热在表羌活从,肺胃有热四物剂,气血两虚参归灵。

【注】寒战咬牙者,森森若寒,振振摇动,上下牙尖相磨而鸣也。初热时寒战咬牙者,因火毒留于经络之中,邪正相争,欲出不出所致也。治宜清热透表,以羌活汤主之。如见点后痘色紫赤,大便秘,小便涩,烦躁口渴者,此属实热,是胃热则咬牙,肺热则寒战也,宜加味四物汤主之。若灌浆时脓色清稀,大便溏,小便长,身凉不渴者,此属气血两虚,是气虚则寒战,血虚则咬牙,宜参归鹿茸汤主之。

羌活汤

龙胆草　薄荷　防风　当归　栀子　淡竹叶　羌活　甘草
生　川芎

引用生姜,水煎服。

【方歌】羌活汤除风热攻,龙胆薄荷共防风,当归栀子淡竹叶,羌活甘草及川芎。

加味四物汤

生地　连翘去心　川芎　当归　赤芍　石膏煅　麦门冬去心　川黄连姜炒　木通

水煎服。

【方歌】加味四物治热盛,寒战咬牙二证并,生地连翘芎芍归,石膏麦连木通共。

参归鹿茸汤方见灌浆证治

倦　怠

倦怠多因气虚弱,或缘滞热困儿脾。虚而无热补中治,食滞伤脾保元医。

【注】痘中倦怠,固属中气不足,服补中益气汤最为妥协。然亦有神气本弱,或为食热所困,其现证虽与不足等,但不可专以虚治,当于补剂中佐以清热之品,如保元汤加味用之可也。

补中益气汤方见痘顶塌陷

加味保元汤

人参　黄芪生　甘草炙　栀子炒　黄芩酒炒　麦门冬去心
山楂　神曲炒　陈皮　麦芽炒

引用生姜、大枣,水煎服。

【方歌】加味保元食热虚,参芪甘草补厥脾,栀芩麦冬清心热,楂曲陈麦消滞宜。

痘后浮肿

表虚风邪乘间入，遍身面目虚肿浮，五皮桂枝微汗后，面消身肿胃苓除。

【注】小儿痘后表气虚弱，见风太早，风邪乘虚而入，致使面目虚浮，遍身皆肿者，初宜五皮汤微汗之。服后面目不浮，惟遍身犹肿者，胃苓汤主之。

五皮汤

地骨皮　五加皮　桑皮蜜炙　桂枝　姜皮　大腹皮洗

引用灯心，水煎服。

【方歌】痘后浮肿五皮汤，地骨五加蜜炙桑，桂枝姜皮合大腹，引用灯心水煎尝。

胃苓汤方见泻证

御纂医宗金鉴　卷五十九

痘中杂证下

痘后痈毒

余毒未尽痘毒生,轻则疮疖重为痈。内用解毒汤俱可,外敷红玉膏有功。

【注】凡痘后余毒,皆因灌浆之时,毒气太盛,未得尽化,留藏于经络,聚而不散。轻则发为疮疖,重即成痈。或在肌肉之虚处,或发于关节摇动之际。皆不论已溃未溃,均以解毒内托汤主之,外用红玉膏摊贴患处。

　　解毒内托汤

生黄芪　荆芥　防风　连翘去心　当归　赤芍药　金银花　甘草节　木通

水煎服。

【方歌】解毒内托汤最灵,黄芪荆芥共防风,连翘当归赤芍药,银花甘草与木通。

　　红玉膏

紫草一两　红花一两　当归二两　黄蜡三两

用香油半斤,先将药炸焦去渣,后下黄蜡令匀,以冷为度,摊贴患处。

目

目病之由风热成,痘毒火郁上攻睛,赤肿涩痛洗肝散,翳膜遮睛龙胆从。

【注】目病固多由风热而起也。夫痘蕴非常之热,自里达外,气血弱则不能逐毒外出,火郁上攻,目斯病矣。如赤肿疼痛,

隐涩流泪,不能开者,以洗肝散主之。翳膜遮睛,隐涩羞明者,加味龙胆汤主之。

洗肝散

羌活　归尾　防风　山栀仁　谷精草　薄荷　生甘草
川芎

水煎,食后服。

【方歌】洗肝散治目痛疼,羌活归尾及防风,山栀仁同谷精草,薄荷甘草配川芎。

龙胆汤

防风　木贼草　密蒙花　蝉蜕　蔓荆子　龙胆草　菊花
黄连　白芷　蒺藜

水煎服。

【方歌】翳遮龙胆汤堪夸,防风木贼密蒙花,蝉蜕蔓荆龙胆菊,黄连白芷蒺藜佳。

唇

脾经脉络绕唇口,出痘始终贵润红,紫裂焦黑急宜治,葛根解毒二方从。

【注】脾经之脉络绕于唇口,故经曰:六腑之华在唇。必津液充足,气血和畅,唇口方能红润,故出痘之始终以此为贵。不然,一为毒火所制,则毒乘于中,热炽于外,不惟不能红润,且或赤、或紫、或焦裂者,治皆不可缓也。初宜加味升麻葛根汤,起胀后,则以黄连解毒汤治之。

加味升麻葛根汤

赤芍　栀子　藿香　升麻　葛根　生甘草　防风　石膏
水煎服。

【方歌】加味升麻葛根汤,赤芍栀子与藿香,升麻葛根生甘草,防风石膏共煎尝。

黄连解毒汤方见结痂落痂证治

痘后牙疳

痘后牙疳毒热攻，口臭龈肿多痛疼，内服清毒凉血饮，外敷中白散极灵。

【注】痘后生牙疳者，乃余毒未解，上攻牙齿而然也。初起口臭龈肿，牙缝出血，尚觉疼痛；甚则色黑腐烂，牙齿脱落，穿腮破颊，蚀透鼻唇，多至不救。见之须急急调治，内服清毒凉血饮，外敷人中白散。

清毒凉血饮

知母　石膏　生地　黄连　当归　赤芍　大黄　山栀子　丹皮　荆芥穗　连翘去心

水煎服。

【方歌】清毒凉血治牙疳，知母石膏生地连，归芍大黄山栀子，丹皮荆穗连翘煎。

人中白散

人中白二钱，煅　雄黄八分　冰片四分　硼砂　青黛　儿茶各一钱

共为细末，搽敷患处。

舌

舌乃心苗五内通，毒火一犯先见形，赤紫黑肿并舒弄，总以清热犀角平。

【注】舌为心苗，内通五脏。毒热举发，舌先受之，或赤、或紫、或黑、或肿，舒舌，弄舌，种种不一，要皆热留于心而使然也。治宜清热为主，以加味犀角汤治之。

加味犀角汤

荆芥　防风　牛蒡子炒　生甘草　桔梗　升麻　犀角　麦

冬去心　栀子　黄连　石膏煅

　　水煎服。

【方歌】加味犀角能散热,荆防牛蒡同甘桔,升麻犀角麦门冬,栀子黄连石膏捷。

咽　喉

　　咽喉之地司出入,毒火冲炽痛难堪,内用甘桔利咽剂,外吹牛黄散即安。

【注】咽者,饮食之道;喉者,呼吸之门,乃最紧要之处。若痘毒不能发越于外,火热壅塞膈间,上冲咽喉,则或肿痛、或哑呛,甚而不能呼吸,饮食难入。速用加味甘桔汤治之。或用加减利咽解毒汤,外用牛黄散吹入肿处。

加味甘桔汤方见失音

利咽解毒汤

防风　山豆根　麦冬去心　牛蒡子炒　黑参　苦桔梗　生甘草　绿豆

　　水煎服。

【方解】利咽解毒用防风,山豆根与麦门冬,牛蒡黑参苦桔梗,甘草绿豆共煎浓。

牛黄散

川黄连生　黄柏生　薄荷各八分　雄黄　火硝　青黛各二分半　牛黄　冰片　硼砂　朱砂各一分

　　共为细末,每用少许,吹患处。

夹　疹

　　痘中夹疹因时气,毒火触动发其机,临期休将痘疮治,速将升葛透疹宜。

【注】痘已见形,其中又有颗粒细密如麻子者,此夹疹也。

因出痘时恰遇天行时疫,感受其气,一时并发。不须治痘,当先治疹,以升麻葛根汤加荆芥、防风、蝉蜕、牛蒡、犀角,疹散而痘自起矣!

升麻葛根汤方见发热证治

夹瘢

片片结就如云头,毒伤阴血浮火游,表散荆防败毒剂,清热黄连解毒投。

【注】瘢乃血之余也。因毒火郁遏,伤于阴血,血热相搏,故浮游之火,散布皮肤之间,与痘相夹而出,片片如云头突起,谓之夹瘢,以荆防败毒散主之。七日后见此,谓之发瘢,乃血热不解故也,以黄连解毒汤主之。

荆防败毒散

羌活　独活　柴胡　前胡　荆芥　防风　生甘草　川芎枳壳麸炒　桔梗　赤茯苓

引用生姜,水煎服。

【方歌】夹瘢宜用疏解剂,荆防败毒进莫迟,羌独柴前荆防草,川芎枳桔赤苓宜。

黄连解毒汤方见结痂落痂证治

夹痧

痧形发时粟一般,颗硬形圆顶又尖,粒中含水清浆样,败毒调治自然安。

【注】痧亦疹类,但形如粟米,尖圆白硬,内含清水为异。此亦热毒所发,往往夹痘而出,宜于疏散,以荆防败毒散主之。

荆防败毒散方见夹瘢

水　痘

水痘皆因湿热成,外证多与大痘同,形圆顶尖含清水,易胀易靥不浆脓。初起荆防败毒散,加味导赤继相从。

【注】水痘发于脾、肺二经,由湿热而成也。初起与大痘相似,面赤唇红,眼光如水,咳嗽喷嚏,唾涕稠粘,身热二三日而始出,其形尖圆而大,内含清水,易胀易靥,不作脓浆。初起荆防败毒散主之,继以加味导赤散治之。

荆防败毒散方见夹瘢

加味导赤散

生地　木通　生甘草　连翘　黄连　滑石　赤苓　麦冬去心

引用灯心,水煎服。

【方歌】加味导赤除湿热,生地木通甘草协,翘连滑石苓麦冬,引加灯心称妙诀。

男妇年长出痘门

男子年长出痘

年长出痘总不宜,真阴亏损元气虚,一逢出痘毒冲炽,水不胜火岂能支,夹热参麦清补剂,攻浆参归鹿茸宜。

【注】男子自十六岁后,皆谓之年长。嗜欲情开,元精走泄,又遇痘毒之火冲炽,则真阴亏损,水虚不能制火。故每至行浆之际,口渴心烦,鼻衄咽痛,不能成脓,结痂者有之。治者不可妄用寒凉。五六日前,只宜参麦清补汤调治,至七八日如脓浆不行,急宜攻浆,以参归鹿茸汤内调鸡冠血酒治之。但得浆行,庶可无虞。

参麦清补汤

当归　川芎　花粉　白芍酒炒　生地　人参　生黄芪　前

胡　桔梗　牛蒡子炒、研　生甘草　红花　南山楂　麦冬去心

引用生姜,水煎服。

【方歌】参麦清补用归芎,花粉白芍生地同,参芪前桔牛蒡草,红花山楂麦门冬。

参归鹿茸汤方见灌浆证治

鸡冠血酒方见灰陷白陷

妇女出痘行经

妇女发痘遇经行,当期毒解不须惊,非期凉血解毒治,过期四物解毒从,去血过多气血弱,十全大补服通灵。

【注】女子出痘,或遇经行,须问其是期非期。如期而出者,则毒热随血解去,不须施治,其证自愈。若非期而至者,此毒火内扰于胞中,致血妄行,以凉血解毒汤治之;若过期不止,乃毒热乘入血室,以四物解毒汤加元参、甘草主之。若行浆时去血过多,此气血虚弱不能统摄也,急用十全大补汤。治若稍缓,痘浆不行,则无救矣。

凉血解毒汤方见结痂落痂证治

四物解毒汤

当归　白芍酒炒　生地　元参　栀子炒　川芎　生甘草

黄连酒炒　黄柏酒炒　黄芩酒炒

水煎服。

【方歌】四物解毒汤如神,归芍生地共元参,栀子川芎生甘草,黄连黄柏共黄芩。

十全大补汤方见结痂落痂证治

孕妇出痘

妊娠出痘势最难,母子相连掌握间。审其所因随证洽,如圣安胎效通仙。

【注】孕妇最忌出痘,盖热能动胎,胎落则气血因之而伤,又安望其起胀、灌浆、结痂耶?故遇孕妇出痘,始终以安胎为上。用如圣散随证加减治之,不可轻用犯胎之药,致有触动。

如圣散

当归身　陈皮　白术土炒　大腹皮　黄芩　缩砂仁连壳炒甘草生　黑豆酒洗　桑上羊儿藤

水煎服。

初发热,加升麻、葛根、连翘。出而稠密者,加酒炒黄连、牛蒡子、连翘、南山楂。不起发者,加牛蒡子、赤芍药。渴,加麦门冬、知母、花粉。血动者,四物汤加芩、连。脾虚食少,毒发不出者,千金内托汤去肉桂,倍加参、芪。身热有外邪者,参苏饮加木香。

【方歌】安胎如圣散最宜,归陈白术大腹皮,黄芩砂仁共甘草,黑豆羊藤服莫疑。

痘出遇产

痘出正盛逢临产,束手无策势最险。无恙十全大补治,恶露未尽黑神散。

【注】孕妇当痘正出之际,忽然欲产,俟产育后无他恙者,只宜大补气血,十全大补汤主之。若腹中微痛,此恶露未尽也,黑神散主之。

十全大补汤方见结痂落痂证治

黑神散

当归　川芎　熟地黄　青皮醋炙　香附醋炙　蒲黄　桂心干姜

水煎,温服。

【方歌】恶露未净黑神良,当归川芎熟地黄,青皮香附俱醋炙,蒲黄桂心合干姜。

产后出痘

产后如逢出痘疮，惟凭补益莫惊慌，十全大补全功效，勿用寒凉致损伤。

【注】妇人产后气血已伤，又遇出痘，则气血之供用难给，不能领载其毒。惟宜大补气血，以十全大补汤治之，切不可妄用寒凉之剂，致伤生发之机也。

十全大补汤方见结痂落痂证治

疹 门

疹 原

麻为正疹亦胎毒，毒伏六腑感而出。初发之状有类痘，形尖渐密不浆殊。始终调护须留意，较痘虽轻变化速。

【注】疹非一类，有瘄疹、瘾疹、温疹。盖痘疹皆非正疹也，惟麻疹则为正疹。亦胎元之毒，伏于六腑，感天地邪阳火旺之气，自肺、脾而出，故多咳嗽喷嚏，鼻流清涕，眼泪汪汪，两胞浮肿。身热二三日或四五日，始见点于皮肤之上，形如麻粒，色若桃花，间有类于痘大者，此麻疹初发之状也。形尖疏稀，渐次稠密，有颗粒而无根晕，微起泛而不生浆，此麻疹见形之后，大异于痘也。须留神调治，始终不可一毫疏忽。较之于痘虽稍轻，而变化之速则在顷刻也。

麻疹轻重

麻疹出时非一端，其中轻重要详参。气血和平轻而易，表里交杂重则难。

【注】麻疹出时有轻重之分，临时须要详察。若气血和平，素无他病者，虽感时气，而正能制邪；故发热和缓，微微汗出，神

气清爽,二便调匀,见点则透彻散没,不疾不徐,为轻而易治者也。若素有风寒食滞,表里交杂,一触邪阳火旺之气,内外合发,而正不能制邪,必大热无汗,烦躁口渴,神气不清,便闭尿涩,见点不能透彻收散,或太紧速,则为重而难治者也。

麻疹主治大法

疹宜发表透为先,最忌寒凉毒内含。已出清利无余热,没后伤阴养血痊。

【注】凡麻疹出,贵透彻,宜先用表发,使毒尽达于肌表。若过用寒凉,冰伏毒热,则必不能出透,多致毒气内攻,喘闷而毙。至若已出透者,又当用清利之品,使内无余热,以免疹后诸证。且麻疹属阳热,甚则阴分受伤,血为所耗,故没后须以养血为主,可保万全。此首尾治疹之大法,至于临时权变,惟神而明之而已。

麻疹未出证治

欲出麻疹身微热,表里无邪毒气松,若兼风寒食滞热,隐伏不出变丛生。宣毒发表为主剂,随证加味莫乱从。

【注】麻疹一证,非热不出,故欲出时,身先热也。表里无邪者,热必和缓,毒气松动,则易出而易透。若兼风寒食热诸证,其热必壮盛,毒气郁闭,则难出而难透。治以宣毒发表汤。其间或有交杂之证,亦照本方随证加减治之。

宣毒发表汤

升麻　葛根　前胡　桔梗　枳壳麸炒　荆芥　防风　薄荷叶　木通　连翘去心　牛蒡子炒、研　淡竹叶　生甘草

引加芫荽,水煎服。

感寒邪者,加麻黄,夏月勿用。食滞,加南山楂。内热,加黄芩。

【方歌】疹伏宣毒发表汤,升葛前桔枳荆防,薄通翘蒡淡竹草,引加芫荽水煎尝。

麻疹见形证治

麻疹已出贵透彻,细密红润始为良。若不透彻须分晰,风寒毒热气虚详。风寒升葛汤加味,毒热三黄石膏汤,气虚人参败毒散,托里透疹效非常。

【注】麻疹见形,贵乎透彻。出后细密红润,则为佳美。有不透彻者,须察所因:如风寒闭塞,必有身热无汗,头疼呕恶,疹色淡红而黯之证,宜用升麻葛根汤,加苏叶、川芎、牛蒡子;因毒热壅滞者,必面赤身热,谵语烦渴,疹色赤紫滞黯,宜用三黄石膏汤;又有正气虚弱,不能送毒外出者,必面色㿠白,身微热,精神倦怠,疹色白而不红,以人参败毒散主之。

升麻葛根汤方见痘门发热证治

三黄石膏汤

麻黄　石膏　淡豆豉　黄柏　黄连　栀子　黄芩

水煎服。

【方歌】疹出不透因毒热,三黄石膏汤急寻,麻黄石膏淡豆豉,黄柏黄连栀子芩。

人参败毒散

人参　川芎　羌活　独活　前胡　枳壳麸炒　桔梗　柴胡

生甘草　赤苓

引用生姜,水煎服。

【方歌】疹因气虚出难透,人参败毒有奇功,参芎羌独前枳桔,柴胡甘草赤茯苓。

麻疹收没证治

疹出三日当收没,不疾不徐始无虞。收没太速毒攻内,当散不散虚热医。毒盛荆防解毒治,外用胡荽酒法宜。虚热柴胡四物剂,应证而施病渐离。

【注】麻疹见形三日之后,当渐次没落,不疾不徐,始为无病。若一二日疹即收没,此为太速。因调摄不谨,或为风寒所袭,或为邪秽所触,以致毒反内攻。轻则烦渴谵狂,重则神昏闷乱,急宜内服荆防解毒汤,外用胡荽酒熏其衣被,使疹透出,方保无虞。当散不散者,内有虚热留滞于肌表也。其证潮热烦渴,口燥咽干,切不可纯用寒凉之剂,以柴胡四物汤治之。使血分和畅,余热悉除,疹即没矣!

荆防解毒汤

薄荷叶　连翘去心　荆芥穗　防风　黄芩　黄连　牛蒡子炒、研　大青叶　犀角　人中黄

引用灯心、芦根,水煎服。

【方歌】收没太速毒内攻,荆防解毒治最灵,薄翘荆防芩连蒡,大青犀角共人中。

胡荽酒方见痘门水泡证治

柴胡四物汤

白芍炒　当归　川芎　生地　人参　柴胡　淡竹叶　地骨皮　知母炒　黄芩　麦冬去心

引加生姜、红枣,水煎服。

【方歌】当散不散因虚热,柴胡四物芍归芎,生地人参柴竹叶,地骨知母芩麦冬。

身热不退

麻疹已发身犹热,毒热壅遏使之然。出用化毒清表剂,没后柴胡清热煎。

【注】麻疹非热不出,若既出透,其热当减。倘仍大热者,此毒盛壅遏也,宜用化毒清表汤治之。疹已没落而身热者,此余热留于肌表也,宜柴胡清热饮治之。

化毒清表汤

葛根　薄荷叶　地骨皮　牛蒡子炒,研　连翘去心　防风

黄芩　黄连　元参　生知母　木通　生甘草　桔梗

引用生姜、灯心,水煎服。

【方歌】疹已出透身壮热,化毒清表为妙诀,葛薄地骨蒡翘防,芩连元知通甘桔。

柴胡清热饮

柴胡　黄芩　赤芍　生地　麦冬去心　地骨皮　生知母　生甘草

引用生姜、灯心,水煎服。

【方歌】疹已没落热不减,柴胡清热效通仙,柴胡黄芩芍生地,麦冬地骨知母甘。

烦　渴

毒热内盛火上炎,心胃扰乱烦渴添,未出升葛汤加味,已出白虎汤为先,没落竹叶石膏用,因时医治莫迟延。

【注】凡出麻疹烦渴者,乃毒热壅盛也。盖心为热扰则烦,胃为热郁则渴。当未出时,宜升麻葛根汤加麦冬、天花粉;已出者,宜白虎汤;没后烦渴者,用竹叶石膏汤。

升麻葛根汤方见痘门发热证治

白虎汤

石膏煅　生知母　生甘草

引用粳米,水煎服。

【方歌】麻疹已发多烦渴,白虎清热自能安,石膏知母生甘草,引加粳米用水煎。

竹叶石膏汤

人参　麦冬去心　石膏煅　生知母　竹叶　生甘草

水煎服。

【方歌】疹已没落当安静,若加烦渴热未清,竹叶石膏汤参麦,石膏知母竹甘从。

谵 妄

疹发最怕毒火盛,热昏心神谵妄生,未出三黄石膏治,已出黄连解毒灵。

【注】谵妄一证,乃毒火太盛,热昏心神而然也。疹未出而谵妄者,三黄石膏汤主之;疹已出而谵妄者,黄连解毒汤主之。

三黄石膏汤方见麻疹见形证治

黄连解毒汤方见痘门结痂落痂证治

喘 急

疹初无汗作喘急,宣发麻杏石甘宜。毒热内攻金受克,保肺清气化毒医。

【注】喘为恶候,麻疹尤忌之。如初出未透,无汗喘急者,此表实拂郁其毒也,宜用麻杏石甘汤发之;疹已出,胸满喘急,此毒气内攻,肺金受克,宜用清气化毒饮清之。若迟延失治,以致肺叶焦举,则难救矣。

麻杏石甘汤

石膏煅　麻黄蜜炒　杏仁去皮、尖,炒　生甘草

引用生姜,水煎服。

【方歌】喘用麻杏石甘汤,石膏火煅合麻黄,杏仁去尖须微炒,甘草相配引生姜。

清气化毒饮

前胡　桔梗　瓜蒌仁　连翘去心　桑皮炙　杏仁炒,去皮、尖　黄芩　黄连　元参　生甘草　麦冬去心

引用芦根,水煎服。

【方歌】毒热内攻肺喘满,清气化毒饮最灵,前桔瓜蒌翘桑杏,芩连元参草麦冬。

咳　嗽

疹初咳嗽风邪郁,加味升麻葛根良。毒热熏蒸金受制,清金宁嗽自堪尝。

【注】麻疹发自脾、肺,故多咳嗽。若咳嗽太甚者,当分初、没治之。初起咳嗽,此为风邪所郁,以升麻葛根汤加前胡、桔梗、苏叶、杏仁治之;已出咳嗽,乃肺为火灼,以清金宁嗽汤主之。

升麻葛根汤方见痘门发热证治

清金宁嗽汤

橘红　前胡　生甘草　杏仁去皮、尖,炒　桑皮蜜炙　川连瓜蒌仁　桔梗　浙贝母去心

引用生姜、红枣,水煎服。

【方歌】嗽用清金宁嗽汤,橘红前草杏仁桑,川连瓜蒌桔贝母,引用红枣共生姜。

喉　痛

疹毒热甚上攻喉,肿痛难堪实可忧。表邪元参升麻用,里热凉膈消毒求。

【注】疹毒热盛,上攻咽喉,轻则肿痛,甚则汤水难下,最为可虑。表邪郁遏,疹毒不能发舒于外,致咽喉作痛者,元参升麻汤主之;里热壅盛,或疹已发于外,而咽喉作痛,以凉膈消毒饮主之。

元参升麻汤

荆芥　防风　升麻　牛蒡子炒、研　元参　生甘草

水煎服。

【方歌】表郁疹毒喉肿痛,急服元参升麻汤,荆芥防风升麻蒡,元参甘草水煎尝。

凉膈消毒饮

荆芥穗　防风　连翘去心　薄荷叶　黄芩　生栀子　生甘

草　牛蒡子炒、研　芒硝　大黄生

引用灯心,水煎服。

【方歌】里热喉痛苦难当,凉膈消毒饮最良,荆防翘薄芩栀草,牛蒡芒硝生大黄。

失　音

疹毒声哑肺热壅,元参升麻大有功。已发加减凉膈散,没后儿茶音即清。

【注】失音者,乃热毒闭塞肺窍而然也。疹初失音者,元参升麻汤主之;疹已发而失音者,加减凉膈散主之;疹没后声瘂者,儿茶散主之。

元参升麻汤方见喉痛

加减凉膈散

薄荷叶　生栀子　元参　连翘去心　生甘草　苦桔梗　麦冬去心　牛蒡子炒、研　黄芩

水煎服。

【方歌】加减凉膈治失音,薄荷栀子共元参,连翘甘草苦桔梗,麦冬牛蒡与黄芩。

儿茶散

硼砂二钱　孩儿茶五钱

共为细末,凉水一盏,调药一匙服之。

呕　吐

疹发缘何呕吐逆,火邪扰胃使之然。竹茹石膏为主治,和中清热吐能安。

【注】麻疹呕吐者,由于火邪内迫,胃气冲逆也。须以竹茹石膏汤和中清热,其吐自止。

竹茹石膏汤

半夏姜制　赤苓　陈皮　竹茹　生甘草　石膏煅

引用生姜,水煎服。

【方歌】竹茹石膏汤治吐,半夏姜制配茯苓,陈皮竹茹生甘草,石膏火煅共合成。

泻　泄

毒热移入大肠经,传化失常泻泄成,初起升葛汤加味,已发黄连解毒清。

【注】麻疹泻泄,乃毒热移入肠胃,使传化失常也。治者切不可用温热诸剂。疹初作泻者,以升麻葛根汤加赤苓、猪苓、泽泻主之;疹已出作泻者,以黄连解毒汤加赤苓、木通主之。

升麻葛根汤方见痘门发热证治

黄连解毒汤方见痘门结痂落痂证治

痢　疾

夹疹之痢最难当,毒热凝结移大肠,腹痛下痢赤白色,悉用清热导滞良。

【注】麻疹作痢,谓之夹疹痢。因毒热未解,移于大肠所致也。有腹痛欲解,或赤或白,与赤白相兼者,悉用清热导滞汤主之,不可轻投涩剂。

清热导滞汤

山楂　厚朴姜炒　生甘草　枳壳麸炒　槟榔　当归　白芍酒炒　条芩酒炒　连翘去心　牛蒡子炒、研　青皮炙　黄连　吴茱萸炒

引用生姜,水煎服。

【方歌】痢用清热导滞汤,山楂朴草壳槟榔,归芍条芩翘牛蒡,青皮黄连引生姜。

腹　痛

小儿发疹腹中疼，毒郁肠胃食滞凝。曲腰啼叫眉频蹙，加味平胃散堪行。

【注】麻疹腹痛者，由食滞凝结，毒气不得宣发于外，故不时曲腰啼叫，两眉频蹙。须以加味平胃散治之，滞消毒解，而痛自除矣。

加味平胃散

防风　升麻　枳壳麸炒　葛根　苍术炒　陈皮　厚朴姜炒　南山楂　麦芽炒　生甘草

引用生姜、灯心，水煎服。

【方歌】加味平胃散如神，防风升麻枳葛根，苍陈厚朴楂芽草，生姜灯心水煎匀。

衄　血

疹家衄血莫仓惶，毒从衄解妙非常。衄甚吹鼻发灰散，内服犀角地黄汤。

【注】肺开窍于鼻，毒热上冲，肺气载血妄行，则衄作矣。然衄中有发散之义，以毒从衄解，不须止之。但不可太过，过则血脱而阴亡也。如衄甚者，宜外用发灰散吹入鼻中，内服犀角地黄汤，其血可止。

发灰散　犀角地黄汤方俱见痘门衄血便血

瘖　疹

儿在母腹血热蒸，生后不免遇凉风，遍体发出如粟米，此名瘖疹何须评。

【注】瘖疹者，儿在胎中受母血热之气所蒸已久，及生后外遇凉风，以致遍身红点，如粟米之状。满月内见者，名为烂衣疮；百日内见者，又名百日疮；未出痘疮之先见者，即名为瘖疹。调

摄谨慎,不治自愈。

盖痘疹

痘后出疹盖痘传,余毒未尽夹食寒,遍身作痒如云片,加味消毒服即安。

【注】盖痘疹者,谓痘方愈而疹随发也。因痘后余毒未尽,更兼恣意饮食,外感风寒,以致遍身出疹,色赤作痒,始如粟米,渐成云片。宜加味消毒饮疏风清热,疹即愈矣。

加味消毒饮

荆芥穗　防风　牛蒡子炒　升麻　生甘草　赤芍　南山楂　连翘去心

引用生姜,水煎服。

【方歌】盖痘疹因风热成,加味消毒饮最灵,荆防牛蒡升麻草,赤芍山楂连翘从。

瘾疹

心火灼肺风湿毒,隐隐疹点发皮肤,疏风散湿羌活散,继用消毒热尽除。

【注】瘾疹者,乃心火灼于肺金,又兼外受风湿而成也。发必多痒,色则红赤,隐隐于皮肤之中,故名曰瘾疹。先用加减羌活散疏风散湿,继以加味消毒饮清热解毒。表里清而疹愈矣。

加味羌活散

羌活　前胡　薄荷叶　防风　川芎　枳壳麸炒　桔梗　蝉蜕　连翘去心　生甘草　赤苓

引用生姜,水煎服。

【方歌】瘾疹羌活散相当,羌活前胡薄荷防,川芎枳桔净蝉蜕,连翘甘草赤苓姜。

加味消毒饮方见盖痘疹

编辑幼科种痘
心法要旨

御纂医宗金鉴 卷六十

编辑幼科种痘心法要旨

　　夫痘,胎毒也。伏于有形之始,因感而发,为生人所不能免。然其发也,或染时气,或感风寒,或因饮食,或由惊恐,以病引病,为患多端,变更莫测。且其间顺吉者少,险逆者多,有千方百计而不能冀其愈于万一者,此其所以为难也。古有种痘一法,起自江右,达于京畿。究其所源,云自宋真宗时,峨眉山有神人出,为丞相王旦之子种痘而愈,遂传于世。其说虽似渺茫,然以理揆之,实有参赞化育之功,因时制宜之妙。盖正痘感于得病之后,而种痘则施于未病之先;正痘治于成病之时,而种痘则调于无病之日。自表传里,由里达表,既无诸证夹杂于其中,复有善方引导于其外,熏蒸渐染,胎毒尽出,又何虑乎为患多端,变更莫测,以致良工束手于无可如何之地耶? 此诚去险履平,避危就安之良法也。然种痘一科,多口传心授,方书未载,恐后人视为虚诞之辞,相沿日久,无所考稽,使至理良法,竟置无用之地,神功湮没,岂不大可惜哉! 今将种痘一法,细加研究,审度精详,纂辑成书,永垂千古,庶为种痘之津梁,咸登赤子于寿域也。

种痘要旨

　　尝考种痘之法,有谓取痘粒之浆而种之者;有谓服痘儿之衣而种之者;有谓以痘痂屑干吹入鼻中种之,谓之旱苗者;有谓以痘痂屑,湿纳入鼻孔种之,谓之水苗者。然即四者而较之,水苗为上，旱苗次之，痘衣多不应验，痘浆太涉残忍。故古法独用水苗，盖取其和平稳当也。近世始用旱苗，法虽捷径，微觉迅烈。若痘衣、痘浆之说，则断不可从。夫水苗之所以善者，以其势甚和平，不疾不徐，渐次而入；既种之后，小儿无受伤之处，胎毒有渐发之机，百发百中，捷于影响，尽善尽美，可法可传，为种痘之最优者。其次则旱苗虽烈，犹与水苗之法相近，儿体壮盛，犹或可施。至若痘痂之何以为顺？选苗之何以善藏？天时之何以得正？种期之何以为吉？调摄之何以合宜？禁忌之何以如法？形气之何以可种？与痘衣痘浆之弊，一一条分缕晰，细列于后。学者必细心体阅，则中有灼见，不致有他歧之惑，庶种法既善，而成功可必矣！

选　苗

苗者，痘之痂也。种痘者，全资乎此，以为胎毒之引导，关系匪轻。选苗时，宜留神细察，不可轻忽，其中有可用者，有不可用者，惟在痘之顺与不顺别之。痘之不顺者，出不尖圆，色不红润，浆不充满，所落之痂，黑暗而薄。此天人合病，内外合邪所致，即幸而得愈，亦不过良工之善为调治，非天然之美。此等痘痂，断不可用。痘之顺者，始终无夹杂之证，出则尖圆，色则红润，浆则充满；所落之痂，苍蜡光泽，肥大厚实。此得天地阴阳之正气，极顺之苗也，收而用之，效如响应。但此痂甚少，所遇无多，或不能亲其事而假手他人，亦必令彼身亲目睹方可。否则宁置而不用，切勿滥用，种者审之。

蓄　苗

种痘必资于苗,而苗之所可恃者,在气之相通耳。若遇热则气泄,日久则气薄,触污秽则气不清,藏不洁则气不正,此蓄苗之法,所以不可不慎也。如遇好苗,须贮新磁瓶内,上以物密覆之,置于洁净之所,清凉之处。其所贮之苗,在春天者,一月之痂可种。冬令严寒,四五十日之痂尚可种。盖寒则气收藏,热则气易泄,故时日有不同也。然于未收苗时,即当先与出痘之家明言其故,使彼乐从,无所疑忌。彼方肯用心收贮,不致稍有贻误也。

天　时

种痘贵得天时,得其时则种,不得其时则不种。夫天时之正,莫过于春。春为万物发生之际,天气融和,不寒不热,种之则痘自随其气而发生,此正、二、三月之时,所以可种也。若交夏之后,六阳尽出地上,人之阳气亦皆外浮,暑热烁金,受病者众。斯时种痘,儿何以堪?此四、五、六月之时,所以必不可种也。至若秋令,天气清肃,收敛之时,虽遇可种之儿,而无引毒之具,此七、八、九月之时,势有不能种也。至于十月,名曰小春,虽亦可种,然斯时寒气固结,纯阴用事,不若俟冬至后一阳鼓动,借其生生之气,种之甚吉。此十月之所以可种,犹不若十一、十二月之尤可种也。然当可种之时,亦有不可种者。如春应温而反寒,夏应热而反凉,秋应凉而反热,冬应寒而反温,当其时而非其气,是天地不正之气也。常人感染则成时疫,小儿调理未遑,况敢言种痘乎?倘或遇此,只宜稍避,俟时气平定,再为议种,方保万全。亦有未种之时,天时甚正,既种之后,忽尔寒暄不时,此又人事所遇不齐,偶尔变气,出乎意外者也。则宜屋中适其寒温,顺会天时,常烧辟秽香,饮食起居,更加谨慎,可保无恙。种痘者宜详审而体察之。

择　吉

下苗之日,必择成日、开日、栽种日及合天月二德日则吉。倘三者不能兼备,即成、开之日亦可。若值人神所在之日,忌不可种。

种痘吉日:

成日　开日　栽种日

天月二德日:正、五、九月在丙。二、六、十月在甲。三、七、十一月在壬。四、八、十二月在庚。

人神所在之日:十一日在鼻柱。十五日在遍身。

调　摄

种痘之在调摄,最为紧要,自始至终,不可稍忽,如避寒热、慎饮食是也。天气严寒,盖覆宜温暖,勿使受寒,恐被寒气所触,则痘不得出。亦不可过于重棉叠褥,使热气壅滞,致痘不宣发。天气温暖,盖覆宜适中,恐客热与毒相并,致增烦热。亦不可轻易着单露体,使寒邪外侵,阻遏生发之气。此寒热所以贵得其平也。人之气血,必借饮食生化,痘之始终,全赖乎此。若饮食亏少,气血何所资助乎?但不可过甚。若过饮,则饮停不化津液;过食,则食滞必生痰热。所以吮乳之儿,不多乳、不阙乳;能食之儿,勿餐辛热炙煿,勿啖粘硬生冷,勿恣意茶水,勿使饮凉浆,食不过饱,亦不过饥,此饮食所以贵得其平也。至于寒热饮食之外,凡举止动作,既不可任意骄纵,亦不可过于拂逆,惟在调摄之人,耐其性情,兢兢业业,善为保护。不但慎于既种之后,且当慎于未种之先；不但慎之见苗之初，尤当慎之落痂之后。种痘者，宜谆谆告诫，务期详细，使彼知关系匪轻，心存谨慎，如法调摄，始保万全。倘稍有不谨，以致小儿或为寒热所侵，或为饮食所伤，咎将谁诿乎？此不知调摄者，所以断不可与种也。

禁　忌

种痘之家，房中最要洁净，切忌冲犯。最喜明亮，不可幽暗。择老成耐事之人，经过小儿出痘者，令其调护，不离左右。一切禁忌，俱当谨遵。勿詈骂呼怒，勿言语惊慌，勿对梳头，勿对搔痒，勿嗜酒，勿歌乐。凡房中淫液气，妇人经候气，腋下狐臭气，行远劳汗气，误烧头发气，误烧鱼骨气，吹灭灯烛气，硫磺柴烟气，葱蒜醉酒气，沟渠污浊气，悉宜避之。更当预嘱其左右之人，倘值迅雷、烈风、暴雨之变，大宜安定，勿使儿惊。其帏帐宜谨，盖覆宜密，切勿暴动生风。常烧辟秽香，以避偶尔不正之气。再令人谨伺其门，不许生人往来，不许僧、道、师、巫、孝服之人入室。以上禁忌，一一遵守则吉，稍有疏忽，每至败事。种痘者切宜谆谆告诫之。

辟秽香

南苍术半斤　川大黄四两

右剉细片，炉中烧之，不可间断。

可　种

小儿面部红润，精采明亮透达，印堂、山根、年寿、眼下、口角无青暗之色。两目黑白分明，视瞻平正，愈看愈有神气精光。囟不陷、不填。头不解颅，鼻孔不小，气清不浊，声音清亮，天柱骨正，颈不歪斜。骨肉相称，又宜紧束，肥不见肉，瘦不露骨。小便远而长,肾囊紧小,微带紫黑色,如荔枝壳。身无癓癣疮疥。项无结核。腹无积聚。形气充实。精神强健。脏腑调顺。脉息和平。

以上皆可种。

不可种

小儿面色青白,或黧黑、痿黄,无喜色,无精采。两目黑多白少,白睛带青色,视瞻歪斜,暗昧无神,囟陷囟填,解颅,囟不合。五软,五硬,龟胸,龟背,鹤膝,鼻孔小,气浊。声音不亮、不长,肉不束,骨松如发面样。身体瘦无胭肉。身有癓癣、疮疥。腹有痞积,项有结核,病后元气未复,素有惊痫之证,失乳之后,气血不足,脾胃虚弱,精神倦怠,脉不和平。

以上皆不可种。

凡小儿父母,行事疏忽,不知调摄,不听禁忌,不信医药,过于溺爱骄纵者,亦断不可与种。

水苗种法

种痘之时,要细阅小儿气血冲和,脏腑均平,内无痰热食积所伤,外无六淫之气相侵,方可用上好痘痂种之。一岁者,用二十余粒。三四岁者,用三十余粒。置于净磁钟内,以柳木作杵,碾为细末,以净水滴三五点入钟内,春温用,冬热用。干则再加水几点,总以调匀为度,不燥不湿。用新棉些须摊极薄片,裹所调痘屑在内,捏成枣核样,以红线拴定,仍留寸许,长则剪去。将苗纳入鼻孔,分男左、女右,不可离人,时时看守。倘小儿用手拈弄,急禁止之。或被嚏出,急将苗塞鼻内,不可稍缓,恐泄苗气。下苗后必以六个时辰为度,然后取出。如遇天气严寒,多留数刻;若遇时令和暖,早取数刻亦可,要在临时斟酌。痘苗取出之后,其苗气渐次而入,传遍五脏。至七日始发热,发热三日而苗见,见苗三日而出齐,出齐三日而灌浆,浆足三日而回水结痂,大功成矣!

五脏传送之理

鼻者,肺之外窍也。水苗种法,以苗塞鼻中,其气先传于肺;肺主皮毛,肺传于心;心主血脉,心传于脾;脾主肌肉,脾传于肝;肝主筋,肝传于肾。肾主骨,痘毒藏骨髓之内,感苗气而发,其毒自骨髓尽达于筋,肾脏之毒解矣;自筋尽达于肌肉,肝脏之毒解矣;自肌肉尽达于血脉,脾脏之毒解矣;自血脉尽达于皮毛,心脏之毒解矣;自皮毛尽达于颗粒,肺脏之毒解矣。五脏之毒层递而解,然后毒化浆成,收靥落痂。此种痘传送之次序也,不可不知。

旱苗种法

旱苗种法,用银管约长五六寸,曲其颈,碾痘痂极细,纳于管端。按男左、女右,对准鼻孔吹入之,至七日而亦发热。今时多用此法,盖取其简便捷入,不致脱落而有透泄苗气之患也。第恐后人用之不善,轻吹之则不骤入,重吹之则迅烈难当。且恐流涕过多,苗随涕去,往往不验。今欲垂法后世,当取其法之和平稳当万全者,而则效之。此所以独取于水苗也。

痘衣种法

小儿出痘者,当长浆。浆足之时,则彼痘气充盛,取其贴身里衣,与未出痘之儿女服之,服二三日,夜间亦不脱下,至九日、十一日始发热,此乃衣传。然恐气薄不透,多有不热不出,其法不灵,故不可用。

痘浆种法

择小儿出痘之顺者,取其痘浆以棉拭之,分男左、女右,塞入鼻中,亦能发痘。但取痘浆之时,不令本家知觉,捏破痘浆,盗以作种,使彼真气宣泄,毒不能解,此忍心害理不仁之事也。同志者切宜深恶而痛绝之,又岂可尤而效之也哉!

信　苗

种痘发热以前,小儿面部上忽出颗粒似痘,名曰信苗,此痘之将发毒气之标也。色红而软,听之自消。若红紫坚硬,有如鱼目者,急以银针挑破,上以二圣散则无虞。

二圣散

明雄黄　紫草各等分

共碾为细末,用油胭脂调上。

补　种

下苗后,宜令亲切之人左右看守,恐他人用心之不慎也。若视为泛常,看守疏忽,恐小儿恶其苗塞鼻中,不时捏出,使苗气一泄,种多不验。所以种而不发者亦有之也。然或小儿五内壮实,不受苗气,艰于传进不发者亦有之。更有胎毒深邃,潜藏内蓄,虽苗气传至,不能引出不发者亦有之。俱当俟逾十一日为度。过此不发,然后察天时和顺,再为补种之亦可。

自 出

种痘以七日为期。五脏传遍始发热者,常也。或有至九日、十一日而发者,此传送迟慢之故,亦无足虑。若发热于五日以前,此时苗气尚未传至,其毒何由而发?必因种后适逢天行时气,小儿感染而成。是乃自出之痘,非关苗气引出者。种痘者不可不知,要当于未种之时,预为申明其说焉。

治 法

种痘乃引毒达表,乘儿安宁无病之时,事属顺吉,又何言治。然恐痘家过于溺爱,起居不谨,饮食不节,此病所由生也,故治法亦所不免。当悉照治正痘之法,治之可也。

编辑外科心法要诀

御纂医宗金鉴　卷六十一

编辑外科心法要诀

十二经循行部位歌

　　手之三阳手外头,手之三阴胸内手;足之三阳头外足,足之三阴足内走。

　　【注】手之三阳手外头者,谓手阳明大肠经,从手次指内侧之端,上行手臂外之上行(音杭),至头鼻孔两旁也;手少阳三焦经,从手四指外侧之端,上行手臂外之中行,至头耳前动脉也;手太阳小肠经,从手小指外侧之端,上行手臂外之下行,至头耳中珠子也。手之三阴胸内手者,谓手太阴肺经,从胸乳上循行臑内,下行肘臂内之上行,至手大指内侧之端也;手厥阴心包络经,从腋下乳外,循行臑内,下行肘臂内之中行,至手中指之端也;手少阴心经,从腋筋间循行臑外,下行肘臂内之下行,至手小指内侧之端也。足之三阳头外足者,谓足阳明胃经,从头目下循颊颈乳中,下行腹外股膝跗之前行,至足二指之端也;足少阳胆经,从头目外眦,循行绕耳颅巅,下行胁跨膝跗之中行,至足四指外侧之端也;足太阳膀胱经,从头目内眦,循行额颠项背,外行臀腘腨踝之后行,至足小趾外侧之端。足之三阴足内走者,谓足厥阴肝经,从足大趾外侧之端,循行前行上内踝上腘腨,膝之中行,内行阴器腹胁之外行,上至乳下也;足太阴脾经,从足大趾内侧之端,循行内踝膝里股内之中行,上行腹中至季胁也;足少阴肾经,从足心循行内踝足跟内侧之后行,上腹内至胸也。诸阳行外,诸阴行里,四肢背腹皆如此也。

头前正面歌

头督唇任五中行,眦傍足太颧手阳,侧上足少绕耳手,鼻傍手明唇足方。

【注】头之正面分五行(音杭),其中行上嘴唇以上,属督脉;下嘴唇以下,属任脉,此为中行也。其第二行,目内眦旁上,属足太阳经,鼻旁下,属手阳明经,此为第二行也。其第四行,面颧骨外旁,属手太阳经;头侧上,属足少阳经;绕耳前后,属手少阳经,此为第四行也。其第三行唇旁,属足阳明经,为第三行也(图一〇八)。

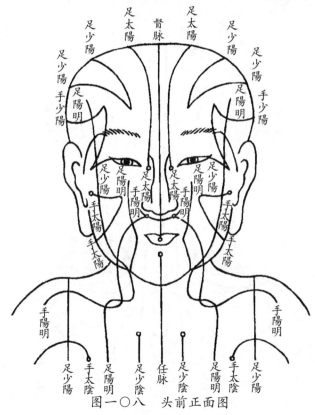

图一〇八　头前正面图

头后项颈歌

头后七行督中行,惟二足太足少阳,颈前任中二足明,三手四行手太阳,五足少阳六是手,七足太阳督中行。

【注】头后项颈分七行:其中行属督脉,惟两旁第二行属足太阳经,其余第三行、四行、五行皆属足少阳经。颈前中行属任脉,二行属足阳明经,三行属手阳明经,四行属手太阳经,五行属足少阳经,六行属手少阳经,七行属足太阳经。项后中行属督脉经也(图一○九)。

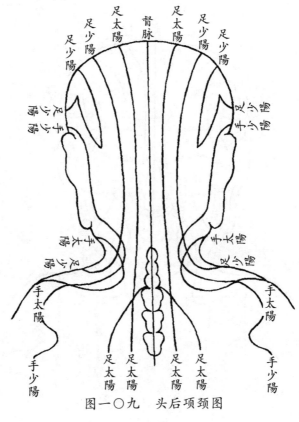

图一○九　头后项颈图

胸腹脊背歌

胸腹二行足少阴,三足阳明四太阴,五足厥阴六少阳,脊背二三足太阳。

【注】胸腹之中行属任脉,两旁第二行属足少阴肾经,第三行属足阳明胃经,第四行属足太阴脾经,乳下胁上第五行属足厥阴肝经,胁后第六行属足少阳胆经,脊外两旁二行、三行俱属足太阳膀胱经,脊之中行属督脉经(图一一〇、图一一一)。

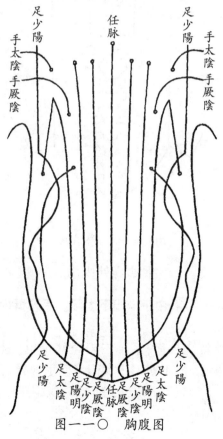

图一一〇　胸腹图

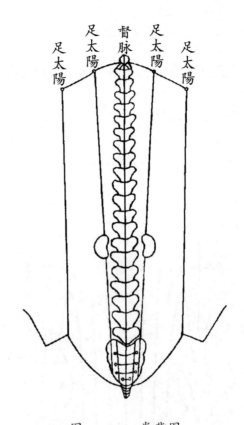

图一一一　脊背图

手膊臂外内歌

手膊臂外上手明,中手少阳下太阳。手膊臂内上中下,手太厥少分三行。

【注】手膊臂之外面,系手三阳经部位也。上行属手阳明经,中行属手少阳经,下行属手太阳经。手膊臂之内面,系手三阴经部位也。上行属手太阴经,中行属手厥阴经,下行属手少阴经(图一一二、图一一三)。

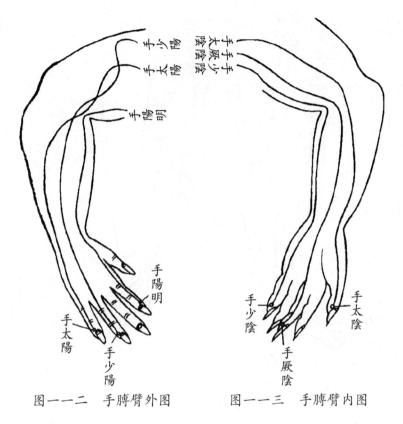

图一一二　手膊臂外图　　　图一一三　手膊臂内图

足膝外内歌

足膝外前足阳明,中行少阳后太阳。足膝之内前中后,足厥太少分三行。

【注】足膝之外面,系足三阳经部位也。行属足阳明经,中行属足少阳经,后行属足太阳经。足膝之内面,系足三阴经部位也。足大趾外侧之前行,股内之中行,属足厥阴经。内侧之中行,股内之前行,属足太阴经。足心绕踝之后行,属足少阴经(图一一四、图一一五)。

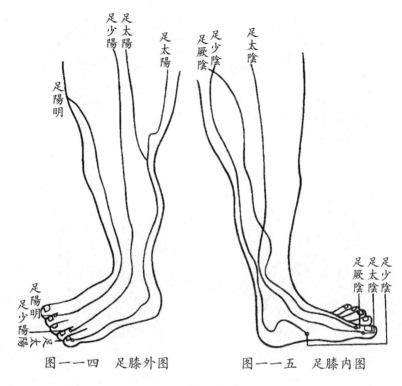

图一一四 足膝外图　　　图一一五 足膝内图

肺经歌

　　太阴肺经起乳上，系横出腋臑中廉，达肘循臂入寸口，上鱼大指内侧边。

　　【注】手太阴肺经，起于乳上三肋端，去中行旁开六寸，腋前外弯而至臑间，由臑中廉达肘内，循臂里，过前廉，入寸口，上鱼际，终于手大指内侧，去爪甲角如韭叶（图一一六）。

大肠经歌

　　阳明之脉手大肠，次指内侧起商阳，循手臂外过肘臑，达肩入缺上颈旁，贯颊下齿出人中，上侠鼻孔终迎香。

【注】手阳明大肠经,起于手大指之次指内侧,去爪甲角如韭叶许,循大指次指之歧骨,行臂外前廉,过肘外,自臑达肩,行缺盆直上头颈之侧,环出人中之左右,以侠鼻孔两旁迎香穴而终焉(图一一七)。

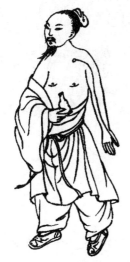
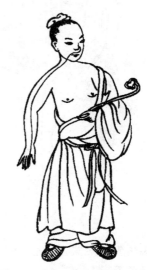

图一一六　手太阴肺经图　　图一一七　手阳明大肠经图

胃经歌

阳明胃起目下胞,从鼻入齿还承浆,颐后颊里上耳前,额颅下循两颈旁。从缺盆口下乳中,循腹腿班腿面行,外抵膝膑走足跗,至足中趾外侧当。

【注】足阳明胃经,起于目下鼻旁,下夹口吻绕腮,上行耳前,至额角;下行颈侧,夹结喉,至肩上横骨陷中;下行当乳之中,去中行旁开四寸;从乳顶下行至脐旁,去中行旁开三寸;从脐旁下行至腿之合缝,去中行旁开二寸;从合缝斜行向外,直下膝外前廉,至廉骨,倒上复转注而下行,至足中趾之端,去爪甲角如韭叶而止(图一一八)。

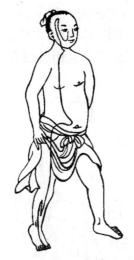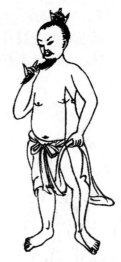

图一一八　足阳明胃经图　　　图一一九　足太阴脾经图

脾经歌

太阴脾起足大趾,上循内侧白肉际,核骨之后内踝前,上臑循行胫膝里,股内前廉入腹中,斜行九肋季胁止。

【注】足太阴脾经,起于足大趾端内侧,去爪甲角韭叶许,由内侧白肉际核骨之后,过内踝之前,自里中廉上膝;由大腿内廉入腹里,上至乳上旁开四寸五分,至胸中行旁开六寸许,是其部也;向外行至九肋间,季胁之端而终(图一一九)。

心经歌

少阴心经腋筋间,臑后肘臂内后廉,由内后廉至锐骨,小指内侧爪甲端。

【注】手少阴心经,起于臂内腋下筋间,循臂臑之外后廉,至肘内廉,循臂内后廉,下抵掌后锐骨之中,行于手小指内侧,去爪甲角如韭叶许而终(图一二〇)。

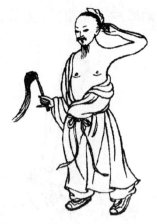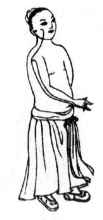

图一二〇　手少阴心经图　　图一二一　手太阳小肠经图

小肠经歌

太阳小肠小指端,循手外廉踝骨前,从手踝骨出肘外,上循臑外出后廉,上过肩解绕肩胛,交肩贯颈曲颊边,面鸠骨下陷中取,耳中珠子经穴全。

【注】手太阳小肠经,起于手小指外侧之端,去爪甲角如韭叶许,由手外侧至手踝骨之前,行肘外后廉,上循臑外过肩后廉,而上行肩;自肩贯颈,过曲颊斜上颧骨,至耳前而终(图一二一)。

膀胱经歌

太阳膀胱起内眦,上额交巅耳后寻,下项循肩肩膊内,侠脊抵腰下贯臀。贯臀斜入委中穴,与支下合腘中存。贯腨内出外踝后,小指外侧终至阴。

【注】足太阳膀胱经,起于目内眦,上额交颠,从颠至耳上角后行,下项循肩髆内,有二道:一道侠脊旁开寸半,抵腰中,腰中有四空,从腰中下贯臀,入腘中;一道又从髆内左右分,下贯胛,侠脊内,旁开三寸,下过髀枢,循髀外后廉,下合腘中,以下贯腨

内,出外踝之后,循京骨至小趾外侧端,去爪甲角如韭叶许,至阴穴而终(图一二二)。

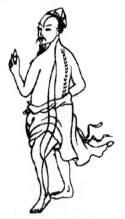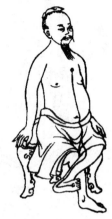

图一二二　足太阳膀胱经图　　　图一二三　足少阴肾经图

肾经歌

少阴肾经起足心,上内踝骨足后跟,上腨出腘入股内,行至胸中部位分。

【注】足少阴肾经,起于足心陷中,循内踝入足后跟,中行内踝之上,上腨分中,出腘内廉后股内,上行至合缝;自合缝上行,去腹中行旁开一寸至脐;从脐旁上行,复上去中行旁开一寸五分;从腹上行至胸中,旁开二寸而终(图一二三)。

心包络经歌

厥阴心包腋下起,腋下乳外臑内行,入肘下行两筋间,入掌中指之端止。

【注】手厥阴心包络经,起于腋下三寸,乳外侧一寸许,从腋下向外上转,循臂内入肘内,下行两筋之间入掌中,循中指出其端而终(图一二四)。

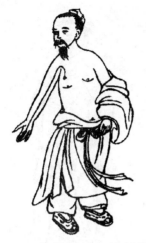 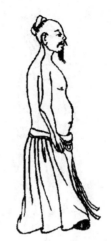

图一二四　手厥阴心包络经图　图一二五　手少阳三焦经图

三焦经歌

少阳三焦四指端,手腕臂外两骨间,贯肘上肩项耳后,上绕耳前动脉间。

【注】手少阳三焦经,起于手小指次指之外侧,去爪甲角如韭叶许,由小指次指歧骨之间。上行手腕臂外两骨中间,贯肘上肩;由肩上项至耳后,上绕耳上角,下循耳前动脉而终(图一二五)。

胆经歌

少阳胆经起外眦,绕耳前后上额颅,巅后颈肩腋季胁,跨膝踝跗小指出。

【注】足少阳胆经,起于目外眦,斜贯耳前,循行耳后,上抵额颅,至颠后行颈侧,过肩下腋,走身侧之季胁,下腿胯,行膝之外,至外踝之前,内行足跗,至足小趾次指之外侧,去爪甲角如韭叶许而终(图一二六)。

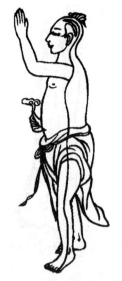
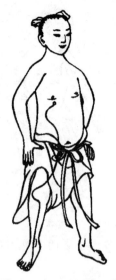

图一二六　足少阳胆经图　　　图一二七　足厥阴肝经图

肝经歌

厥阴肝经起聚毛,循行足跗内踝间,上腘环阴器季胁,上行乳下二肋端。

【注】足厥阴肝经,起于足大趾后,去爪甲韭叶聚毛处,循行足跗上面,走内踝,上行腘腨过膝,直上环阴器,向外弯行至季胁内,斜上行直乳下二肋端而终(图一二七)。

任脉歌

任脉起于两阴中,上行毛际腹中行,颈下结喉中央上,唇棱下陷承浆名。

【注】任脉起于前阴、后阴之中间,前行横骨,上行毛际,由毛际直上腹之中行,上行颈下结喉上之中央,由结喉上行至下唇棱下陷中而终(图一二八)。

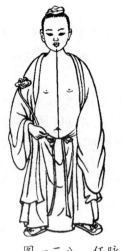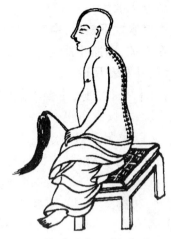

图一二八　任脉图　　　　　　图一二九　督脉图

督脉歌

督脉起于尻骨端,后行脊背腰脑颠,前行鼻柱皆中道,唇内齿上龈缝间。

【注】督脉起于尻骨之端,由尻骨后行脊背之中行,上行至颠顶之中,前行至鼻下人中,至唇内门牙之中缝而终(图一二九)。

脉　诀

脉部位歌

脉为血脉百骸通,大会之地寸口宗。掌后高骨名关上,关之前后寸尺名。

【注】脉者血之府也。周身血脉,运行贯通,十二经中,皆有动脉。独取寸口者,盖以其经每至寅时,各经之气皆上朝而大会于肺,故曰寸口宗也。掌后有高骨隆起,界于尺脉、寸脉之间,名曰关部。关前之位,其名曰寸;关后之位,其名曰尺。尺、寸者,谓从关上至鱼际长一寸,从关下至尺泽长一尺,故名之也。

脉分主歌

上焦候寸下焦尺,中焦之候属两关。包络与心左寸应,胆与肝家在左关,膀胱小肠肾左尺;胸中及肺右寸间,胃与脾脉右关取,大肠并肾右尺班。

【注】两寸之脉,主候上焦胸中;两关之脉,主候中焦膈中;两尺之脉,主候下焦腹中。左寸之脉,浮候包络,沉以候心;左关之脉,浮以候胆,沉以候肝;左尺之脉,浮候膀胱、小肠,沉以候肾。右寸之脉,浮候胸中,沉以候肺;右关之脉,浮以候胃,沉以候脾;右尺之脉,浮候大肠,沉亦候肾。此遵《内经》分配三部诊脉法也。伪诀以大肠、小肠配寸,三焦、命门配尺,包络竟置不问,悉属不经。滑寿以左尺候小肠、膀胱,右尺候大肠。千古只眼也,当从之(图一三〇)。

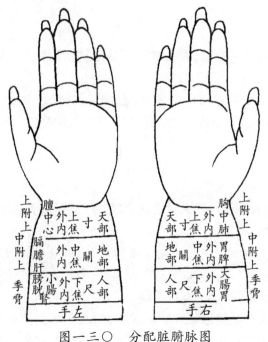

图一三〇　分配脏腑脉图

【按】《素问·脉要精微论》曰:尺内两旁则季胁也。尺外以候肾,尺内以候腹。中附上,左外以候肝;内以候鬲,右外以候胃,内以候脾。上附上,右外以候肺,内以候胸中,左外以候心,内以候膻中。然外以候府,内以候脏,《内经》、脉书确然可考,岂有独于脾胃则曰右外以候胃,内以候脾者耶? 当以"右外以候胃,内以候脾"之句为正。其尺外之"外"字,当是"内"字;尺里之"里"字,当是"外"字。中附上,左右之"内"、"外"字;上附上,左右之"内"、"外"字,皆当改之。故不循旧图所列,以符内候脏、外候腑之义。

浮沉脉歌

浮沉从肉上下行,皮浮属肺血心经,筋沉属肝骨沉肾,肌肉为脾候在中。

【注】脉从肉上行者,谓之浮;脉从肉下行者,谓之沉。然心、肺俱浮,于皮毛取之而得者,肺之浮也;于血脉取之而得者,心之浮也。故曰皮浮属肺血心经也。肝肾俱沉,以筋平取之而得者,肝之沉也;至骨取之而得者,肾之沉也。故曰筋沉属肝骨沉肾也。肌肉在浮沉之间,属脾。其候在中,故曰候在中也。凡脉以部位而得名者,皆统于浮沉。故以浮沉为提纲,以统濡、弱、芤、伏、牢、革、虚、实、微、散诸脉也。

濡、弱、芤、伏、牢、革诸脉歌

浮沉无力曰濡弱,中取无力芤脉看,沉极筋骨为伏脉,浮沉极力革牢参。

【注】浮而无力谓之濡脉,沉而无力谓之弱脉。浮沉有力,中取无力,状如葱管,谓之芤脉。沉极推至筋骨,按之而始得者,谓之伏脉。浮而极有力者,谓之革脉。沉而极有力者,谓之牢脉。

虚、实、微、散诸脉歌

三部有力曰实脉,三部无力虚脉称;三部无力而且小,似有如无微脉名;三部无力而且大,涣漫不收散脉形。

【注】浮、中、沉三部俱有力,谓之实脉。浮、中、沉三部俱无力,谓之虚脉。浮、中、沉三部无力,按之且小,似有似无,谓之微脉。浮、中、沉三部无力,按之且大,涣漫不收,谓之散脉。

迟、数、缓、疾、结、促、代诸脉歌

三至为迟六至数,四至为缓七至疾,缓止为结数止促,动止难还代脉识。

【注】一呼一吸,谓之一息。一息三至,谓之迟脉。一息四至,谓之缓脉。一息六至,谓之数脉。一息七至,谓之疾脉。缓脉动时一止,谓之结脉。数脉动时一止,谓之促脉。结促之脉,动而中止,不能自还,谓之代脉。凡脉以至数而得名者,皆统于迟数。故以迟数为提纲以统缓、疾、结、促、代五脉也。

滑、涩、弦、紧、洪、细、大、长、短、动诸脉歌

滑脉如珠溜不定,涩脉滞涩往来艰,弦脉端直细且劲,紧比弦粗劲且弹。来盛去衰洪脉是,细则如丝大豁然,长脉迢迢短缩缩,如豆摇摇作动看。

【注】形状如珠,滑溜不定,谓之滑脉。往来滞涩,进退维艰,谓之涩脉。状如弓弦,细而端直,按之且劲,谓之弦脉。较弦则粗,按之劲,左右弹者,谓之紧脉。上来应指而盛,下去减力而衰,谓之洪脉。脉形软直如丝者,谓之细脉。脉形粗大豁然者,谓之大脉。来去迢迢而长,谓之长脉。来去缩缩而短,谓之短脉。其形如豆,约约动摇不移者,谓之动脉。凡脉以形状而得名者,皆统于滑涩。故以滑涩为提纲,以统弦、紧、洪、细、大、长、短、动八脉也。

痈见疽脉、疽见痈脉歌

痈脉脉宜洪大数,若逢牢短化脓难。疽脉最宜沉与弱,浮大且散命归泉。

【注】痈乃阳毒,应见阳脉。若洪大而数,则毒易溃。若见牢短之脉,则为阴凝气少,故曰化脓难也。疽乃阴毒,脉应见沉

与弱,是为顺脉。若见浮大而散,则为阳脱气败,故曰命归泉也。

痈疽伏脉歌

痈疽伏脉理当明,毒闭于经六脉停,审证无凶宜穿发,气通脉道自然行。

【注】痈疽二证,有见伏脉者,皆由于毒气闭塞经络,营卫壅滞之故,以致六脉停止,沉伏不见也。若审其证无凶象,非死脉也。治之惟宜穿通经络,宣发营卫,使气得通,而脉道自然行矣。

肿疡、溃疡浮脉歌

肿疡浮脉恐多虚,或有风寒在表居。溃后脉浮气外泻,频加补剂始相宜。

【注】肿疡脉浮者,非气血不足,即为风寒在表,须详证施治。溃后脉浮者,乃气从外泻,须补剂调养,始为合法。

肿疡、溃疡沉迟脉歌

肿疡沉脉多毒闭,溃后多毒在内存。无力须详毒内陷,迟寒数热更当分。

【注】肿疡不当脉沉而脉沉者,乃毒闭使然也。溃后而沉者,是毒尚存于内也。若沉而无力,恐内虚毒陷,当详审之:沉而迟则为兼寒,沉而数则为兼热,更当分别。

肿疡、溃疡数脉歌

肿疡数脉宜热毒,数且兼洪欲作脓。溃后洪大为病进,脓出洪数治无功。

【注】肿疡脉数,作脓兼洪,皆正应之脉也。若溃后洪大,脓出数洪者,皆为邪盛正虚,病脉相反,其病日进,治亦无功。

肿疡、溃疡滑脉歌

肿疡滑脉尚为顺,初起有痰治痰宜。溃后痰多恐气乏,喘生毒陷死之机。

【注】滑主流通。肿疡初起,脉滑无痰,尚为顺脉。若有痰,则当以治痰为急,恐溃后痰多气乏,必致喘生毒陷而死也。

肿疡、溃疡涩脉歌

肿疡涩脉属毒滞,有力为实无力虚。溃后脉涩为伤血,急补气血莫迟疑。

【注】涩主滞涩。肿疡初起脉涩者,乃气血为毒滞之征。若按之有力,毒滞为实;按之无力,正损为虚,不可不辨。若溃后脉涩,为伤血不足之象,急当大补气血,莫迟疑也。

肿疡、溃疡虚实脉歌

肿疡脉虚宜内托,溃后内虚大补宁。肿疡脉实宜消散,溃后如实毒未清。

【注】肿疡未溃脉虚者,不须攻毒,惟宜内托;已溃脉应虚者,急当以大补收功。如肿疡未溃,脉实者,当消毒散毒;已溃脉实者,乃毒气犹未清也。

肿疡、溃疡长脉歌

肿疡长脉为有余,消散之方任所施。溃后得之为气治,条然和畅不须医。

【注】肿疡见脉长者,乃气血有余,消散之方,任意施治。溃后脉长者,乃气之畅也,故曰气治,不待医药自能愈也。

肿疡、溃疡短脉歌

肿疡短脉元气虚,大加补剂始相宜。溃后脉短为虚甚,补之仍短决死期。

【注】肿疡脉短者,元气虚也,非大加补益之剂不可。溃后脉短者,虚之甚也,若补之而脉仍短者,则为败证,其死必矣。

肿疡、溃疡洪脉歌

肿疡洪脉阳热盛,宣热攻毒必有功。溃后洪脉毒留内,治之不退自然凶。

【注】肿疡未溃,脉洪者热盛也,宣热攻毒之法可施;若溃后脉洪者,邪盛也。服药而脉洪不退者,为正虚邪盛,其凶不免。

肿疡、溃疡微脉歌

肿疡微脉为虚候,内托受补始能痊。溃后见此虽为顺,微细无神作逆观。

【注】肿疡脉微者,乃虚候也,当以内托补剂为主,受补者方能痊可。若溃后脉微,虽为顺候,设按之微细无神,则根本已亏,亦当作逆证观也。

肿疡、溃疡动紧脉歌

肿疡将发脉动紧,乃因毒气外搏经。溃后见之毒内搏,此为残贼证不轻。

【注】肿疡见动脉、紧脉者,乃毒气外搏于经之象也。若溃后见动、紧之脉,则为毒气内搏于脏腑之象。盖动、紧乃残贼之脉,溃后不宜见之,故曰证不轻也。

肿疡、溃疡缓脉歌

肿疡脉缓何须药,和缓从容最吉祥。溃后见之为胃好,便和饮食自然康。

【注】肿疡脉缓,乃气血和平,不待服药,自然安愈之吉兆也。溃后见之,则为胃和,饮食自甘,二便自调,其证自然康宁也。

肿疡、溃疡芤弦脉歌

肿疡芤脉血原虚,溃后见芤理所宜。肿疡弦脉邪作痛,溃后而弦邪病脾。

【注】肿疡未溃,脉芤者,其血必素虚也。溃后见芤,乃去血之后,亦理之所宜也。肿疡脉弦者,乃毒攻作痛之象,盖弦主痛也;若溃后脉弦者,则为肝邪侮脾,盖弦乃肝脉也。

肿疡、溃疡牢脉歌

肿疡牢脉为邪固,未作脓时脉见牢。已溃见牢邪难已,结核瘰疬不能消。

【注】肿疡脉牢,未作脓时见之,主毒邪牢固难消;溃后见之,邪亦难已。若一切结核瘰疬,见此牢脉,皆主牢固不能消之候也。

肿疡、溃疡濡弱脉歌

肿疡濡弱脉不足,扶虚托里始能痊。溃后虽为脉病应,但无虚候始得安。

【注】肿疡脉见濡弱不足者,必用扶元托里之剂,始能痊也。溃后脉见濡弱,虽为脉病相应,但无虚证,始得安全。若精神疲惫,饮食不思,亦危候也。

肿疡、溃疡散脉歌

肿疡散脉最可愁,毒盛气散不能收。溃后见斯亦为逆,急投补固或无忧。

【注】肿疡最忌散脉,盖散脉为毒盛气散,不能收功之诊。溃后见之,亦主逆也。急投补虚收固之剂,或有生者。

肿疡、溃疡大细脉歌

肿疡脉大为顺候,溃后脉大不相宜。肿疡溃后脉细小,总主痈疽气血虚。

【注】肿疡脉大为正实,毒必易出,为顺候也。溃后脉大为病进,其毒难化,为不宜也。肿疡、溃疡,脉见细小者,总属气血两虚,惟宜大补为主。

肿疡、溃疡促脉歌

促脉无分肿溃疡,总为阳结不宜常。渐退毒散犹可愈,常进不退必然亡。

【注】肿疡、溃疡脉见促者,皆为阳结,但宜暂而不宜常也。如促脉渐渐而退,则毒亦渐渐而散,犹或可愈。若常进不退,其亡必矣。

肿疡、溃疡结代脉歌

肿疡结脉为阴结,急宜温解始能康。溃后见结阴虚歇,如代之歇定然亡。

【注】肿疡脉结者,乃阴结也。急用温散解毒之剂,始可获效。若溃后见结脉,则为阴虚之歇止,尚不主死。若如代脉之

歇,动而中止,不能自还,则为真脏之脉见,定主亡也。

十二经气血多少歌

多气多血惟阳明,少气太阳厥阴经,二少太阴常少血,血亏行气补其荣。气少破血宜补气,气血两充功易成。厥阴少阳多相火,若发痈疽最难平。

【注】人之十二经,有气血多少之分,多则易愈,少则难瘥,疡医明此,临证可豫知痈疽、疮疡之始终难易,而用药消补之法始当也。如手阳明大肠、足阳明胃,此二经常多气多血;手太阳小肠、足太阳膀胱、手厥阴包络、足厥阴肝,此四经常多血少气;手少阳三焦、足少阳胆、手少阴心、足少阴肾、手太阴肺、足太阴脾,此六经常多气少血。大法:血多者,则破其血;气多者,则行其气。气少者,难于起发,宜托补之;血少者难于收敛,宜滋养之;气血两充,则易于起发,易于收敛。惟手足厥阴、少阳四经,倍多相火,此四经若发痈疽,肌肉难长,疮口难合。倘过用驱毒峻利之药,以伐其气,以消其血,必难收功。故明其经之气血多少,则用药不致有妄汗妄下之弊矣。

痈疽总论歌

痈疽原是火毒生,经络阻隔气血凝。外因六淫八风感,内因六欲共七情;饮食起居不内外,负挑跌扑损身形;膏粱之变营卫过,藜藿之亏气血穷。疽由筋骨阴分发,肉脉阳分发曰痈。疡起皮里肉之外,疮发皮肤疖通名。阳盛焮肿赤痛易,阴盛色黯陷不疼,半阴半阳不高肿,微痛微焮不甚红。五善为顺七恶逆,见三见四死生明。临证色脉须详察,取法温凉补汗攻。善治伤寒杂证易,能疗痈疽肿毒精。

【注】经云:诸痛痒疮疡,皆属心火,故曰痈疽原是火毒生也。痈疽皆因荣卫不足,气血凝结,经络阻隔而生。故曰经络阻

隔气血凝也。其因有三：外因、内因、不内外因也。外因者，由于春之风、夏之热暑、长夏之湿、秋之燥、冬之寒也。当其时而至，则为正气；非其时而至，或过盛，则为淫邪。凡此六淫为病，皆属外因。亦有因于八风相感，如冬至日，正北大刚风；立春日，东北凶风；春分日，正东婴儿风；立夏日，东南弱风；夏至日，正南大弱风；立秋日，西南谋风；秋分日，正西刚风；立冬日，西北折风。应时而至，主生养万物；不应时而至，主杀害万物。若人感受，内生重病，外生痈肿。凡此八风为病，亦属外因。故曰外因六淫八风感也。内因者，起于耳听淫声，眼观邪色，鼻闻过臭，舌贪滋味，心思过度，意念妄生，皆损人神气，凡此六欲为病，皆属内因。又有喜过伤心，怒过伤肝，思过伤脾，悲过伤肺，恐过伤肾，忧久则气结，卒惊则气缩。凡此七情为病，亦属内因。故曰内因六欲其七情也。不内外因者，由于饮食不节，起居不慎。过饮醇酒，则生火，消灼阴液；过饮茶水，则生湿停饮；过食五辛，则损气血；伤饥失饱，则伤脾胃，凡此皆饮食之致病也。昼日过劳，挑轻负重，跌扑扨坠等类，损其身形；夜不静息，强力入房，劳伤精气，凡此皆起居之致病也。其起于膏粱厚味者，多令人荣卫不从，火毒内结；起于藜藿薄食者，多令人胃气不充，气血亏少，凡此亦属不内外因也。人之身体，计有五层：皮、脉、肉、筋、骨也。发于筋骨间者，名疽，属阴；发于肉脉之间者，名痈，属阳；发于皮里肉外者，名曰疡毒；只发于皮肤之上者，名曰疮疖。凡痈疽阳盛者，初起焮肿，色赤疼痛，则易溃易敛，顺而易治，以其为阳证也。阴盛者，初起色黯不红，塌陷不肿，木硬不疼，则难溃难敛，逆而难治，以其为阴证也。半阴半阳者，漫肿不高，微痛不甚，微焮不热，色不甚红，此证属险。若能随证施治，不失其宜，则转险为顺，否则逆矣。五善者，五善之证也，诸疮见之为顺，则易治。七恶者，七恶之证也，诸疮见之为逆，则难治。凡患痈疽者，五善为顺，七恶为逆。见三善者，则必生；见四恶者，则必死也。医者于临证之时,须详察色脉。宜温者温之,且凉者凉之,宜补者补之,宜汗者汗之,宜攻者攻之,庶有济也。然外证痈疽,犹如内证伤寒。善治伤寒,则杂病无不易治;能疗痈疽,则诸疮无不精妙。盖以能辨表里、阴阳、虚实、寒热也。

痈疽阳证歌

阳证初起焮赤痛,根束盘清肿如弓,七日或疼时或止,二七疮内渐生脓。痛随脓减精神爽,腐脱生新气血充,嫩肉如珠颜色美,更兼鲜润若榴红。自然七恶全无犯,应当五善喜俱逢,须知此属纯阳证,医药调和自有功。

【注】凡痈疽初起,焮热赤痛根束者,晕不散也;盘清者,不漫肿也;肿如弓者,高肿也。此皆属阳之证。故溃脓脱腐,生新收口,俱见易也。

痈疽阴证歌

阴证初起如粟大,不红不肿疙瘩僵,木硬不痛不焮热,疮根平大黯无光。七朝之后不溃腐,陷软无脓结空仓。疮上生衣如脱甲,孔中结子似含芳。紫黑脓稀多臭秽,若见七恶定知亡。须知此属纯阴证,虽有岐黄命不长。

【注】凡痈疽初起,如粟米大之疙瘩,不红不肿,不焮热,木硬不痛,疮根散漫,色黯无光者,此皆属阴之证,故不溃腐。空仓无脓,生衣如甲叶不脱,孔中结子,如花含子,紫黑脓清臭秽俱见,难愈也。

痈疽半阴半阳歌

阴阳相半属险证,阳吉阴凶生死昭。似阳微痛微焮肿,如阴半硬半肿高。肿而不溃因脾弱,溃而不敛为脓饶。五善之证虽兼有,七恶之证不全逃。若能饮食知味美,二便调和尚可疗。按

法施治应手效，阳长阴消自可调。

【注】凡痈疽，似阳不甚焮热肿痛，似阴不甚木硬平陷，此属半阴半阳之险证。若渐生善证则生，渐生恶证则死也。

痈疽五善歌

心善精神爽，言清舌润鲜，不躁不烦渴，寤寐两安然。肝善身轻便，不怒不惊烦，指甲红润色，溲和便不难。脾善唇滋润，知味喜加餐，脓黄稠不秽，大便不稀干。肺善声音响，不喘无嗽痰，皮肤光润泽，呼吸气息安。肾善不午热，口和齿不干，小水清且白，夜卧静如山。

【注】寤寐者，醒与睡也。不怒不惊者，不自怒惊也。溲者，小水也。便者，大便也。不午热者，不午后发热也。

痈疽七恶歌

一恶神昏愦，心烦舌燥干，疮色多紫黑，言语自呢喃。二恶身筋强，目睛正视难，疮头流血水，惊悸是伤肝。三恶形消瘦，疮形陷又坚，脓清多臭秽，不食脾败难。四恶皮肤槁，痰多韵不圆，喘生鼻搧动，肺绝必归泉。五恶时引饮，咽喉若燎烟，肾亡容惨黑，囊缩死之原。六恶身浮肿，肠鸣呕呃繁，大肠多滑泄，脏腑败之端。七恶疮倒陷，如剥鳝一般，时时流污水，四肢厥逆寒。

【注】呢喃，言语不清也。惊悸，心惊跳也。消瘦，肌肉消瘦也。皮肤槁，干槁也。韵不圆，不响亮也。鼻搧动，鼻孔搧动也。咽喉若燎烟，干热呛痛也。容惨，不乐也。囊缩，外肾缩也。呕呃，呕而作格逆也。如剥鳝，疮面无皮，似剥皮鳝鱼之状也。

痈疽顺证歌

顺证初起小渐大，憎寒壮热渐焮疼，气盛顶尖高肿起，血盛根脚收束红。阳证二七脓熟溃，阴证廿一脓始成，已溃腌气无滃

气,腐脱新生饮食增。疮形虽大终无害,老少壮弱俱成功。

【注】痈疽初起,从小而大,渐渐憎寒壮热,渐渐疼痛焮赤。气盛者,顶尖高肿而起;血盛者,则根脚收束而红,此顺证也。阳证则十四日,而脓即熟者,阳性速也;阴证必待廿一日,而脓始成者,阴性迟也。已溃脓有腌气,而无渝气者,则腐肉易脱,新肉易生。饮食自增,疮形虽大,终无害也。腌气,即俗呼"哈拉"气也。

痈疽逆证歌

逆证黍米不知疼,漫肿不热顶塌平,未老白头坚且硬,舌干烦躁不生脓。肉肿疮陷猪肝紫,遗尿直视并撮空,眼神透露精神短,身缩循衣唇吻青,面若涂脂皮枯槁,唇白腹胀定难生。已溃内坚皮破烂,腐后心烦脓水清,新肉不生多臭秽,头低项软憔悴容。阳病指甲青必绝,阴病颧红命必终。鼻生烟煤谵妄语,新肉板片泻直倾。面色土黄耳枯黑,人中抽缩沟坦平。口张气出无回返,鼻孔相搧随息行。汗出如珠不易散,血水如肺痰胶凝。肉绽烂斑神离乱,满面黑气惨天庭。绵溃内似葡萄嵌,眼眶迷漫黑气浓。以上无论肿与溃,但逢此证悉属凶。

【注】痈疽初起,形如黍米,不知疼痛,漫肿不热,顶见平塌,未溃白头,按之坚硬,舌干烦躁,此等逆证,决不化脓。肉肿疮不肿而陷,其色如猪肝之紫者,是毒邪已深也。若更见遗尿直视,神露神短,撮空循衣,唇吻青,面若涂脂,皮肤枯槁,唇白腹胀,种种恶候,断无生理。已溃后,内坚皮烂,腐后心烦,脓水清稀,新肉不生,臭秽难近,头低项软,形容憔悴。阳病指甲青色,阴病两颧红赤。以至眼眶迷漫黑气浓等证,无论毒之肿溃,但逢此数者,皆为凶证难治也。

痈疽辨肿歌

虚漫实高火焮红,寒肿木硬紫黯青,湿深肉绵浅起疱,风肿宣浮微热疼,痰肿硬绵不红热,郁结更硬若岩棱,气肿皮紧而内软,喜消怒长无热红。瘀血跌扑暴肿热,产后闪挫久瘀经,木硬不热微红色,将溃色紫已成脓。

【注】人之气血,周流不息,稍有壅滞,即作肿矣。然肿有虚肿、实肿、寒肿、湿肿、风肿、痰肿,有郁结伤肝作肿,有气肿,有跌扑瘀血作肿,有产后与闪挫瘀血作肿,诸肿形势各异。如虚者,漫肿;实者,高肿;火肿者,色红皮光,焮热僵硬;寒肿者,其势木硬,色紫黯青;湿肿者,皮肉重坠,深则按之如烂棉,浅则起光亮水疱,破流黄水;风肿者,皮肤拘皱不红,其势宣浮微热微疼;痰肿者,软如绵,硬如馒,不红不热;郁结伤肝作肿者,不红不热,坚硬如石棱角,状如岩凸;气肿者,以手按之,皮紧而内软,遇喜则消,遇怒则长,无红无热,皮色如常;跌仆瘀血作肿者,暴肿大热,胖胀不红;产后与闪挫瘀血作肿者,瘀血久滞于经络,忽发则木硬不热微红,若脓已成而将溃者,其色必紫。诸肿形状如此,不可一概而论也。

痈疽辨痛歌

轻痛肌肉皮肤浅,重痛身在骨筋间,虚痛饥甚不胀闭,喜人揉按暂时安。实痛饱甚多胀闭,畏人挨按痛难言。寒痛喜暖色不变,热痛焮痛遇冷欢。脓痛鼓长按复起,瘀痛隐隐溃不然。风痛气痛皆走注,风刺气刺细心看。

【注】痛由不通,然亦种种不一,有轻痛、重痛、虚痛、实痛、寒痛、热痛、脓痛、瘀血凝结作痛、风痛、气痛之别。轻痛者,肌肉皮肤作痛,属浅;重痛者,痛彻筋骨,属深。虚痛者,腹饥则甚,不胀不闭,喜人揉按,暂时可安;实痛者,食饱则甚,又胀又闭,畏人

挨按,痛不可言。寒痛者,痛处定而不移,皮色不变,遇暖则喜;热痛者,皮色焮赤,遇冷则欢。脓痛者,憎寒壮热,形势鼓长,按而复起。瘀血凝结作痛者,初起隐隐作痛,微热微胀;将溃则色紫微痛,既溃则不疼。风痛者,走注甚速。气痛者,流走无定,刺痛难忍。诸痛如此,不可不详辨也。

痈疽辨脓歌

痈疽未成宜消托,已成当辨有无脓。按之坚硬无脓象,不热无脓热有脓。大软应知脓已熟,半软半硬脓未成。按之即起脓已有,不起无脓气血穷。深按速起稀黄水,深按缓起坏污脓。实而痛甚内是血,内是气兮按不疼。轻按即痛知脓浅,重按方疼深有脓。薄皮剥起其脓浅,皮不高阜脓必浓。稠黄白脓宜先出,桃红红水次第行。肥人脓多瘦人少,反此当究有变凶。稠黄气实虚稀白,粉浆污水定难生。汗后脓秽犹可愈,脓出身热治无功。

【注】凡看痈疽疮疡,形势未成者,即用内消之法;若形势已成,即用内托之法,当辨脓之有无浅深。以手按之坚硬者,无脓之象。按之不热者无脓,热者有脓。按之大软者,内脓已熟;半软半硬者,脓未全成。按之指起即复者,有脓;不复者无脓,其气血必穷而虚甚也。深按之而速起者,内是稀黄水;深按之而缓起者,内是坏污脓。按之实而痛甚者,内必是血;按之虚而不疼者,内必是气。轻按即痛者,其脓浅;重按方痛者。其脓深。薄皮剥起者,其脓必浅;皮色不变,不高阜者,其脓必稠。大抵痈疽疮疡,先宜出黄白稠脓,次宜出桃花脓,再次宜流淡红水。胖人宜于脓多,瘦人宜于脓少。若胖人脓少,是肉不腐;瘦人脓多,是肉败坏,皆非吉也。又凡气实者多稠黄脓,气虚者多稀白脓,半虚半实者多稠白脓。又有脓出如粉浆,如污水者,谓之败浆,不治之证也,命必难生。惟汗后脓秽者可愈,若脓已出,而身犹大热不休者,治亦无功。盖痈疽之得脓,如伤寒之得汗,汗出而反大

热者,坏伤寒也;脓出而身犹大热者,坏痈疽也。

痈疽辨痒歌

初起作痒因风热,溃后脓沤或冒风。将敛作痒生新肉,痒若虫行气血充。

【注】痒属风,亦各有因。凡肿疡初起,皮肤作痒者,为风热相搏。溃后作痒者,轻由脓沤,甚由疮口冒风,故突起疙瘩,形如小米。抓破之后,津水者,是脾湿;津血者,是脾燥。若将敛作痒者,缘初肿时肌肉结滞,气血罕来,及至将敛,气血渐充,助养新肉,故痒也。然必痒若虫行,方称美疾。他如疥癣作痒,皆属风淫,勿视为一类也。

痈疽辨晕歌

真晕应知非肿痕,疮旁形状若红筋,脏腑蕴受锐毒发,三晕可愈五伤身。

【注】俗以肿痕为晕,非真晕也。真晕生于疮口之旁,状若红筋,皆由脏腑蕴受锐毒而成,二三晕可治,五晕难医。

痈疽总论治法歌

痈疽疮疡初如粟,麻痒焮痛即大毒。不论阴阳灸最宜,灸后汤洗膏固护,内用疏解与宣通,外宜敷药四围束。轻证神灯照三枝,平塌须急补不足,高肿不可过于攻,内热毒盛须消毒。二便秘结宜通利,脏腑宣通方为福。十日以后疮尚坚,铍针点破最宜先,半月之后脓若少,药筒拔提脓要粘。疮已溃烂腐不脱,当腐剪破开其窍,能令脓管得通流,自然疮头无闭塞。频将汤洗忌风吹,去腐须当上灵药,生肌散用将敛时,保养须勤毋怠惰。切忌脓出投寒凉,冬宜温室夏明窗。肌肉长平将疮敛,谨慎调理更加详。新肉如珠皮不敛,若失保养命多亡。

【注】痈疽疮疡初起如粟,苦麻痒焮痛者,即毒甚也。七日以前,形势未成,不论阴阳,俱先当灸之。轻者使毒气随火而散,重者拔引郁毒,通彻内外,实良法也。灸完即用汤洗之法,洗完用太乙膏贴于疮顶上,豫防风袭;内服疏解宣通之剂,如神授卫生汤、内疏黄连汤、蟾酥丸之类;外围敷药,如冲和膏、玉龙膏之类,四围束之。轻证以神灯照照之,每用三枝。如形势已成,当因证施治。平塌者宜投补剂,以益其不足,使毒外出;高肿者不可过于攻伐,以伤元气,致难溃敛;内热盛者,须佐消毒之剂,以防毒炽;二便秘结者,急用通利之方,使脏腑宣通,方为佳兆。如十日之后,疮尚坚硬,必须用铍针,当头点破;半月之后,脓尚少者,急用药筒拔法拔之,脓血胶粘者为顺,紫血稀水者为逆;过二十一日,纵有稀脓,亦难治矣。若已溃之后,腐仍不脱,堵塞疮口者,用刀剪当头剪开寸余,使脓管通流,自然疮不闭塞。拔脓剪腐已完,用方盘一个,疮下放定,将猪蹄汤以软帛淋洗疮上,并入孔内,轻手擦净内脓,庶败腐宿脓,随汤而出,以净为度。再以软帛叠成七八重,勿令太干,带汤乘热,覆于疮上,两手轻按片时,帛温再换。如此洗按四五次,血气疏通,患者自然爽快。每日如是洗之,谨避风寒。腐肉处以黄灵药掺之,候腐肉脱尽,已见红肉时,洗后随用抿脚挑玉红膏,于手心上捺化,搽涂疮口内,外用太乙膏盖之。不数日新肉顿生,疮势将敛,以生肌散或珍珠散撒之。保养谨慎,不可怠缓。脓出后切忌投以寒凉之药,患者冬宜温室,防其寒也。夏宜明窗,避风暑也。肌肉长平,疮敛时尤加小心,谨慎调理。即使新肉如珠,皮口将敛,若调理疏忽,失于保养,恐致虚脱暴变,命必危亡矣。

内消治法歌

内消表散有奇功,脉证俱实用最灵,脉证俱虚宜兼补,发渴便秘贵疏通。清热解毒活气血,更看部位属何经,主治随加引经药,毒消肌肉自然平。

【注】经云:发表不远热。又云:汗之则疮已。故曰内消表散有奇功也。惟脉证俱实者,斯可用之。若脉证俱虚,便宜兼补,发渴便秘,须急疏行,不可概施表散之剂也。痈疽皆因气血凝结,火毒太盛所致。故以清热解毒,活气活血为主。更宜详看部位,属何经络,即用引经之药以治之,则肿痛自消,肌肉自平矣。

内托治法歌

已成不起更无脓,坚硬不赤或不疼,脓少清稀口不敛,大补气血调卫荣。佐以祛毒行滞品,寒加温热御寒风。肿消脓出腐肉脱,新生口敛内托功。

【注】凡疮肿已成,不能突起,亦难溃脓,或坚肿不赤而疼,或不疼,脓少清稀,疮口不合,皆气血虚也。宜以大补气血,调和荣卫为君,祛毒为佐,加以辛香,行其郁滞,加以温热,御其风寒,候脓出肿消,腐肉尽去,气血充足,新肉自然生矣。

虚实治法歌

痈疽未脓灸最良,药服托里自安康。发热恶寒身拘紧,无汗表散功最长。肿硬口干二便秘,下利毒热自然凉。焮痛热盛烦躁渴,便和清热自吉昌。内脓不出瘀肉塞,用刀开割法相当。软漫无脓不腐溃,宜服温补助生阳。溃后新肉如冻色,倍加温热自吉祥。大汗亡阳桂枝附,自汗肢厥四逆汤。脾虚溃后肌消瘦,脓水清稀面白黄。不眠发热疮口懒,食少作渴大便溏。宜服清补助脾剂,投方应证保无妨。

【注】凡治痈疽,不问阴阳表里,日数远近,但未见脓时,俱宜灸之。焮肿发热脉浮者,宜用托里之药。若脉紧,发热恶寒,遍身拘紧无汗者,宜用表散之药。肿硬口干,二便秘涩者,宜用下利之药,以泄其毒。热焮痛势深,烦躁饮冷,口燥舌干便和者,

宜用清热之药。内脓不出,瘀肉堵塞疮口者,用刀开割之。软漫无脓,不腐溃者,阳虚也,助以温补之剂以生其阳。溃后新肉生迟,如冻色者,肉冷肌寒也,宜倍加温热之药。如大汗不止者,亡阳也,宜用桂枝附子等药。自汗肢厥者,宜用四逆汤。若溃后肌肉消瘦,脓水清稀,面色黄白者,脾虚也;不寐发热者,虚火上炎也;疮口懈大者,气陷不固也;食少作渴,大便溏者,脾虚热也,俱宜服清补助脾之药。

痈疽针法歌

取脓除瘀用铍针,轻重疾徐在一心。皮薄针深伤好肉,肉厚针浅毒犹存。肿高且软针四五,坚肿宜针六七分。肿平肉色全不变,此证当针寸许深。背腹肋胁生毒患,偏针斜入始全身。欲大开口针斜出,小开直出法须遵。气虚先补针宜后,脓出证退效如神。用在十日半月后,使毒外出不伤人。又有不宜用针处,瘿瘤冬月与骨筋。

【注】经云:痈气之瘀者,当以针开除去之。又云:铍针末如锋锐,以取大脓。故曰取脓除瘀用铍针也。其轻重疾徐,自有一定,在人心度量用之,不可乱施。盖皮薄针深,反伤好肉,肉厚针浅,毒又难出。大抵肿高而软者在肌肉,针四五分;肿下而坚者在筋脉,针六七分;肿平肉色不变者,附于骨也,宜针寸许;若毒生背腹肋胁等处,宜偏针斜入,以防透膜。针既透脓,视疮口必有脓意如珠,斯时欲大开口,则将针斜出;欲小开口,则将针直出。所谓逆而夺之,顺而取之也。随以棉纸捻蘸元珠膏度之,使脓会齐,二三时将捻取出,疮口贴太乙膏,四围敷乌龙膏。元气虚者,必先补而后针,脓一出则诸证悉退。再者,用针自有其时,不可太早,亦不可太迟,如十日之间,疮尚坚硬,用铍针当头点破。半月后不作脓腐者,用铍针品字样,三孔开之,不问深浅,以知痛为住,随用药筒拔法拔之。又有不宜针者,如瘿瘤、结核之

类,肚脐骨节近筋之处,及冬月闭藏之时,皆在所禁也。

痈疽砭法歌

痈疽肿赤走不定,赤游丹毒红丝疗,时毒瘀血壅盛证,砭石治法最宜行。只须刺皮无伤肉,磁锋对患最宜轻,毒血遇刺皆出尽,肿消红散有奇功。

【注】凡痈疽红肿色赤,游走不定,及赤游丹毒,红丝疔走散,时毒瘀血壅盛等证,皆宜行砭石之法。然忌其太深,《内经》所谓刺皮无伤肉也。法用细磁器击碎,取有锋芒者一块,用箸一根,将头劈开,夹而缚之,用二指轻捺箸梢,以磁锋对患处,悬寸许,再用重箸一根,频击箸头,令毒血遇刺皆出,至次日肿未全消,再量行砭之,以肿消红散为度。

痈疽灸法歌

痈疽初起七日内,开结拔毒灸最宜。不痛灸至痛方止,疮疼灸至不疼时。法以湿纸覆其上,干处先灸不宜迟。蒜灸黄蜡附子灸,豆豉蛴螬各用之。

【注】凡痈疽初起,七日以前,开结拔毒,非灸不可。不痛者灸至知痛,疮疼者灸至不疼。盖着毒则不痛,至好肉则痛,必灸至知痛者,令火气至好肉方止也。着皮肉未坏处则痛,着毒则不痛,必灸至不疼者,令火气着毒方止也。法以纸蘸水满覆患上,看纸先干处,即先灸之。但灸法贵于早施,如证起二三日即灸,十证可全八九;四五日灸者,十证可全六七;六七日灸者,十证可全四五,愈早愈妙。其法不一,有隔蒜灸者,有当肉灸者,有用黄蜡灸者,有用附子灸、豆豉灸、蛴螬灸者。一壮灸至百壮,以效为度。至艾壮之大小,则量疮势以定之。然灸有应忌者,如肾俞发不宜灸,恐消肾液;手指不宜灸,因皮肉浇薄,恐皮裂肉努。至于头乃诸阳之首,诸书俱云禁灸,若误灸逼毒入里,令人痰喘上涌,

反加大肿。然遇纯阴下陷之证,必当灸之,不灸则不能回阳。若半阴半阳之证,则仍当禁而不灸。

隔蒜灸法

大蒜切成片,约三钱厚,安疮头上,用大艾壮灸之,三壮即换一蒜片。若漫肿无头者,以湿纸覆其上,视其先干处,置蒜片灸之。两三处先干,两三处齐灸之。有一点白粒如粟,四围红肿如钱者,即于白粒上灸之。若疮势大,日数多者,以蒜捣烂,铺于疮上,艾铺蒜上灸之。蒜败再易,以知痛甚为效。凡痈疽流注、鹤膝风,每日灸二三十壮。痈疽阴疮等证,艾数必多,宜先服护心散,以防火气入内。灸小儿,先将蒜置大人臂上,燃艾候蒜温,即移于小儿毒上,其法照前。经云:寒邪客于经络之中则血泣,血泣则不通,不通则卫气从之,壅遏而不得行,故热;大热不止则肉腐为脓。盖毒原本于火,然与外寒相搏,故以艾火、蒜灸之,使开结其毒,以移深居浅也。

黄蜡灸法

凡痈疽、发背、恶疮、顽疮,先以湿面随肿根作圈,高寸余,实贴皮上,如井口形,勿令渗漏,圈外围布数重,防火气烘肤,圈内铺蜡屑三、四分厚,次以铜漏杓盛桑木炭火,悬蜡上烘之,令蜡化至滚,再添蜡屑,随添以井满为度。皮不痛者毒浅,灸至知痛为度;皮痛者毒深,灸至不知痛为度。去火杓,即喷冷水少许于蜡上,俟冷起蜡,蜡底之色青黑,此毒出之征也。如漫肿无头者,亦以湿纸试之,于先干处灸之,初起者一二次即消,已成者二三次即溃。疮久溃不敛,四围顽硬者,即于疮口上灸之,蜡从孔入,愈深愈妙,其顽腐瘀脓尽化,收敛甚速。

附子饼灸法

生川附子为末,黄酒合作饼如三钱厚,安疮上以艾壮灸之,每日灸数壮,但令微热,勿令疼痛。如饼干,再易饼灸之,务以疮口红活为度。治溃疡气血俱虚,不能收敛,或风寒袭之,以致血气不能运行者,实有奇验。

豆豉饼灸法

痈疽发背,已溃未溃,用江西淡豆豉为末,量疮大小,黄酒合作饼,厚三分,置患处灸之,饼干再易饼。如已有疮孔,勿复孔上,四布豉饼,列艾其上灸之,使微热,勿令肉破,如热痛急易之。日灸三度,令疮孔出汗即瘥。

蛴螬灸法

疳瘘恶疮,诸药不验者,取蛴螬剪去两头,安疮口上,以艾灸之,七壮一易,不过七枚,无不效者。

麦冬粳米饮

此方治痈疽阴疮,法当艾灸,或灸太过者,或阳疮不应灸而误灸者,以致火毒入里,令患者头项浮肿,神昏痰涌,吁吁作喘,急服此药,以清解火毒甚效。

麦门冬去心　粳米各三钱

水二钟,煎一钟,徐徐热服。

【方歌】麦冬粳米各等分,能医灸后头项肿,神昏痰涌作喘声,水煎徐徐功最勇。

痈疽烙法歌

烙针二枚须一样,箸大头圆七寸长。捻时蘸油烧火上,斜入向软烙斯良。一烙不透宜再烙,脓水流出始安康。再用纸捻入烙口,外贴膏药古称强。此法今时不常用,惟恐患者畏惊惶。今时多用阳燧锭,代火针烙实奇方。

【注】痈疽流注,经久不消,内溃不痛,宜用火针烙之。二枚一样,形如箸粗,头圆,长七寸。捻时蘸香油炭火上烧红,于疮头近下斜入,向软处烙之。一烙不透再烙,必得脓水不假手按流出,方用绵纸撮捻如绳状,随深浅捻入烙口,余纸分开,外贴膏药,此古法也,今罕用之。盖恐患者惊惧,故以阳燧锭代之。

阳燧锭

蟾酥末　　朱砂末　　川乌末　　草乌各五分, 末　　直僵蚕一条, 末

以上共和匀, 用硫黄一两五钱, 置杓内, 微火炖化; 次入前蟾酥等末, 搅匀; 再入当门子麝香二分, 冰片一分, 搅匀; 即倾入湿磁盘内, 速荡转成片, 俟冷取收磁罐内。用时取甜瓜子大一块, 要上尖下平, 先用红枣肉擦灸处, 粘药于上, 用灯草蘸油, 捻火焠药锭上, 灸五壮或七壮、九壮毕, 即饮米醋半酒钟。候起小疱, 用线针串破, 出黄水些须, 贴万应膏, 其毒即消。如风气痛, 用箸子于骨缝中按之, 酸痛处以墨点记, 灸之。

再诸疮初起, 于肿处各灸三五壮, 立瘥。

【方歌】阳燧锭灸寒肿疮, 朱砂二乌僵硫黄, 火炼加蟾共冰麝, 乘热倾出成片良。

神灯照法歌

痈疽轻证七日时, 神灯照法最相宜。未成自消已成溃, 即发即腐实称奇。油浸灼火周围照, 初用三根渐加之。照后敷药贴患上, 有脓汤洗不宜迟。

【注】凡痈疽轻证, 初起七日前后, 神灯照法最宜。能使未成者自消, 已成者自溃, 不起发者即起发, 不腐者即腐, 实有奇验。将神灯照麻油浸透, 用火点着, 离疮半寸许, 自外而内, 周围徐徐照之, 火头向上, 药气入内, 毒气随火解散, 自不致内侵脏腑。初用三根, 渐加至四五根, 候疮势渐消时, 仍照之。但照后即用敷药, 围敷疮根, 比疮晕大二三分为率。疮口用万应膏贴之。如干及有脓, 用猪蹄汤润洗。如已溃, 大脓泻时, 不必用此照法。

神灯照法方

朱砂　　雄黄　　血竭　　没药各二钱　　麝香四分

共为细末,每用三分。红绵纸裹药搓捻,长七寸,麻油浸透听用。

【方歌】神灯照法功速急,麝没雄朱血竭宜,为末纸裹麻油润,火点熏疮火毒离。

桑柴火烘法歌

痈疽初起肿且疼,重若负石不溃脓。桑柴烘法能解毒,止痛消肿有奇功。新桑树根劈条用,木枝长有九寸零,劈如指粗一头燃,吹灭用火患处烘。片时火尽宜再换,每用三四枝方灵。每日须烘二三次,肿溃腐脱新肉生。

【注】凡痈疽初起肿痛,重若负石,坚而不溃者,桑柴烘之,能解毒止痛,消肿散瘀,毒水一出,即能内消。若溃而不腐,新肉不生,疼痛不止者,用之助阳气,散瘀毒,生肌肉,移深居浅,实有奇验。法用新桑树根,劈成条,或桑木枝,长九寸,劈如指粗,一头燃着吹灭,用火向患处烘片时,火尽再换。每次烘三四枝,每日烘二三次,以知热、肿溃、肉腐为度,此古法也。但桑柴火力甚猛,宜用于未溃之先,可以生发阳气,速溃速腐。若已溃之后,或疮口寒,或天气寒,或肌肉生迟者,亦须烘之,使肌肉常暖。法以桑木烧作红炭,以漏杓盛之,悬患上,自四围烘至疮口,或高或低,总以疮知热为度。每日烘后,再换敷贴之药。盖肌肉遇暖则生,溃后烘法,亦疡科所不可缺也。

牛胶蒸法歌

痈疽发背痔漏疮,牛胶蒸法最相当。熬稠摊纸贴患上,醋煮软布热蒸良。温易疮痒脓出尽,洗法胶纸贯众汤。

【注】痈疽、发背、痔漏、恶疮、臁疮、久顽不敛等疮,用牛皮胶一块,水熬稀稠得所,摊厚纸上,每剪一块贴疮口。次用酽醋煮软布二块,乘热罨胶纸上蒸之,稍温再易,蒸至疮痒脓出至尽。

预用贯众二两,煎汤热洗,去胶纸,外用膏药贴之。次日照前蒸洗,直至脓尽疮干为度。

药筒拔法歌

痈疽阴证半月间,不发不溃硬而坚,重如负石毒脓郁,致生烦躁拔为先。铍针放孔品字样,脓鲜为顺紫黑难。

【注】痈疽阴证,十五日前后,疮不起发,脓至深不能外溃,疮势坚硬,重如负石,毒脓内溃好肉,致生烦躁。宜用药筒拔法为先,令毒脓得门路而出。预将竹筒药水煮热;次用铍针置疮顶一寸之内,品字样放开三孔,深一寸或半寸,量疮之高下,取竹筒乘热合于疮孔上,拔出脓血,红黄鲜明者,为顺证,易治;若脓血紫黑者,为败证,难治。

煮竹筒方

羌活　独活　紫苏　蕲艾　菖蒲　白芷　甘草各五钱　连须葱二两

水十碗,熬数滚听用。次用鲜嫩竹一段,长七寸,径口一寸半,一头留节,刮去青皮,厚约分许,靠节钻一小孔,以杉木条塞之,放前药水内,煮数十滚,将药水锅置患人榻前,取筒倾去药水,乘热急合疮顶针孔上,按紧自然吸住。待片时药筒已温,拔去杉木塞子,其筒易落,外用膏药盖贴,勿令受风。脓血不尽,次日再煮,仍按旧孔再拔,治阴疮挤脓不受疼之良法也,勿忽之。如阳疮,则不必用此法,恐伤气血,慎之。

【方歌】药水煮筒有奇能,令疮脓出不受疼,菖苏羌独艾芷草,整葱竹筒水煮浓。

御纂医宗金鉴　卷六十二

肿疡主治类方

仙方活命饮　此方治一切痈疽，不论阴阳疮毒，未成者即消，已成者即溃，化脓生肌，散瘀消肿，乃疮痈之圣药，诚外科之首方也，故名之曰"仙方活命饮"。

穿山甲三大片，炒　皂刺五分　归尾一钱五分　甘草节一钱　金银花二钱　赤芍药五分　乳香五分　没药五分　花粉一钱　防风七分　贝母一钱　白芷一钱　陈皮一钱五分

右十三味，好酒煎服，恣饮尽醉。

【方歌】仙方活命饮平剂，疮毒痈疽俱可医。未成即消疼肿去，已成脓化立生肌。穿山皂刺当归尾，草节金银赤芍宜，乳没天花防贝芷，陈皮好酒共煎之。

神授卫生汤　此方治痈疽发背，疔疮对口，一切丹瘤恶毒诸证。服之宣热散风，行瘀活血，消肿解毒，疏通脏腑，乃表里两实之剂，功效甚速。

皂角刺一钱　防风六分　羌活八分　白芷六分　穿山甲炒，六分　连翘六分　归尾一钱　乳香五分　沉香六分　金银花一钱　石决明六分　天花粉一钱　甘草节一钱　红花六分　大黄酒拌，炒，二钱

上十五味，水二碗，煎八分。病在上部，先饮酒一杯后服药；病在下部，先服药，后饮酒一杯，以行药力。

如气虚便利者，不用大黄。

【方歌】神授卫生表里剂，痈疽诸疮恶毒良，行瘀活血兼消肿，表里疏通实剂方。皂刺防风羌芷甲，连翘归尾乳沉香，金银石决天花粉，甘草红花共大黄。

清热消风散　此方治痈疽疮肿，已成未成之际，无表无里，

故外不恶寒,内不便秘,惟红肿焮痛,高肿有头者,宜服此药以和解之也。

皂角刺一钱　防风五分　陈皮一钱　连翘一钱,去心　花粉五分　柴胡一钱　黄芩五分　川芎五分　白芍五分　甘草五分　当归五分　黄芪一钱　金银花五分　苍术一钱,炒　红花一钱

右十五味,水二钟,煎八分,食远服。

【方歌】清热消风无表里,痈疽诸毒和解方,皂刺防风陈翘粉,柴芩芎芍草芪当。银花苍术红花入,妇女还加香附良。

若妇人加香附子,用童便炒。

乳香黄芪散　此方治痈疽发背诸毒,疔疮疼痛不可忍者,乃气虚不胜毒之故也。服之未成即消,已成即溃,不用刀砭,恶肉自脱。并治打扑损伤,筋骨疼痛之证。

当归一钱　白芍一钱,炒　人参一钱　生黄芪一钱　川芎一钱　熟地一钱　乳香五分　没药五分　陈皮一钱　粟壳一钱,去筋膜,蜜炙　甘草节一钱

右水二钟,煎八分,量病上下,食前后服之。

【方歌】乳香黄芪治气弱,痈疽诸毒痛难当,未成即消已成溃,归芍参芪芎地黄,乳没粟陈甘草节,更医打扑筋骨伤。

内疏黄连汤　此方治痈疽阳毒在里,火热发狂发热,二便秘涩,烦躁呕哕,舌干口渴饮冷等证,六脉沉数有力者,急宜服之,以除里热。

山栀一钱　连翘一钱　薄荷一钱　甘草五分　黄芩一钱　黄连一钱　桔梗一钱　大黄二钱　当归一钱　白芍一钱,炒　木香一钱　槟榔一钱

右水二茶钟,煎八分,食前服。加蜜二匙亦可。

【方歌】内疏黄连泻里热,痈疮毒火阳盛狂,肿硬发热二便秘,烦躁干呕渴饮凉,栀翘薄草芩连桔,大黄归芍木槟榔。

回阳三建汤　此方治痈疽发背初起,不疼不肿,不红不热,坚

如顽石,硬若牛皮,体倦身凉,脉息迟细,色似土朱,粟顶多孔,孔孔流血,根脚平散,软陷无脓,皮不作腐,头温足凉者,并急服之。

人参一钱　附子一钱　当归一钱　川芎一钱　甘草五分　茯苓一钱　生黄芪一钱　枸杞一钱　红花五分　紫草五分　独活五分　陈皮一钱　苍术五分,炒　厚朴五分,炒　木香五分　山萸肉一钱

右十六味,加煨姜三片,皂角树根上白皮二钱,水二碗,煎八分,入酒一杯,随病上下,食前后服之。用棉帛覆盖疮上,常令温暖,不得大开疮孔,走泄元气为要。

【方歌】回阳三建治阴疽,体倦身凉脉细迟,不肿不疼不红热,坚如顽石硬如皮,根平软陷无脓腐,参附归芎草茯芪,枸杞红花与紫草,独陈苍朴木山萸。

竹叶黄芪汤　此方治痈疽发背,诸般疔毒,表里不实,热甚口中干大渴者,服之生津止渴。

人参八分　生黄芪八分　石膏八分,煅　半夏八分,制　麦冬八分　生地二钱　白芍八分　甘草八分　川芎八分　当归八分　竹叶十片　黄芩八分

右十二味,水二钟,姜三片,灯心二十根,煎八分,食远温服。

【方歌】竹叶黄芪口干渴,清热补正助生津,参芪膏夏麦冬地,芍草芎归竹叶芩。

内消散　此方治痈疽发背,对口疔疮,乳痈,无名肿毒,一切恶疮。能令痈肿内消,使毒内化,尿色赤污,从小便而出。势大者,虽不全消,亦可转重为轻,移深居浅。

知母一钱　贝母一钱　花粉一钱　乳香一钱　半夏一钱,制　白及一钱　穿山甲一钱　皂刺一钱　银花一钱

右九味,水、酒各一碗,煎八分,随病上下,食前后服之。留药渣捣烂,加秋芙蓉叶一两,研为细末;再加白蜜五匙,用渣调敷疮上。一宿即消,重者再用一服。

【方歌】内消散用化诸毒,毒化从尿色变行。知贝天花乳夏及,穿山角刺共金银。药渣捣和芙蓉叶,白蜜调敷毒即平。

已上诸方治痈疽,七日以前,疮势未成,形体壮实,而表里之证相和者宜服,病退即止。如过七日以后,形势已成,则宜托里消毒等汤,使毒现于外,以速其脓。若仍用前散下之药,恐伤元气,致生变证也。

内固清心散　此方治痈疽发背,对口疔疮,热甚燋痛,烦躁饮冷。其人内弱服之,预防毒气内攻于心也。

绿豆粉二两　人参二钱　冰片一钱　雄黄二钱　辰砂二钱
白豆蔻二钱　元明粉二钱　茯苓二钱　甘草二钱　乳香二钱

右十味为细末,每服一钱五分。蜜汤调下,不拘时服。

【方歌】内固清心防毒攻,内弱毒气入心中,燋痛热甚兼饮冷,豆粉人参冰片雄,辰砂白蔻元明粉,茯苓甘草乳香同。

琥珀蜡矾丸　此方治痈疽发背,疮形已成,而脓未成之际,其人即不虚弱,恐毒气不能外出,内攻于里。预服此丸,护膜护心,亦且活血解毒。

黄蜡一两　白矾一两二钱　雄黄一钱二分　琥珀一钱,另研极细　朱砂一钱,研细　白蜜二钱

右上四味,先研细末,另将蜡、蜜入铜杓内熔化,离火片时,候蜡四边稍凝,方将药味入内,搅匀共成一块,将药火上微烘,急作小丸,如绿豆大,朱砂为衣,磁罐收贮。每服二三十丸,食后白汤送下。毒甚者,早晚服,其功最速。

【方歌】琥珀蜡矾治痈毒,未出脓时平剂佳,预服护膜能解毒,蜡矾雄珀蜜朱砂。

护心散　此方治疮毒内攻,口干烦躁,恶心呕吐者,服此药护心解毒也。

绿豆粉一两　乳香三钱,净末　朱砂一钱　甘草一钱

右四味研细末,每服二钱,白滚汤调服,早晚二次。

【方歌】护心散治毒内攻,烦躁口干呕逆冲,豆粉乳香朱共草,二钱调下有神功。

透脓散　此方治痈疽诸毒,内脓已成,不穿破者,服之即溃破毒出。

生黄芪四钱　穿山甲一钱　川芎三钱　当归二钱　皂角刺一钱五分

右五味,水三钟,煎一钟。疮在上,先饮酒一杯,后服药;疮在下,先服药,后饮酒一杯。

【方歌】透脓散治脓已成,不能溃破剂之平,用此可代针泻毒,角刺归芪山甲芎。

托里消毒散　此方治痈疽已成,内溃迟滞者,因血气不足,不能助其腐化也。宜服此药托之,令其速溃,则腐肉易脱,而新肉自生矣。

皂角刺五分　银花一钱　甘草五分　桔梗五分　白芷五分
川芎一钱　生黄芪一钱　当归一钱　白芍一钱　白术一钱
人参一钱　茯苓一钱

右十二味,水二钟,煎八分,食远服。

【方歌】托里消毒助气血,补正脱腐肌易生,皂角银花甘桔芷,芎芪归术参苓。

神功内托散　此方治痈疽、脑顶诸发等疮,日久不肿不高,不能腐溃,脉细身凉。宜服此温补托里之剂,以助气血也。

人参一钱五分　附子一钱,制　川芎一钱　归身二钱　黄芪一钱　白术一钱五分,土炒　白芍一钱,炒　木香五分,研　穿山甲八分,炒　甘草五分,炙　陈皮一钱　白茯苓一钱

右十二味,煨姜三片,大枣二枚,水二茶钟,煎八分,食远服。

【方歌】神功内托阴毒证,不肿不高不溃疼,参附芎归芪术芍,木香山甲草陈苓。

复元通气散　此方治乳痈,腹痛,便毒,耳痛,耳聋等证。皆

由毒气滞塞不通故耳，服之则气通毒散。

青皮四两　陈皮四两　瓜蒌仁二两　穿山甲二两　金银花一两　连翘一两　甘草二两，半生半炙

右七味研末，每服二钱，黄酒调下。

【方歌】复元通气乳腹痈，便毒兼治耳痛聋，青陈蒌甲银翘草，一服能教毒气通。

双解贵金丸　此方治背疽诸毒初起，木闷坚硬，便秘，脉沉实者，悉效。随证加药，服法列后。

生大黄一斤　白芷十两

右二味为末，水丸。每服三五钱，五更时用连须葱大者三根，黄酒一碗，煮葱烂，取酒送药。服毕盖卧出汗，过三二时，俟大便行一二次立效。

【按】此宣通攻利之剂也。济之以葱酒，力能发汗，故云双解。弱者随用中剂，行后以四君子汤补之。老人虚人，每服一钱，用人参加生姜煎汤送下，过一时，再一服。得睡，上半身得汗则已。

【方歌】双解贵金治诸毒，肿疡初起木硬坚，大黄白芷为丸服，葱酒煎送汗下痊。

黍米寸金丹　此方乃异人所传，常有暴中急证，忽然卒倒者，撬开牙关，研灌三丸，其人即活。又能治发背痈疽，遍身壅肿，附骨痈疽等证也。凡初起憎寒壮热，四肢倦怠，沉重者，不分表里、老幼、轻重，并宜服之。

乳香　没药各一钱　狗胆一个，干者　鲤鱼胆三个，阴干硇砂二钱　蟾酥二钱　狗宝一钱　麝香五分　白丁香四十九个蜈蚣全者七条，酥炙　黄蜡三钱　乌金石一钱　头胎男乳一合轻粉一钱　雄黄一钱　水银炼粉霜白色者三钱

右十六味为细末，除黄蜡、乳汁二味，熬成膏子，同药和丸，如绿豆大。小儿用一丸，大人三丸，重者五丸。冷病用葱汤，热病用新汲水送下。衣被密盖，勿令透风，汗出为度，诸病如失。

【方歌】黍米寸金奇效方,痈疽发背服之良。乳香没药狗鲤胆,蟾硇宝麝白丁香,蜈蚣黄蜡乌金石,男乳轻雄共粉霜。

麦灵丹　此丹能治痈疽恶毒,无名诸疡及疔疮回里,令人烦闷神昏。或妇人初发乳证,小儿痘疹余毒,或腰腿暴痛等证。

鲜蟾酥二钱　活蜘蛛二十一个,黑色大者佳　定心草一钱,即两头尖,鼠粪　飞罗面六两

右四味共研一处,用菊花熬成稀膏,和好捻为麦子形,如麦子大。每服七丸,重、大者九丸,小儿轻证五丸。在上俱用滚白水服,在下用淡黄酒送服。每一料加麦子一合,收磁罐内。

【方歌】麦灵丹治疗毒疽,鲜蟾酥与活蜘蛛,定心草共飞罗面,黄菊熬膏相合宜。

保安万灵丹　此方治痈疽疔毒,对口发颐,风、寒、湿痹,湿痰流注,附骨阴疽,鹤膝风,及左瘫右痪,口眼歪斜,半身不遂,血气凝滞,遍身走痛,步履艰辛,偏坠疝气,偏正头痛,破伤风牙关紧闭,截解风寒,无不应效。

茅山苍术八两　麻黄　羌活　荆芥　防风　细辛　川乌去皮,汤泡　草乌汤泡,去皮　川芎　石斛　全蝎　当归　甘草天麻　何首乌各一两　雄黄六钱

右十六味为细末,炼蜜为丸,重三钱,朱砂为衣,磁罐收贮。视年岁老壮,病势缓急,斟酌用之。如恶疮初起二三日间,或痈疽已成至十日前后,未出脓者,状若伤寒,头痛烦渴,拘急恶寒,肢体疼痛,恶心呕吐,四肢沉重,恍惚闷乱,皮肤壮热,及伤寒四时感冒,传变疫证,恶寒身热,俱宜服之。用葱白九枝,煎汤调服一丸,盖被出汗为效。如汗迟以葱汤催之,其汗必出,如淋如洗,令其自收,不可露风,患者自快,疮未成者即消,已成者即高肿溃脓。如病无表里相兼,不必发散,只用热酒化服。

【又按】此方原载诸风瘫痪门中,今移录于此者,盖疮疡皆起于营卫不调,气血凝滞,始生痈肿。此药专能发散,又能顺气

搜风,通行经络,所谓结者开之也。经云:汗之则疮已,正与此相合也。服后当避风,忌冷物,戒房事,如妇人有孕者勿服。

【方歌】万灵丹治诸痹病,此药犹能治肿疡,发表毒邪从汗解,通行经络效非常。麻黄羌活荆防细,川草乌芎石斛苍,全蝎当归甘草等,天麻何首共雄黄。

肿疡敷贴类方

凡肿疡初起时,肿高赤痛者,宜敷凉药,以寒胜热也。然亦不可太过,过则毒为寒凝,变为阴证。如漫肿不红,似有头而不痛者,宜敷温药,乃引毒外发也。经云:发表不远热,敷热药亦发表之意。凡调敷药,须多搅,则药稠粘。敷后贴纸,必须撕断,则不崩裂,不时用原汁润之。盖借湿以通窍,干则药气不入,更添拘急之苦矣。凡去敷药必看毛孔有汗,意者为血脉通,热气散也,反此者逆。

如意金黄散　此散治痈疽发背,诸般疔肿,跌扑损伤,湿痰流毒,大头时肿,漆疮火丹,风热天泡,肌肤赤肿,干湿脚气,妇女乳痈,小儿丹毒,凡一切诸般顽恶热疮,无不应效,诚疮科之要药也。

南星　陈皮　苍术各二斤　黄柏五斤　姜黄五斤　甘草二斤　白芷五斤　上白天花粉十斤　厚朴二斤　大黄五斤

右十味共为咀片,晒干磨三次,用细绢罗筛,贮磁罐,勿泄气。凡遇红赤肿痛,发热未成脓者,及夏月时,俱用茶清同蜜调敷。如欲作脓者,用葱汤同蜜调敷。如漫肿无头,皮色不变,湿痰流毒,附骨痈疽,鹤膝风等证,俱用葱酒煎调敷。如风热所生,皮肤亢热,色亮游走不定,俱用蜜水调敷。如天泡火丹,赤游丹,黄水漆疮,恶血攻注等证,俱用大蓝根叶捣汁调敷,加蜜亦可。汤泼火烧,皮肤破烂,麻油调敷。已上诸引调法,乃别寒热温凉之治法也。

【方歌】如意金黄敷阳毒,止痛消肿实良方,南陈苍柏姜黄草,白芷天花朴大黄。

五龙膏　此膏治痈疽阴阳等毒,肿痛未溃者,敷之即拔出脓毒。

五龙草即乌蔹莓。详《本草纲目》蔓草部。俗名五爪龙,江浙多产之　金银花　豨莶草　车前草连根叶　陈小粉各等分

右四味俱用鲜草叶,一处捣烂,再加三年陈小粉,并飞盐末二三分,共捣为稠糊。遍敷疮上,中留一顶,用膏贴盖,避风为主。若冬月草无鲜者,预采蓄下,阴干为末,用陈米醋调敷,一如前法并效。如此方内五龙草,或缺少不便,倍加豨莶草亦效。

【方歌】五龙膏用拔脓毒,平剂五龙草银花,莶草车前俱捣烂,小粉飞盐搅糊搽。

四虎散　此散治痈疽肿硬,厚如牛领之皮,不作脓腐者,宜用此方。

草乌　狼毒　半夏　南星各等分

右四味为细末,用猪脑同捣,遍敷疮上,留顶出气。

【方歌】四虎散敷阴疽痈,顽肿不痛治之平,厚似牛皮难溃腐,草乌狼毒夏南星。

真君妙贴散　此散治痈疽诸毒,顽硬恶疮,散漫不作脓者,用此药敷之,不痛者即痛,痛者即止。如皮破血流,湿烂疼苦,天泡火丹,肺风酒刺等证,并用之皆效。

荞面五斤　明净硫黄十斤,为末　白面五斤

右三味,共一处,用清水微拌,干湿得宜,赶成薄片微晒,单纸包裹,风中阴干,收用。临时研细末,新汲水调敷。如皮破血流湿烂者,用麻油调敷。天泡、火丹、酒刺者,用靛汁调搽并效。

【方歌】真君妙贴硫二面,水调顽硬不痛脓,油调湿烂流血痛,靛汁泡丹酒刺风。

二青散　此散治一切阳毒红肿,疼痛瞀热等证,未成者即消。

青黛　黄柏　白敛　白薇各一两　青露三两,即芙蓉叶　白

及　白芷　水龙骨即多年艌船旧油灰　白鲜皮各一两　天花粉三两　大黄四两　朴硝一两

右十二味为末,用醋、蜜调敷。已成者留顶,未成者遍。

【方歌】二青散用敷阳毒,肿痛红热用之消,黛柏敛薇青露及,芷龙鲜粉大黄消。

坎宫锭子　此锭子治热毒肿痛,焮赤诸疮,并搽痔疮最效。

京墨一两　胡黄连二钱　熊胆三钱　麝香五分　儿茶二钱　冰片七分　牛黄三分

右七味为末,用猪胆汁为君,加生姜汁、大黄水浸,取汁,酽醋各少许,相和药成锭。用凉水磨浓,以笔蘸涂之。

【方歌】坎宫锭子最清凉,热肿诸疮并痔疮,京墨胡连熊胆麝,儿茶冰片共牛黄。

离宫锭子　此锭子治疔毒肿毒,一切皮肉不变,漫肿无头,搽之立效。

血竭三钱　朱砂二钱　胆矾三钱　京墨一两　蟾酥三钱　麝香一钱五分

右六味为末,凉水调成锭,凉水磨浓涂之。

【方歌】离宫锭治诸疔毒,漫肿无头凉水涂,血竭朱砂为细末,胆矾京墨麝蟾酥。

白锭子　此锭专敷初起诸毒,痈疽疔肿,流注痰包恶毒,及耳痔、耳挺等证。

白降丹四钱,即白灵药　银黝二钱　寒水石二钱　人中白二钱

右四味,共为细末,以白及面打糊为锭,大小由人,不可入口。每用以陈醋研敷患处,如干再上,自能消毒。

【方歌】白锭专敷初起毒,痈疽疔肿与痰包,降丹银黝人中白,寒水白及醋研消。

蝌蚪拔毒散　此散治无名大毒,一切火毒、瘟毒,敷之神效。

寒水石研极细末　净皮硝研极细末　川大黄各等分,研极细末　蛤蟆子初夏时,河内有蝌蚪成群,大头长尾者捞来,收坛内泥封口,埋至秋天化成水

右用蝌蚪水一大碗,入前药末,各二两,阴干再研匀,收磁罐内。每用时,以水调涂患处。

【方歌】拔毒散治无名毒,火毒瘟毒俱可施,寒水硝黄蝌蚪水,浸干药末水调之。

二味拔毒散　此散治风湿诸疮,红肿痛痒,疥癞等疾,甚效。

明雄黄　白矾各等分

右二味为末,用茶清调化,鹅翎蘸扫患处。痒痛自止,红肿即消。

【方歌】二味拔毒消红肿,风湿诸疮痛痒宁,一切肌肤疥癞疾,雄矾为末用茶清。

回阳玉龙膏　此膏治痈疽阴疮,不发热,不臀痛,不肿高,不作脓,及寒热流注,冷痛痹风,脚气手足顽麻,筋骨疼痛,及一切皮色不变,漫肿无头,鹤膝风等证。但无肌热者,一概敷之,俱有功效。

军姜三两,炒　肉桂五钱　赤芍三两,炒　南星一两　草乌三两,炒　白芷一两

右六味制毕,共为细末,热酒调敷。

【方歌】回阳玉龙阴毒证,不热不疼不肿高,军姜桂芍星乌芷,研末须将热酒调。

冲和膏　此膏治痈疽发背,阴阳不和,冷热相凝者,宜用此膏敷之。能行气疏风,活血定痛,散瘀消肿,祛冷软坚,诚良药也。

紫荆皮五两,炒　独活三两,炒　白芷三两　赤芍二两,炒　石菖蒲一两五钱

右五味共为细末,葱汤、热酒俱可调敷。

【方歌】冲和发背痈疽毒,冷热相凝此药敷,行气疏风能活

血,紫荆独芷芍菖蒲。

铁桶膏　此膏治发背将溃已溃时,根脚走散,疮不收束者,宜用此药围敷。

胆矾三钱　铜绿五钱　麝香三分　白及五钱　轻粉二钱
郁金二钱　五倍子一两,微炒　明矾四钱

右八味共为极细末,用陈米醋一碗,杓内慢火熬至一小杯,候起金色黄泡为度,待温,用药末一钱,搅入醋内,炖温,用新笔涂于疮根周围,以棉纸覆盖药上,疮根自生皱纹,渐收渐紧,其毒不致散大矣。

【方歌】铁桶膏收毒散大,周围敷上束疮根,胆矾铜绿及轻粉,五倍明矾麝郁金。

乌龙膏　此膏治一切诸毒,红肿赤晕不消者,用此药敷上,极有神效。

木鳖子二两,去壳　草乌半两　小粉四两　半夏二两

右四味于铁铫内,慢火炒焦,黑色为度,研细,以新汲水调敷。一日一换,自外向里涂之,须留疮顶,令出毒气。

【方歌】乌龙膏用治诸毒,赤晕能收治肿疡,木鳖草乌小粉夏,凉水调敷功效良。

神效千捶膏　此膏专贴疮疡、疔毒初起,贴之即消。治瘰疬连根拔出,大人臁疮,小儿蟺拱头等证,并效。

土木鳖五个,去壳　白嫩松香四两,拣净　铜绿一钱,研细
乳香二钱　没药二钱　蓖麻子七钱,去壳　巴豆肉五粒　杏仁一钱,去皮

右八味合一处,石臼内捣三千余下,即成膏;取起,浸凉水中。用时随疮大小,用手捻成薄片,贴疮上用绢盖之。

【方歌】千捶膏贴诸疔毒,瘰疬臁疮蟺拱头,木鳖松香铜乳没,蓖麻巴豆杏仁投。

马齿苋膏　马齿苋性味清凉,能解诸毒。今用此一味,或服

或敷,甚有功效,所治诸证列后：

一、治杨梅遍身如癞,喉硬如管者,取苋碗粗一握,酒水煎服出汗。

一、治发背诸毒。用苋一握,酒煎或水煮,冷服出汗,再服退热去腐,三服即愈。并杵苋敷之。

一、治多年顽疮、臁疮,疼痛不收口者,杵苋敷之,取虫。一日一换,三日后腐肉已尽,红肉如珠时,换生肌药收口。

一、治面肿唇紧,捣汁涂之。

一、治妇女脐下生疮,痛痒连及二阴者,用苋四两,青黛一两,研匀敷之。

一、治湿癣白秃,取石灰末炒红,用苋汁熬膏,调匀涂之。

一、治丹毒,加蓝靛根,和捣敷之。

【方歌】马齿苋膏只一味,杨梅发背服敷之,顽疮面肿捣汁用,妇女阴疮共黛施,湿癣白秃加灰末,丹毒蓝根相和宜。

溃疡主治类方

四君子汤

人参　茯苓　白术各二钱,土炒　甘草一钱

右四味姜三片,枣二枚,水煎服。

四物汤

川芎一钱五分　当归三钱,酒洗　白芍二钱,炒　地黄三钱

右四味,水煎服。

八珍汤

人参一钱　茯苓一钱　白术一钱五分　甘草五分,炙　川芎一钱　当归一钱　白芍一钱,炒　地黄一钱

右八味,水煎服。

十全大补汤

于八珍汤内加黄芪、肉桂,水煎服。

人参养荣汤

于十全大补汤内去川芎,加陈皮、远志、五味子,水煎服。

内补黄芪汤

于十全大补汤内去白术,加远志、麦门冬,水煎服。

【按】四君子汤,补气不足者也。四物汤,补血不足者也。八珍汤,双补血气不足者也。十全大补汤,大补气血诸不足者也。人参养荣汤,去川芎者,因面黄血少,加陈皮以行气之滞,五味子以收敛气血,远志以生心血也。内补黄芪汤,治溃疡口干。去白术者,避其燥能亡津也。加远志麦冬者,以生血生津也。如痛者,加乳香、没药以定痛。硬者,加穿山甲、皂角刺以消硬也。已上诸方,凡痈疽溃后诸虚者,悉准于此,当随证酌用之。

【方歌】四君参苓白术草,四物芎归芍地黄,二方双补八珍是,更加芪桂十补汤。荣去芎加陈远味,内去术加远冬良,痛甚乳没硬穿皂,溃后诸虚斟酌方。

异功散

人参二钱　白术二钱,土炒　茯苓一钱　甘草五分,炙　陈皮五分

右五味,姜三片,枣二枚,水煎服。

理中汤

人参二钱　白术三钱,土炒　干姜一钱　甘草五分,炙

右四味,水煎服。

六君子汤

人参二钱　白术二钱,土炒　茯苓一钱　甘草一钱,炙　陈皮一钱　半夏一钱五分,制

右六味,姜三片,枣二枚,水煎服。

香砂六君子汤

人参一钱　白术二钱,土炒　茯苓一钱　甘草五分,炙　藿香一钱,或木香　陈皮一钱　半夏一钱五分,制　砂仁五分

右八味,姜三片,水煎服。

【按】四君子汤加陈皮,名异功散,溃后脾虚气滞者宜之。四君子汤减茯苓,加干姜,名曰理中汤,溃后脾虚寒滞者宜之。盖气虚则阳虚,阳虚生寒,故于补气药中,加温热之味也。四君子汤加陈皮、半夏,名六君子汤,溃后气虚,有痰者宜之。六君子汤加藿香或木香、砂仁,名香砂六君子汤,溃后,胃虚痰饮呕吐者宜之。无痰饮气虚,呕逆甚者,加丁香、沉香。溃后,气虚有寒,加肉桂、附子。溃后泻者,加诃子、肉豆蔻。肠滑不固,加罂粟壳。食少咳嗽者,加桔梗、麦冬、五味子。渴者加干葛。伤食脾胃虚弱,加山楂、神曲、谷芽或麦芽。此皆溃后气不足者,以四君子汤为主,随证加减也。

【方歌】四君加陈异功散,理中减苓加干姜,有痰陈半六君子,呕吐砂仁木藿香,逆加丁沉寒桂附,泻加诃蔻粟滑肠,咳桔冬味渴加葛,伤食楂曲谷麦良。

托里定痛汤

于四物汤内加肉桂、乳香、没药、粟谷,水煎服。

圣愈汤

于四物汤内加柴胡、人参、黄芪,水煎服。

柴胡四物汤

于四物汤内加柴胡、人参、黄芩、半夏、甘草,水煎服。

地骨皮饮

于四物汤内加丹皮、地骨皮。

知柏四物汤

于四物汤内加知母、黄柏。

三黄四物汤

于四物汤内加黄连、黄芩、黄柏。

【按】托里定痛汤,溃后血虚疼痛者宜之。圣愈汤,溃后血虚内热,心烦气少者宜之。柴胡四物汤,溃后血虚有寒热者宜之。地骨皮饮,溃后不寒者宜之。知柏四物汤,溃后五脏阴火骨蒸者宜之。三黄四物汤,溃后六腑阳火烦热者宜之。盖血虚则阴虚,阴虚生热,故补血药中,多加寒凉之味也。此皆溃后血不足者,以四物汤为主,随证加减也。

【方歌】四物加桂乳没粟,托里定痛功效奇,圣愈四物参芪入,血虚血热最相宜。血虚寒热小柴合,惟热加丹地骨皮,阳火烦热三黄合,阴火骨蒸加柏知。

补中益气汤 补中益气汤,治疮疡元气不足,四肢倦怠,口干时热,饮食无味,脉洪大无力,心烦气怯者,俱宜服之。

人参一钱 当归一钱 生黄芪二钱 白术一钱,土炒 升麻三分 柴胡三分 甘草一钱,炙 麦冬一钱,去心 五味子五分,研 陈皮五分

右十味,水二钟,姜三片,枣二枚,煎一钟,空心热服。

人参黄芪汤 治溃疡虚热,不睡少食,或寒湿相凝作痛者效。即前方去柴胡,加神曲五分炒,苍术五分炒,黄柏五分炒。

【方歌】补中益气加麦味,溃后见证同内伤,参芪归术升柴草,麦味陈皮引枣姜,人参黄芪寒湿热,加曲苍柏减柴方。

独参汤 此汤治溃疡脓水出多,元气虚馁,外无邪气,自汗脉虚者宜服之。

人参二两

右一味,水二钟,枣十枚或莲肉、元眼肉,煎好徐徐服之。若煎至稠厚,即成膏矣。作三次,用醇酒热化服之亦可。

【方歌】脓水过多元气馁,不生他恙独参宜,徐徐代饮无穷妙,枣莲元肉共煎之。

温胃饮 此汤治痛疽脾胃虚弱,或内伤生冷,外感寒邪,致生呃逆、中脘疼痛、呕吐清水等证,宜急服之。

人参一钱 白术二钱,土炒 干姜一钱,炮 甘草一钱 丁香五分 沉香一钱 柿蒂十四个 吴萸七分,酒洗 附子一

钱,制

右九味,水三钟,姜三片,枣二枚,煎八分,不拘时服。

【方歌】温胃饮治寒呃逆,内伤外感胃寒生,理中加丁沉柿蒂,寒盛吴萸附子宁。

橘皮竹茹汤　此汤治溃疡,胃火上逆气冲,以致时时呃逆、身热烦渴、口干唇焦,此热呃也,服之有效。

橘红二钱　竹茹三钱　生姜一钱　柿蒂七个　人参一钱　黄连一钱

右六味,水二钟,煎八分,空心温服。

【方歌】橘皮竹茹热呃逆,胃火气逆上冲行,橘红竹茹姜柿蒂,虚加参补热连清。

胃爱丸　此丸治溃疡脾胃虚弱,诸味不喜者,宜服此丸,助脾气开胃口,而饮食自进矣。

人参一两　山药一两,肥大上白者,切片,男乳拌令透,晒后微焙　建莲肉五钱,去皮、心　白豆蔻三钱　小紫苏五钱,蜜拌晒干,微蒸片时,连梗叶切片　陈皮六钱,用陈老米先炒黄色,方入同炒,微燥,勿焦　云片白术一两,鲜白者,米泔浸去涩水,切片晒干,同麦芽拌炒　甘草三钱,炙　上白茯苓一两,切一分厚咀片,用砂仁二钱同茯苓合碗内,饭上蒸熟

右九味,共为细末,用老米二合,微焙碾粉,泡荷叶熬汤打糊丸,梧桐子大。每服八十丸,清米汤送下,不拘时服。

【方歌】不思饮食宜胃爱,开胃扶脾效若仙,异功山药苏梗叶,建莲白蔻米糊丸。

清震汤　治溃疡脾肾虚弱,或误伤生冷,或气恼劳役,或病后入房太早,以致寒邪乘入中脘,乃生呃逆,急服之。

人参　益智仁　半夏各一钱,制　泽泻三分　香附　陈皮　白茯苓各一钱　附子一钱,制　炙甘草一钱　柿蒂二十四个

【方歌】清震汤治肾家寒,人参益智半夏攒,泽泻香附陈茯

苓,附子甘草柿蒂煎。

二神丸　此丸治痈疽,脾肾虚弱,饮食不消,黎明溏泻者,服之有效。

肉果二两,面裹煨,肥大者,捣去油　补骨脂四两,微炒香

右二味共为细末,用大枣四十九枚,老生姜四两切片,水浸姜、枣,煮至水干为度,取枣肉为丸,桐子大。每夜半,用清米汤,送下七十丸,治肾泻脾泻甚效。

【方歌】二神丸治脾肾弱,饮食不化泻黎明,肉果补脾骨脂肾,生姜煮枣肉丸成。

加味地黄丸　此丸治痈疽已溃,虚火上炎,口干作渴者,宜服之。

熟地八两,酒蒸,捣膏　山药四两,炒　山萸肉五两,去核
白茯苓四两　牡丹皮四两,酒洗　泽泻三两,蒸　肉桂六钱　五味子三两,炒

右八味共为末,炼蜜丸如梧桐子大。每服二钱,空心盐汤送下。

【方歌】加味地黄劳伤肾,水衰津少渴良方,山萸山药丹苓泽,肉桂五味熟地黄。

参术膏　此膏治痈疽发背等证,大溃脓血之后,血气大虚,急宜用此补之。

人参半斤,切片,用水五大碗,沙锅慢火熬至三碗,将渣再煎汁一碗,共用密绢滤净,复熬稠厚,磁碗内收贮,听用　云片白术六两
怀庆熟地六两,俱熬,同上法

以上三膏,各熬完毕,各用磁罐盛之,入水中待冷取起,密盖勿令泄气。如患者精神短少,懒于言动,短气自汗者,以人参膏三匙,白术膏二匙,地黄膏一匙,俱用无灰好酒一杯,炖热化服。如脾虚弱,饮食减少,或食不知味,或已食不化者,用白术膏三匙,人参膏二匙,地黄膏一匙,热酒化服。如腰膝酸软,腿脚无

力,皮肤枯槁者,用地黄膏三匙,参术膏各二匙化服。如气血脾胃相等,无偏胜者,三膏每各二匙,热酒化服。此膏用于清晨及临睡时,各进一次,自然强健精神,顿生气血,新肉易长,疮口易合,一切疮形危险,势大脓多者,服之自无变证也。夏天炎热,恐膏易变,令作二次熬用亦好。愈后常服,能须发变黑,返老还童。已上诸方,功难及此。

【方歌】参术膏治大脓后,血气双补此方宗,人参白术同熟地,熬成膏服有奇功。

八仙糕 此糕治痈疽脾胃虚弱,食少呕泄,精神短少,饮食无味,食不作饥,及平常无病久病者服之,能健脾胃。

山药六两 人参六两 粳米七升 糯米七升 白蜜一斤 白糖霜二两半 莲肉六两 芡实六两 白茯苓六两

右将山药、人参、莲肉、芡实、茯苓五味,各为细末,再将粳、糯米为粉,与上药末和匀;将白糖入蜜汤中炖化,随将粉药乘热和匀,摊铺笼内,切成条蒸熟,火上烘干,磁器收贮。每日清早用白汤泡数条,或干用亦可,饥时随用,服至百日,启脾壮胃,功难笔述。

【方歌】八仙糕用健脾胃,食少呕泄服之灵,山药人参粳糯米,蜜糖莲芡白云苓。

洗涤类方

洗有荡涤之功。涤洗则气血自然舒畅,其毒易于溃腐,而无壅滞也。凡肿在四肢者,溻渍之;在腰腹脊背者,淋之;在下部者,浴之,俱以布帛或棉蘸洗,稍温即易,轻者日洗一次,重者日夜洗二次,每日洗之,不可间断。凡洗时,冬月要猛火以逼寒气,夏月要明窗以避风凉。若不慎此,轻则有妨收口,重则恐变纯阴。夫洗药不一,如初肿与将溃者,俱用葱归溻肿汤烫洗。如阴证不起者,俱用艾茸汤敷法。如溃后,俱用猪蹄汤烫洗。用猪蹄汤者,以助肉之气而逐腐也。此涤洗之法,乃疡科之要药也。

葱归溻肿汤 此汤治痈疽疮疡,初肿将溃之时,用此汤洗之,以疮内热痒为度。

独活三钱 白芷三钱 葱头七个 当归三钱 甘草三钱

右五味,以水三大碗,煎至汤醇,滤去渣。以绢帛蘸汤热洗,如温再易之。

【方歌】葱归溻肿洗诸毒,初起将溃用之宜,洗至热痒斯为度,独芷葱归甘草俱。

艾茸敷法 此膏治阴疮黑陷而不痛者,用之为良。以知痛则生,不知痛出紫血者死,然必内服大补回阳之剂以助之。

硫黄五钱 雄黄五钱 艾茸一斤

右以硫、雄二味为末,同艾入水煎半日,水将干,取艾出,捣烂,温敷患处。再煎再易,十余次为度。

【方歌】艾茸敷法治阴疮,黑陷不痛用之良,石硫雄黄同艾煮,捣成膏敷定能康。

猪蹄汤 此汤治痈疽、诸毒流脓者,熬好洗之,以助肉气,消肿散风,脱腐止痛,去恶肉,活死肌,润疮口。如腐尽者,不必用之,当以米泔水热洗之,令疮洁净。不可过洗,过洗则伤水,皮肤破烂,难生肌肉敛口矣。

黄芩 甘草 当归 赤芍 白芷 蜂房 羌活各等分

右七味,共为粗末,看证之大小,定药之多少。先将羯猪前蹄一只,用水六碗,煮蹄软为度,将汁滤清,吹去汁上油花,即用粗药末一两,投于汁中;再用微火煎十数沸,滤去渣,候汤微温,即用方盘一个,靠身于疮下放定,随用软绢蘸汤淋洗疮上,并入孔内,轻手捺尽内脓,庶败腐宿脓,随汤而出,以净为度;再以软帛叠七八重,蘸汤勿令大干,覆于疮上,两手轻按片时,帛温再换,如此再按四五次,可以流通血气,解毒止痛去瘀也。洗讫用绢帛挹干,即随证以应用之药贴之。

【方歌】猪蹄汤治痈疽毒,已溃流脓用此方,消肿散风能止痛,芩甘归芍芷蜂羌。

膏药类方

万应膏　此膏治一切痈疽发背,对口诸疮,痰核流注等毒,贴之甚效。

川乌　草乌　生地　白蔹　白及　象皮　官桂　白芷　当归　赤芍　羌活　苦参　土木鳖　穿山甲　乌药　甘草　独活　元参　定粉　大黄各五钱

右十九味,定粉在外,用净香油五斤,将药浸入油内。春五夏三,秋七冬十,候日数已足,入洁净大锅内,慢火熬至药枯,浮起为度。住火片时,用布袋滤去渣,将油称准,每油一斤,对定粉半斤,用桃、柳枝不时搅之,以黑如漆,亮如镜为度,滴入水内成珠,薄纸摊贴。

【方歌】万应膏用贴诸毒,发背痈疽对口疮,川草乌同地蔹及,象皮桂芷芍归羌,苦参木鳖穿乌药,甘独元参定粉黄。

绀珠膏　此膏治一切痈疽肿毒,流注顽臁,风寒湿痹,瘰疬乳痈,痰核、血风等疮,及头痛,牙疼,腰腿痛等证悉验。

制麻油四两　制松香一斤

右将麻油煎滚,入松香文火溶化,柳枝搅候化尽,离火下细药末二两三钱,搅匀,即倾于水内,拔扯数十次,易水浸之听用。

一、瘀血、肿毒、瘰疬等证,但未破者,再加魏香散,随膏之大小,患之轻重,每加半分至三二分为率。

一、毒深脓不尽,及顽疮对口等证,虽溃必用此膏获效。

一、未破者贴之勿揭,揭则作痒。痛亦勿揭,能速于成脓。患在平处者,用纸摊贴;患在弯曲转动处者,用绢帛摊贴。

一、臁疮及臀、腿寒湿等疮,先用茶清入白矾少许,洗净贴之见效。

一、头痛贴太阳穴,牙痛塞牙缝内。

一、内痈等证,作丸用蛤粉为衣,服下。

一、便毒痰核,多加魏香散;如脓疮,再加铜青。如蟺拱头,癣毒,贴之亦效。

制油法:每麻油一斤,用当归、木鳖子肉、知母、细辛、白芷、巴豆肉、文蛤打碎、山茨菇打碎、红芽大戟、续断各一两,槐、柳枝,各二十八寸,入油锅内浸二十一日,煎枯去渣,取油听用。查朝鲜琥珀膏,多续随子,此方宜加之。

制松香法:择片子净嫩松香为末十斤,取槐、柳、桃、桑、芙蓉等五样枝,各五斤,到碎,用大锅水煎浓汁,滤净,再煮一次各收之,各分五分。每用初次汁下分煎滚,入松香末二斤,以柳、槐枝搅之,煎至松香沉下水底为度,即倾入二次汁内,乘热拔扯数十次,以不断为佳,候温作饼收之。余香如法。

膏内细药方

乳香　没药各五钱　明雄黄四钱　血竭五钱　麝香一钱
轻粉二钱

右为细末,加入膏内用。

魏香散

乳香　没药　血竭各等分　阿魏　麝香各减半

为末,罐收听用。

【方歌】绀珠膏贴痈疽毒,流注顽臁湿痹名,瘰疬乳痈痰核块、血风头痛及牙疼。松香化入麻油内,乳没雄黄竭麝轻,随证更加魏香散,麝香魏竭乳没并。

陀僧膏　此膏专贴诸般恶疮,流注瘰疬,跌扑损破,金刃误伤等证,用之有效。

南陀僧二十两,研末　赤芍二两　全当归二两　乳香五钱,去油,研　没药五钱,去油,研　赤石脂二两,研　苦参四两　百草霜二两,筛,研　银黝一两　桐油二斤　香油一斤　血竭五钱,

研　孩儿茶五钱,研　川大黄半斤

右药先将赤芍、当归、苦参、大黄入油内炸枯,熬至滴水不散,再下陀僧末,用槐、柳枝搅至滴水将欲成珠,将百草霜细细筛入搅匀,再将群药及银黝筛入,搅极匀,倾入水盆内,众手扯千余下,再收入磁盆内,常以水浸之。

【方歌】陀僧膏贴诸恶疮,流注瘰疬跌扑伤,陀僧赤芍归乳没,赤脂苦参百草霜,银黝桐油香油共,血竭儿茶川大黄。

巴膏方　此膏贴一切痈疽发背,恶疮,化腐生肌,甚效。

象皮六钱　穿山甲六钱　山栀子八十个　儿茶二钱,另研极细末　人头发一两二钱　血竭一钱,另研极细末　硇砂三钱,另研极细末　黄丹飞　香油　桑、槐、桃、柳、杏枝各五十寸

右将桑、槐、桃、柳、杏五枝,用香油四斤,将五枝炸枯,捞出;次入象皮、穿山甲、人头发,炸化;再入山栀子炸枯,用绢将药渣滤去,将油复入锅内煎滚,离火少顷。每油一斤,入黄丹六两,搅匀,用慢火熬至滴水中成珠,将锅取起;再入血竭、儿茶、硇砂等末搅融,用凉水一盆,将膏药倾入水内,用手扯药千余遍,换水数次,拔去火气,磁罐收贮。用时不宜见火,须以银杓盛之,重汤炖化,薄纸摊贴。

【方歌】痈疽发背用巴膏,象甲栀茶发竭硇,枝用桑槐桃柳杏,黄丹搅和共油熬。

亚圣膏　此膏治一切破烂诸疮,并杨梅结毒,贴之甚效。

象皮一两　驴甲一块,即悬蹄　鸡子清三个　木鳖子七个　蛇蜕二钱　蝉蜕四钱　血余三钱　穿山甲六钱　槐枝　榆枝　艾枝　柳枝　桑枝各二十一寸　黄丹　黄蜡　麻油三斤

右将药浸七日,煎如常法,滤去渣。每净油一斤,入黄丹七两,煎成膏,入黄蜡五钱化匀;再加血竭五钱、儿茶三钱、乳香三钱、没药三钱、煅牡蛎五钱、五灵脂五钱,右五味研极细末,入膏内成膏,出火摊贴。

【方歌】亚圣膏治破烂疮,杨梅结毒贴之良,象驴鸡鳖蛇蝉蜕,血甲槐榆艾柳桑,丹蜡麻油匀化后,竭茶乳没蛎灵襄。

绛珠膏　此膏治溃疡诸毒,用之去腐、定痛、生肌,甚效。

天麻子肉八十一粒　鸡子黄十个　麻油十两　血余五钱　黄丹二两,水飞　白蜡三两　血竭三钱　朱砂二钱　轻粉三钱　乳香三钱　没药三钱　儿茶三钱　冰片一钱　麝香五分　珍珠三钱

右将麻油炸血余至焦枯;加麻子肉、鸡子黄、再炸枯去渣;入蜡候化,离火少时,入黄丹搅匀,再加细药和匀,收用摊贴。

【方歌】绛珠化腐主生肌,麻肉鸡黄油血余,丹蜡竭砂轻乳没,儿茶冰麝共珍珠。研细和匀随证用,乳岩须要入银朱,乳岩加银朱一两。

绛红膏　此膏治一切肿毒已成,疼痛不消者,贴之悉效。

银朱五钱

右一味为细末,以生桐油调摊如膏。先用神灯照,后贴此膏。

【方歌】绛红膏治毒已成,肿痛难消用最灵,一味银朱为细末,桐油调和贴之平。

加味太乙膏　此膏治发背痈疽,及一切恶疮,湿痰流注,风湿遍身,筋骨走注作痛,汤烫火烧,刀伤棒毒,五损内痈,七伤外证,俱贴患处。又男子遗精,女人白带,俱贴脐下。脏毒肠痈,亦可丸服。诸般疮疖,血风癞痒,诸药不止痛痒者,并效。

白芷　当归　赤芍　元参各二两　柳枝　槐枝各一百寸　肉桂二两　没药三钱　大黄二两　木鳖二两　轻粉四钱,研不见星　生地二两　阿魏三钱　黄丹四十两,水飞　乳香五钱　血余一两

右将白芷、当归、赤芍、元参、肉桂、大黄、木鳖、生地八味,并槐、柳枝,用真麻油足称五斤,将药浸入油内,春五夏三,秋七冬十,入大锅内,慢火熬至药枯,浮起为度;住火片时,用布袋滤净

药渣,将油称准,用细旧绢将油又滤入锅内,要清净为佳,将血余投上,慢火熬至血余浮起,以柳枝挑看,似膏溶化之象,方算熬熟。净油一斤,将飞过黄丹六两五钱,徐徐投入,火加大些。夏秋亢热。每油一斤,加丹五钱,不住手搅,候锅内先发青烟,后至白烟叠叠旋起,气味香馥者,其膏已成,即便住火。将膏滴入水中,试软硬得中,如老加热油,如稀加炒丹,每各少许,渐渐加火,务要冬夏老嫩得所为佳。候烟尽掇下锅来,方下阿魏,切成薄片,散于膏上化尽;次下乳、没、轻粉搅匀,倾入水中,以柳棍搂成一块,再换冷水浸片时,乘温每膏半斤,扯拔百转成块,又换冷水浸。随用时每取一块,铜杓内复化,随便摊贴,至妙。

【方歌】太乙膏治诸般毒,一切疮伤俱贴之。白芷当归赤芍药,元参桂没柳槐枝,大黄木鳖轻生地,阿魏黄丹乳血余。

白膏药　此膏专贴诸疮肿毒,溃破流脓,甚效。

净巴豆肉十二两　蓖麻子十二两,去壳　香油三斤　蛤蟆五个,各衔人发一团　活鲫鱼十尾

先将巴豆肉、蓖麻子入油内浸三日,再将蛤蟆浸一宿。临熬时入活鲫鱼,共炸焦,去渣净,慢火熬油滴水成珠,离火倾于净锅内;再加官粉二斤半,乳香末五钱,不时搅之,冷定为度。用时重汤炖化,薄纸摊贴。

【方歌】白膏专贴诸疮毒,巴豆蓖麻浸入油,活鲫蛤蟆同炸后,再将官粉乳香投。

化腐紫霞膏　此膏善能穿透诸毒。凡发背已成,瘀肉不腐及不作脓者,用此膏以腐烂瘀肉,穿溃脓毒,其功甚效。

金顶砒五分　潮脑一钱　螺蛳肉二两,用肉,晒干为末　轻粉三钱　血竭二钱　巴豆仁五钱,研,用白仁

右各为末,共碾一处,磁罐收贮。临用时用麻油调搽顽硬肉上,以棉纸盖上,或膏贴俱可。

【方歌】化腐紫霞膏穿毒,透脓化腐效如神,金砒潮脑螺蛳

肉,粉竭麻仁巴豆仁。

　　贝叶膏　此膏贴痈疽发背,一切溃烂诸疮。

　　麻油一斤　血余鸡子大一个　白蜡二两

　　右将血余,以文火炸化去渣,下火入白蜡溶化,候温用棉纸剪块三张,张张于油蜡内蘸之,贴于磁器帮上。用时揭单张贴患处,日换八九次,力能定痛去腐生肌,其功甚速,切勿忽之。

　　【方歌】贝叶膏治溃烂疮,去腐生肌功效强,血余麻油煎渣去,下火入蜡化贴良。

　　碧螺膏　此膏治下部湿疮疥癣,并结毒、痰串、痃疮。

　　松香取嫩白者佳。为末筛过,用铜盆以猪油遍搽之,入水至滚,入香不住手搅之,以香沉底为度。即倾冷水中,拔扯百十次,以不断为度

　　右将麻油煎滴水成珠,入松香一斤,文火溶化,看老嫩,取起离火住滚,徐徐入糠青、胆矾各净末五钱,以柳枝左搅匀为度。如老加熟猪油二三钱,用绿纸薄摊贴之。

　　【方歌】碧螺膏治疥湿疮,猪脂麻油嫩松香,再入糠青胆矾末,绿纸摊贴效非常。

麻药类方

　　琼酥散　此散治一切肿毒等疮,服之开针不痛。

　　蟾酥一钱　半夏六分　闹羊花六分　胡椒一钱八分　川椒一钱八分　荜茇一钱　川乌一钱八分

　　右七味,共为细末,每服半分,黄酒调服。如欲大开,加白酒药一丸。

　　【方歌】琼酥散是麻人药,开针不痛用蟾酥,荜茇闹羊生半夏,胡椒川椒与川乌。

　　整骨麻药　此药开取箭头,服之不痛。

　　麻黄　胡茄子　姜黄　川乌　草乌各等分　闹羊花倍用

右六味共为末,每服五分,茶、酒任下。欲解,用甘草煎汤,服之即苏。

【方歌】整骨麻药取箭头,不伤筋骨可无忧,麻黄姜黄胡茄子,川草乌与闹羊投。

外敷麻药　此药敷于毒上,麻木任割不痛。

川乌尖五钱　草乌尖五钱　蟾酥四钱　胡椒一两　生南星五钱　生半夏五钱

一方加荜茇五钱,一方加细辛一两。

右为末,用烧酒调敷。

【方歌】外敷麻药调烧酒,刀割不痛效最神,川草乌蟾椒星夏,一加荜茇一加辛。

去腐类方

腐者,坏肉也。诸书云:腐不去则新肉不生。盖以腐能浸淫好肉也,当速去之。如遇气实之人,则用刀割之取效;若遇气虚之人,则惟恃药力以化之。盖去腐之药,乃疡科之要药也。

白降丹　此丹治痈疽发背,一切疔毒,用少许。疮大者用五六厘,疮小者用一二厘,水调敷疮头上。初起者立刻起疱消散,成脓者即溃,腐者即脱消肿,诚夺命之灵丹也。

朱砂　雄黄各二钱　水银一两　硼砂五钱　火硝　食盐白矾　皂矾各一两五钱

先将朱、雄、硼三味研细,入盐、矾、硝、皂、水银共研匀,以水银不见星为度。用阳城罐一个,放微炭火上,徐徐起药入罐化尽,微火逼令干取起。如火大太干则汞走,如不干则药倒下无用,其难处在此。再用一阳城罐合上,用棉纸截半寸宽,将罐子泥、草鞋灰、光粉三样研细,以盐滴卤汁调极湿,一层泥一层纸,糊合口四五重,及糊有药罐上二三重。地下挖一小潭,用饭碗盛水放潭底。将无药罐放于碗内,以瓦挨潭口四边齐地,恐炭灰落碗内也。有药罐上以生炭火盖之，不可有空处。约三炷香，去火冷定开看，约有一两外药矣。炼时罐上如有绿烟起，急用笔蘸罐子盐泥固之。

红升丹　此丹治一切疮疡溃后，拔毒去腐，生肌长肉，疮口坚硬，肉黯紫黑，用丹少许，鸡翎扫上立刻红活。疡医若无红、白二丹，决难立刻取效。

朱砂五钱　雄黄五钱　水银一两　火硝四两　白矾一两
皂矾六钱

先将二矾、火硝研碎，入大铜杓内，加火硝一小杯炖化，一干即起研细。另将汞、朱、雄研细，至不见星为度，再入硝、矾末研匀。先将阳城罐用纸筋泥搪一指厚，阴干，常轻轻扑之，不使生裂纹，搪泥罐子泥亦可用。如有裂纹，以罐子泥补之，极干再晒。无裂纹方入前药在内，罐口以铁油盏盖定，加铁梁盏，上下用铁捧铁丝扎紧，用棉纸捻条蘸蜜，周围塞罐口缝间，外用熟石膏细末，醋调封固。盏上加炭火二块，使盏热罐口封固易干也。用大钉三根钉地下，将罐子放钉上，罐底下置坚大炭火一块，外砌百眼炉，升三炷香。第一炷香用底火，如火大则汞先飞上；二炷香用大半罐火，以笔蘸水擦盏；第三炷香火平罐口，用扇搧之，频频擦盏，勿令干，干则汞先飞上。三香完，去火冷定开看，方气足，盏上约有六七钱，刮下研极细，磁罐盛用。再预以盐卤汁调罐子稀泥，用笔蘸泥水扫罐口周围，勿令泄气。盖恐有绿烟起汞是也，绿烟一起即无用矣。

【方歌】白降丹为夺命丹，拔脓化腐立时安，朱雄汞与硼砂入，还有硝盐白皂矾。若去硼盐红升是，长肉生肌自不难。

元珠膏　此膏治肿疡将溃，涂之脓从毛孔吸出。已开针者，用捻蘸送孔内，呼脓腐不净，涂之立化。

木鳖子肉十四个　斑蝥八十一个　柳枝四十九寸　驴甲片
三钱　草乌一钱　麻油二两

右药浸七日,文火炸枯,去渣,入巴豆仁三个,煎至黑,倾于钵内,研如泥,加麝香一分,搅匀入罐内收用。

【方歌】呼脓化腐用元珠,木鳖斑蝥共柳枝,驴甲草乌油内浸,炸枯巴豆麝香施。

生肌类方

凡大毒溃烂,内毒未尽,若骤用生肌,则外实内溃。重者逼毒内攻,轻者反增溃烂。虽即收口,其于旁处,复生大疽,是知毒未尽,不可骤用生肌药也。只以贝叶膏贴之,频换,俟生肉珠时,方用生肌药。如元气弱者,须当大补,以培元气。

生肌定痛散　此散治溃烂红热,肿痛有腐者;用此化腐、定痛、生肌。

生石膏一两,为末,用甘草汤飞五七次　辰砂三钱　冰片二分　硼砂五钱

右四味,共为末,撒患处。

【方歌】生肌定痛治溃烂,肿疼红热实相宜,石膏飞过辰砂用,共入冰硼细撒之。

轻乳生肌散　此散治溃烂红热,肿痛腐脱者,用此定痛生肌。

石膏一两,煅　血竭五钱　乳香五钱　轻粉五钱　冰片一钱

有水加龙骨、白芷各一钱,不收口加鸡内金一钱炙。

右为末撒之。

【方歌】轻乳生肌治腐脱,石膏血竭乳轻冰,若然有水加龙芷,收口须添鸡内金。

姜矾散　此散治一切诸疮发痒者,用此撒之甚效。

枯矾　干姜

右等分为末,先用细茶、食盐煎汤洗之,后用此散撒之。冷疮不收口者,用干姜一味为末,撒患处,觉热如烘,生肌甚效。

【方歌】姜矾最治诸疮痒,先用盐茶煎洗之,若是冷疮不收

口,干姜一味撒生肌。

腐尽生肌散　此散治一切痈疽等毒。诸疮破烂不敛者,撒上即愈。

儿茶　乳香　没药各三钱　冰片一钱　麝香二分　血竭三钱　旱三七三钱

右为末撒之。

有水加龙骨一钱煅。欲速收口加珍珠一两蟹黄二钱法取团脐蟹,蒸熟取黄,晒干取用。

或用猪脂油半斤去渣,加黄蜡一两,溶化倾碗内。稍温加前七味调成膏,摊贴痈疽破烂等证。若杖伤则旱三七倍之。

一用鲜鹿腿骨,纸包灰内煨之,以黄脆为度。如黑焦色则无用矣。为细末撒之,生肌甚速。

【方歌】腐尽生肌疮不敛,儿茶乳没冰麝香,血竭三七水加骨,收口珍珠共蟹黄。或用猪油溶黄蜡,调前七味贴之良,一用火煨鹿腿骨,为散生肌效甚长。

月白珍珠散　此散治诸疮新肉已满,不能生皮,及汤火伤痛,并下疳腐痛等证。

青缸花五分　轻粉一两　珍珠一钱

右为末撒之。

下疳腐烂,用猪脊髓调搽。

一用鸡子清倾瓦上,晒干取清,为末撒之。

【方歌】月白珍珠皮不长,并医汤火下疳疮。青缸轻粉珍珠共,猪髓调搽真妙方,一用鸡清倾瓦上,晒干为末撒之良。

五色灵药　此五色灵药,治痈疽诸疮已溃,余腐不尽,新肉不生,撒之最效。

食盐五钱　黑铅六钱　枯白矾　枯皂矾　水银　火硝各二两

先将盐、铅熔化,入水银结成砂子,再入二矾、火硝同炒干,研细入铅、汞再研,以不见星为度。入罐内泥固济,封口打三炷香,不可太过不及。一宿取出视之,其白如雪,约有二两,为火候得中之灵药。

如要色紫者,加硫黄五钱。要黄色者,加明雄黄五钱。要色红者,用黑铅九钱,水银一两,枯白矾二两,火硝三两,辰砂四钱,明雄黄三钱。升炼火候,俱如前法。

凡升打灵药,硝要炒燥,矾要煅枯。

一方用烧酒煮干,炒燥,方研入罐。一法凡打出灵药,倍加石膏和匀,复入新罐内打一枝香,用之不痛。

【方歌】五色灵药白用盐,黑铅硝汞皂枯矾,欲成紫色硫黄入,黄者雄黄加五钱,红去皂盐铅重用,朱砂飞尽必须添。

生肌玉红膏　此膏治痈疽发背,诸般溃烂,棒毒等疮,用在已溃流脓时。先用甘草汤,甚者用猪蹄汤淋洗患上,软绢挹净,用抿把挑膏于掌中,捺化,遍搽新肉上,外以太乙膏盖之,大疮洗换二次。内兼服大补气血之药,新肉即生,疮口自敛,此外科收敛药中之神药也。

当归二两　白芷五钱　白蜡二两　轻粉四钱　甘草一两二钱　紫草二钱　瓜儿血竭四钱　麻油一斤

右将当归、白芷、紫草、甘草四味,入油内浸三日,大杓内慢火熬微枯色,细绢滤清;将油复入杓内煎滚,入血竭化尽;次下白蜡,微火亦化。用茶钟四个,预放水中,将膏分作四处,倾入钟内,候片时方下研极细轻粉各投一钱,搅匀,候至一日、夜用之极效。

【方歌】生肌玉红膏最善,溃烂诸疮搽即收,归芷蜡轻甘紫草,瓜儿血竭共麻油。

莹珠膏　此膏治溃疡,去腐、定痛、生肌,并杨梅疮、杖、臁疮、下疳等证。

白蜡三两　猪脂油十两　轻粉一两五钱,末　樟冰一两五

钱,末

先将白蜡脂油溶化,离火候温,入轻粉樟冰搅匀候稍凝;再入冰片末一钱,搅匀成膏,罐收听用。凡用先将甘草、苦参各三钱,水煎,洗净患处,贴膏。

杖疮用荆川纸摊极薄贴之,热则易之,其疔瘀即散,疼痛立止。杨梅疮加红粉二钱。顽疮、乳岩,加银朱一两。臁疮,加水龙骨三钱,或龙骨四钱。

【方歌】莹珠膏用治溃疮,定痛生肌功效强,白蜡猪脂樟冰粉,杨顽乳杖并臁疮。

吕祖一枝梅　此药治男、妇、大人、小儿新久诸病。生死难定之间,用芡实大一饼,贴印堂之中,点官香一枝,香尽去药。已后一时许,视贴药处有红斑晕色,肿起飞散,谓之红霞捧日,病虽危笃,其人不死;如贴药处,一时后,不肿不红,皮肉照旧不变,谓之白云漫野,病虽轻浅,终归冥路。小儿急、慢惊风,一切老幼痢疾,俱可贴之。凡病用之,皆可预知生死也。

雄黄五钱　巴豆仁五钱,不去油　朱砂三分　五灵脂三钱银朱一钱五分　蓖麻仁五分　麝香三分

右各研细,于端午日净室中,午时共研,加油胭脂为膏,磁盒收藏,勿经妇人之手。临用豆大一圆捏饼贴印堂中,其功立见,用过饼送入河中。

【方歌】吕祖一枝梅验病,定人生死印堂中,红斑肿起斯为吉,无肿无红命必终。药用五灵蓖麻子,砂银巴豆麝香雄。

御纂医宗金鉴　卷六十三

头　部

百会疽

（百会穴在顶中央，自面侧观之正对耳尖。）

百会疽在巅顶结，经属督脉百会穴。初如粟米渐如钱，甚似葡萄坚似铁。高肿热实清毒火，平塌阳虚温补怯，肿连耳项动痰声，七日不溃命必绝。

【注】此百会疽又名玉顶发，生在巅顶正中，属督脉经百会穴。由膏粱太过，火毒凝结而成。初起形如粟米，渐肿根大如钱，甚则形似葡萄，坚硬如铁，高尖红肿，焮热疼痛，疮根收束，憎寒壮热，大渴随饮随干，口苦唇焦，便秘烦躁，脉见洪数者，此属气实。宜服黄连消毒饮，以清毒火，外敷冲和膏。若漫肿平塌，紫暗坚硬，髣痛根散，恶寒便泻，脉见细数者，此属阳虚，宜服十全大补汤，以温补之，外敷回阳玉龙膏。若面赤过烦，口干不渴，唇润者，此属阳虚浮泛，宜服桂附地黄丸，引火归源，更用生附子饼，置两足心涌泉穴，各灸五壮，以泄其毒。初起贴琥珀膏，已溃糁黄灵药，太乙膏盖贴；腐尽，再易生肌之药治之。若肿连耳项，痰如拽锯，七日无脓不溃，神昏者命必绝矣（图一三一）。

黄连消毒饮

苏木二分　甘草三分　陈皮二分　桔梗五分　黄芩五分　黄柏五分　人参三分　藁本五分　防己五分　防风四分　知母四分　羌活一分　独活四分　连翘四分　黄连一钱　生地黄四分　黄芪二钱　泽泻二分　当归尾四分

水煎，食远温服。

【方歌】黄连消毒清毒火，诸般火证服最良。苏木甘草陈皮桔,芩柏人参藁二防,知母羌活独活等,连翘黄连生地黄,黄芪泽泻当归尾,服后最忌饮寒凉。

　　冲和膏　回阳玉龙膏俱见肿疡门

　　生肌散　十全大补汤　黄灵药　太乙膏俱见溃疡门

　　桂附地黄丸　附子饼见前灸法

　　琥珀膏见后发际疮

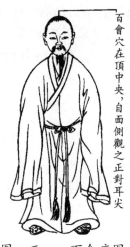

图一三一　百会疽图

百會穴在頂中央,自面側觀之正對耳尖

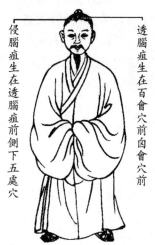

图一三二　透脑、侵脑疽图

透腦疽生在百會穴前囟會穴前

侵腦疽生在透腦疽前側下五處穴

透脑疽

　　(透脑疽生在百会穴前囟会穴前,侵脑疽生在透脑疽前侧下五处穴。)

　　透脑疽生百会前,形如鸡子痛而坚,软漫脓稀虚塌陷,红硬脓稠实肿尖。

　　【注】此证生于百会穴之前,囟门之际,亦由督脉经火毒而成。初如粟米,渐如鸡子,坚硬疼痛。疮顶塌陷,根脚漫肿,色暗者属虚;若色红肿硬、顶尖脓稠者属实。速溃者顺,迟溃透脑髓者逆。其肿溃内外治法,俱按百会疽(图一三二)。

侵脑疽

侵脑疽生透脑旁,湿火攻发属太阳。穴名五处知其位,红顺紫逆更审详。

【注】此疽生于透脑疽侧下,由太阳膀胱经湿火而成,穴名五处。红肿高起,焮热疼痛,脓色如苍蜡者,属气血俱实,顺而易治;若紫陷无脓,根脚散大者,属气血两虚,逆而难治。初起宜服荆防败毒散汗之,次服内疏黄连汤下之,将溃服托里透脓汤,已溃服托里排脓汤,外贴琥珀膏,围敷冲和膏。其余内外治法,俱按痈疽溃疡门(图一三二)。

托里透脓汤

人参 白术土炒 穿山甲炒研 白芷各一钱 升麻 甘草节各五分 当归二钱 生黄芪三钱 皂角刺一钱五分 青皮五分,炒

水三钟,煎一钟。病在上部,先饮煮酒一钟,后热服此药;病在下部,先服药后饮酒;疮在中部,药内兑酒半钟,热服。

【方歌】托里透脓治痈疽,已成未溃服之宜,参术甲芷升麻草,当归黄芪刺青皮。

荆防败毒散见项部脑疽

内疏黄连汤 冲和膏俱见肿疡门

托里排脓汤见项部鱼尾毒

琥珀膏见发际疮内

佛顶疽

(佛顶疽生成透脑疽之前上星穴。)

佛顶疽属督上星,阴阳不调毒热成,不论虚实皆险证,溃烂黑陷必然凶。

【注】此证一名顶门疽。生于头顶囟门之前,属督脉经上星穴。由脏腑阴阳不调,热毒上壅而成。色紫,坚硬肿痛,脉洪大而数者为

实;脉微细而数者为虚,皆属险证。若溃烂黑陷,六脉散大,神昏谵语,二便闭结者为逆。首尾内外治法,俱按百会疽(图一三三)。

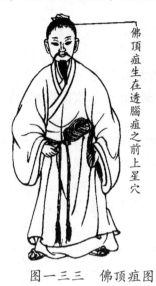

佛顶疽生在透脑疽之前上星穴

图一三三　佛顶疽图

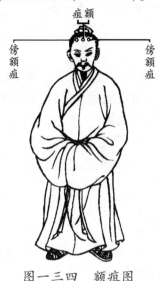

疽额

傍额疽

傍额疽

图一三四　额疽图

额　疽

额疽生额火毒成,左右膀胱正督经。顶陷焦紫无脓重,高耸根收红肿轻。

【注】此证生前额正中者,属督脉经。或生左右额角者,属膀胱经。总由火毒而成。初起疮顶塌陷,干焦色紫,不生大脓者,其势重而属险也;若红肿高耸,疮根收束者,其势轻而属顺也。初服荆防败毒散汗之,次服仙方活命饮消之。将溃气虚者,宜服托里透脓汤;气实者,宜服透脓散,外敷冲和膏。已溃宜服托里排脓汤,外贴琥珀膏。其余内外治法,俱按痈疽溃疡门(图一三四)。

荆防败毒散见项部脑疽

仙方活命饮见肿疡门

托里透脓汤见前侵脑疽

透脓散　冲和膏俱见肿疡门

托里排脓汤见项部鱼尾毒

琥珀膏见发际疮内

勇　疽

（勇疽生在眼角后童子髎穴，又名太阳穴。）

勇疽眦后太阳穴，胆经怒火伏鼠形，七日不溃毒攻眼，黄脓为吉黑血凶。

【注】此证一名勇疽，又名脑发疽。属足少阳胆经怒火而成，生于目小眦之后五分。生在太阳穴者，无论左右皆可以生。初起如粟，渐肿疼痛，形如伏鼠，面目浮肿，七日信脓不溃，火毒攻睛，腐烂损目。若十一日针出黄脓，毒从脓解为顺易治；若出紫黑血者，系气虚不能化毒为逆难治。初服仙方活命饮清解之，毒甚宜服内疏黄连汤，外敷二味拔毒散。其将溃已溃，内外治法，俱按痈疽肿疡、溃疡门。溃后避风忌水（图一三五）。

仙方活命饮　内疏黄连汤　二味拔毒散俱见肿疡门

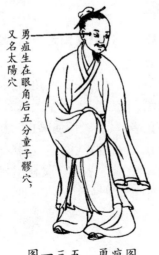

勇疽生在眼角后五分童子髎穴；又名太阳穴

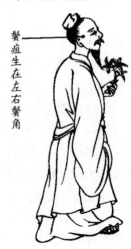

鬓疽生在左右鬓角

图一三五　勇疽图　　　图一三六　鬓疽图

鬓疽

（鬓疽生在左右鬓角。）

鬓疽三焦胆二经，证由欲怒火凝成。此经气多而血少，溃腐惟宜少见脓。

【注】此证发于鬓角，属手少阳三焦、足少阳胆二经，由于相火妄动，外受风热，更因性情急怒，欲念火生，凝结而成。此二经俱属气多血少，最难腐溃。更兼鬓角肌肉，浇薄不宜针灸，候其自溃。溃后不宜多见脓，脓多者过耗血液难敛。初起宜服柴胡清肝汤解之，脓成者宜托里消毒散托之，外敷二味拔毒散。已溃内外治法，俱按痈疽溃疡门（图一三六）。

柴胡清肝汤

柴胡　生地各一钱五分　当归二钱　赤芍一钱五分　川芎一钱　连翘二钱，去心　牛蒡子一钱五分，炒、研　黄芩一钱　生栀子研　天花粉　甘草节　防风各一钱

水二钟，煎八分，食远服。

【方歌】柴胡清肝治怒证，宣血疏通解毒良，四物生用柴翘蒡，黄芩栀粉草节防。

托里消毒散　二味拔毒散俱见肿疡门

夭疽　锐毒

（锐毒生右耳后一寸三分高骨后，夭疽生左耳后一寸三分高骨后。）

夭疽居左锐毒右，经属胆腑生耳后，谋虑太过郁火成，此处肉薄当急救。

【注】此二证左为夭疽，右为锐毒，俱生耳后一寸三分高骨之后。夭者，不尽天年谓之夭；锐者，如锋刃之锐利，言毒甚也。得此二证，愈者甚少。初起俱如黍粒，渐肿如瓜，坚硬平塌，紫暗

不泽,较诸疮疼痛倍增。名虽各异,而左右耳后,俱属足少阳胆经,由谋虑不决,郁火凝结而成。此处皮肉浇薄,气多血少,终属险证,急当治之。迟则热气下入渊液,前伤任脉,内熏肝肺,恶证悉添,必致不救。若红肿速溃者顺,坚硬黑陷者逆。如果投方应证,亦只十全四、五也。初宜服柴胡清肝汤消解之,脓将成宜服托里消毒散,虚者十全大补汤托补之,外俱敷乌龙膏,其余内外治法,俱按痈疽肿溃疡门(渊液,胆经穴名)(图一三七)。

柴胡清肝汤见前鬓疽

托里消毒散　乌龙膏俱见肿疡门

十全大补汤见溃疡门

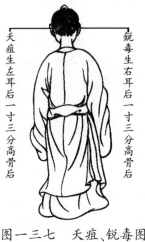

天疽生左耳后一寸三分高骨后

锐毒生右耳后一寸三分高骨后

图一三七　天疽、锐毒图

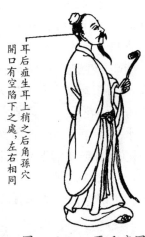

耳后疽生耳上稍之后角孙穴开口有空陷下之處,左右相同

图一三八　耳后疽图

耳后疽

耳后疽生耳折间,三焦风毒胆火炎。红肿有头焮为顺,黑陷臖痛冷溃难。

【注】此证生于耳折之间,无论左右,属三焦经风毒,兼胆经怒火上炎而成。初起如粟,渐增肿痛,小者如杏,大者如桃。若红肿有头,焮热易溃,稠脓者为顺;若黑陷坚硬,臖痛引脑,甚则

顶、颊、肩、肘俱痛，不热迟溃，紫血者为逆。初治法同夭疽，已溃内外治法，俱按痈疽溃疡门。

又有初起失于托里，或误食寒凉，则毒不能外发，遂攻耳窍，脓从耳窍出者，名为内溃，属虚，多服十全大补汤。大抵少年得此证者，其愈最缓；老年得此证者，易于成漏(图一三八)。

十全大补汤见溃疡门

耳 发

（耳发生在耳折间连耳轮通肿，甚则脓串耳窍，左右相同。）

耳发三焦风热成，初椒渐若蜂房形，赤肿疼痛生轮后，黄脓属吉紫血凶。

【注】此证生于耳后，属三焦经风热相搏而成。初如椒粒，渐肿若蜂房，将腐亦多眼孔，嫩赤疼痛，肿连耳轮。盖发者，乃痈证之毒甚者也。不可听其自溃，恐溃迟脓通耳窍。当在十一日后，剪破疮顶，出黄白脓者属吉为顺；出紫鲜血者属凶为逆。初起俱宜服仙方活命饮消之，外敷二味拔毒散。其余内外治法，俱按痈疽溃疡门(图一三九)。

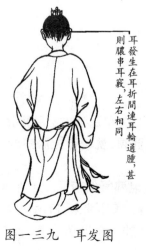

耳發生在耳折間連耳輪通腫，甚則膿串耳竅，左右相同

图一三九 耳发图

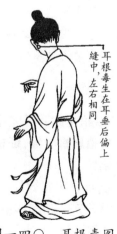

耳根毒生在耳垂后偏上縫中，左右相同

图一四〇 耳根毒图

仙方活命饮见肿疡门

二味拔毒散见肿疡门

耳根毒

（耳根毒生在耳垂后偏上缝中，左右相同。）

耳根毒初痰核形,肿如伏鼠焮赤疼,三焦风火胆怒气,暴肿溃速非疽痈。

【注】此证生于耳后,初起形如痰核,渐增肿势,状如伏鼠,焮赤疼痛。由三焦风火,胆经怒气上冲,凝结而成。但此证暴肿溃速,根浅易愈,非若痈疽之势大毒甚也。初起寒热往来,宜服荆防败毒散汗之;发热痛甚者,仙方活命饮消之;脓成者服透脓散,虚者服托里透脓汤;溃后外撒红灵药,贴太乙膏;脓尽换搽生肌玉红膏,生肌敛口。若遇虚者,脓水清稀,或疮口敛迟,即服香贝养荣汤补之,自敛(图一四〇)。

仙方活命饮见肿疡门

荆防败毒散见项部脑疽

透脓散见肿疡门

托里透脓汤见前侵脑疽

红灵药　生肌玉红膏　太乙膏俱见溃疡门

香贝养荣汤见项部石疽

玉枕疽

（玉枕疽生脑后玉枕骨尖上脑户穴,在百会穴之后四寸半。）

玉枕疽属督脉经,证由积热风邪乘,枕骨微上脑户穴,高肿为顺紫陷凶。

【注】此证由督脉经积热,外受风邪凝结而成。生在玉枕骨尖微上脑户穴。初起如粟,麻痒相兼,寒热往来,口渴便秘,渐增坚硬,大者如茄,小如鹅卵,红活高肿。溃出稠脓者,属吉而顺

也;若紫暗塌陷,溃出血水者,属凶险也。初则俱服神授卫生汤消解之,虚者宜服托里消毒散,外敷冲和膏。其余内外治法,俱按痈疽肿溃疡门(图一四一)。

神授卫生汤 托里消毒散 冲和膏俱见肿疡门

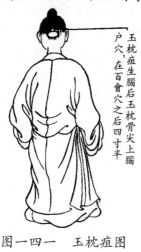

玉枕疽生腦后玉枕骨尖上腦户穴,在百會穴之后四寸半

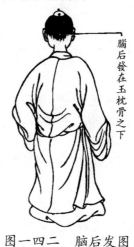

腦后發在玉枕骨之下

图一四一 玉枕疽图　　　　　图一四二 脑后发图

脑后发

(脑后发在玉枕骨之下。)

脑后发生在督经,热结风府粟肿疼,红活易溃稠脓顺,紫暗难溃血水凶。

【注】此证属督脉经,枕骨之下风府穴,由积热外受风邪凝结而成。初如粟米,焮肿作疼痛,引头顶肩项,气粗鼻塞,渐大如盘如碗。红活速溃出稠脓者顺;紫暗难溃时津血水者逆。初起内外治法,按玉枕疽。其余内外治法,俱按痈疽肿溃疡门(图一四二)。

脑 铄

(脑铄生在脑后入发际一寸,风府穴二大筋之中宛,宛中央势如横木。)

脑铄项后如横木,精涸毒火上乘生,黑如灶烟牛唇硬,木痛未腐水流清。急施桑艾法至痛,火燎刺痛属阳经,速服仙方活命饮,若见七恶定然凶。

【注】此证生于督脉经风府穴,由阴精枯涸,毒火乘之而生。初起形如椒粒,坚硬紫暗,渐肿如横木,甚则上至颠顶,下至大椎,色如灶烟,硬若牛唇。未脓皮先腐烂,时流清水,肌肉冰冷,轻者木痛,重者毒气将陷,全不知疼。宜急施桑柴烘法或艾壮灸法,以痛为度;速服仙方活命饮,以舒解其毒。七日之后,不发长不生大脓者,宜服十全大补汤救之,投补药不应者难治。若初起热如火燎刺痛,属阳证,速服黄连消毒饮,外敷回阳玉龙膏。此证若首尾纯见五善之证者,属顺;见七恶之证者,属逆也。其余内外治法,俱按痈疽肿溃疡门(图一四三)。

桑柴烘法　艾壮灸法俱见首卷

仙方活命饮见肿疡门

十全大补汤见溃疡门

黄连消毒饮见前百会疽

回阳玉龙膏见肿疡门

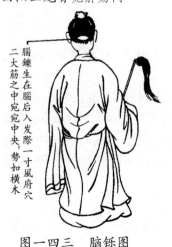

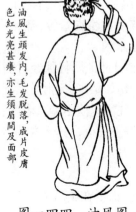

脑铄生在脑后入发际一寸风府穴二大筋之中宛宛中央,势如横木

油风生头发内,毛发脱落,成片皮肤色红光亮甚痒,亦生须眉间及面部

图一四三　脑铄图　　　图一四四　油风图

油　风

（油风生头发内，毛发脱落成片，皮肤色红光亮，甚痒，亦生须眉间及面部。）

油风毛发干焦脱，皮红光亮痒难堪，毛孔风袭致伤血，养真海艾砭血瘥。

【注】此证毛发干焦，成片脱落，皮红光亮，痒如虫行，俗名鬼剃头。由毛孔开张，邪风乘虚袭入，以致风盛燥血，不能荣养毛发。宜服神应养真丹，以治其本；外以海艾汤洗之，以治其标。若耽延年久，宜针砭其光亮之处，出紫血，毛发庶可复生（图一四四）。

神应养真丹

羌活　木瓜　天麻　白芍　当归　菟丝子　熟地酒蒸，捣膏　川芎

等分为末，入地黄膏，加蜜丸桐子大。每服百丸，温煮酒或盐汤任下。

【方歌】神应养真治油风，养血消风发复生，羌归木瓜天麻芍，菟丝熟地与川芎。

海艾汤

海艾　菊花　藁本　蔓荆子　防风　薄荷　荆穗　藿香甘松各二钱

水五六碗，同药煎数滚，连汤共入敞口钵内。先将热气熏面，候汤少温，用布蘸洗，日洗二三次，洗后避风，忌鱼腥、发物。

【方歌】海艾汤治油风痒，先熏后洗善消风，菊藁蔓荆风薄穗，藿香海艾与甘松。

白屑风

（白屑风生于头面作痒，抓起白屑，皮脱去又起，其燥痒增倍。）

白屑风生头与面，燥痒日久白屑见，肌热风侵成燥化，换肌润肌医此患。

【注】此证初生发内,延及面目,耳项燥痒,日久飞起白屑,脱去又生。由肌热当风,风邪侵入毛孔,郁久燥血肌肤失养,化成燥证也。宜多服祛风换肌丸。若肌肤燥裂者,用润肌膏擦之甚效(图一四五)。

祛风换肌丸

大胡麻　苍术炒　牛膝酒洗　石菖蒲　苦参　何首乌生
花粉　葳灵仙各二两　当归身　川芎　甘草各一两,生

右为细末,陈煮酒跌丸绿豆大。每服二钱,白滚水送下,忌鱼腥、发物、火酒。

【方歌】换肌丸治白屑风,燥痒日增若虫行,风燥血分失润养,叠起白屑落复生。归芎胡麻苍术膝,菖蒲花粉草葳灵,苦参何首乌为末,煮酒跌丸绿豆形。

润肌膏

香油四两　奶酥油二两　当归五钱　紫草一钱

将当归、紫草入二油内,浸二日,文火炸焦去渣;加黄蜡五钱溶化尽,用布滤倾碗内,不时用柳枝搅冷成膏。每用少许,日擦二次。

【方歌】润肌膏擦白屑风,肌肤燥痒用更灵,酥香二油归紫草,炸焦加蜡滤搅凝。

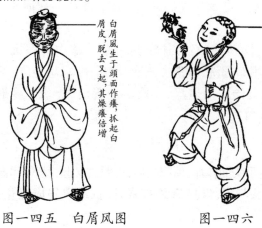

图一四五　白屑风图　　　图一四六　秃疮图

秃疮

（秃疮生于头皮，瘙痒，挠破津水，结白脓痂，多生小儿头上。）

秃疮风热化生虫，瘙痒难堪却不疼，白痂如钱生发内，宜服通圣擦膏灵。

【注】此证头生白痂，小者如豆，大者如钱，俗名钱癣，又名肥疮，多生小儿头上，瘙痒难堪，却不疼痛。日久延漫成片，发焦脱落，即成秃疮，又名癞头疮，由胃经积热生风而成。宜用防风通圣散料，醇酒浸焙为细末，每服一钱或二钱，量其壮弱用之。食后白滚汤调下，服至头上多汗为验。初起肥疮，宜擦肥油膏，用久则效。已成秃疮者，先宜艾叶、鸽粪煎汤洗净疮痂；再用猪肉汤洗之，随擦踯躅花油，以杀虫散风，虫死则痒止，风散则发生，血潮则肌肤润，久擦甚效（图一四六）。

防风通圣散

防风　当归　白芍酒炒　芒硝　大黄　连翘　桔梗　川芎　石膏煅　黄芩　薄荷　麻黄　滑石各一两　荆芥　白术土炒　山栀子各二钱五分　甘草二两，生

共为末。

【方歌】防风通圣治秃疮，胃经积热致风伤。连翘栀子麻黄桔，白术归芎滑石防，黄芩甘草石膏芍，薄荷荆芥并消黄。共末酒拌晒干碾，白汤调服发汗良。

肥油膏

番木鳖六钱　当归　藜芦各五钱　黄柏　苦参　杏仁　狼毒　白附子各三钱　鲤鱼胆二个

用香油十两，将前药入油内，熬至黑黄色，去渣，加黄蜡一两二钱溶化尽，用布滤过罐收。每用少许，用蓝布裹于手指，蘸油擦疮。

【方歌】肥油膏能治肥疮，散风杀虫长发强，黄柏苦参白附子，番鳖狼毒杏仁良，藜芦当归鲤鱼胆，炸焦入蜡实奇方。

踯躅花油方

踯躅花根四两捣烂,用菜油一碗,炸枯去渣,加黄蜡少许,布滤候冷。青布蘸擦,日用三次。毡帽戴之,勿令见风。

【方歌】踯躅花油疗秃疮,驱虫止痒擦之良,踯躅花根研极烂,菜油炸枯入蜡强。

蝼蛄疖

蝼蛄疖即蟮拱头,势小势大各有由,胎毒坚小多衣膜,暑热形大功易收。

【注】此证多生小儿头上,俗名貉貐,未破如曲蟮拱头,破后形似蝼蛄串穴。有因胎中受毒者,其疮肿势虽小,而根则坚硬,溃破虽出脓水,而坚硬不退,疮口收敛,越时复发,本毒未罢,他处又生,甚属缠绵难敛。宜用三品一条枪插于孔内,化尽坚硬衣膜,换撒生肌散,贴玉红膏以收敛之,不致再发也。

亦有暑热成毒者,大如梅李,相联三五枚,溃破脓出,其口不敛,日久头皮串空,亦如蝼蛄串穴之状。宜贴绀珠膏,拔尽脓毒,将所串之空皮剪通,使无藏脓之处,用米泔水日洗一次,干撒生肌散,贴万应膏甚效。有因疮口开张,日久风邪袭入,以致疮口周围作痒,抓破津水,相延成片,形类黄水疮者,宜用败铜散搽之,忌鱼腥发物(图一四七)。

三品一条枪

白砒一两五钱　明矾三两

砒、矾二味,共研细末,入小罐内,加炭火煅红,青烟已尽,叠起白烟片时,约上、下红彻住火,取罐安地上,一宿取出,约有砒、矾净末一两,加雄黄二钱四分,乳香一钱二分,共研极细,厚糊搓成线条,阴干。疮有孔者,插入孔内;无孔者,先用针通孔窍,早晚插药二条。插至三日后,孔大者,每插十余条。插至七日,孔内药条满足方住。患处四边,自然裂开大缝,共至十四日前后,其坚硬衣膜及疔核、瘰疬、痔漏诸管,自然落下,随用汤洗,搽玉红膏。虚者兼服健脾补剂,自然收敛。

【方歌】神奇三品一条枪,能医坚硬衣膜疮,雄乳白砒矾生用,研末煅炼搓条良。

败铜散

化铜旧罐子一个,研为细末,用香油调敷。自能渗湿祛痒,疮口易敛。

【方歌】败铜散治溃风伤,瘙痒破津脂水疮,化铜旧罐研细末,香油调敷渗湿良。

绀珠膏　万应膏　生肌散　玉红膏俱见溃疡门

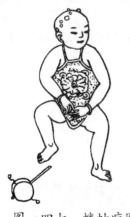

图一四七　蝼蛄疖图

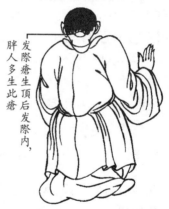

发际疮生顶后发际内,胖人多生此疮

图一四八　发际疮图

发际疮

(发际疮生项后发际内,胖人多生此疮。)

发际疮生发际边,形如黍豆痒疼坚,顶白肉赤初易治,胖人肌厚最缠绵。

【注】此证生项后发际,形如黍豆,顶白肉赤坚硬,痛如锥刺,痒如火燎,破津脓水,亦有浸淫发内者,此由内郁湿热,外兼受风相搏而成也。初宜绀珠丹汗之,次用酒制防风通圣散清解

之,外搽黄连膏效。惟胖人项后发际,肉厚而多折纹,其发反刺疮内,因循日久,不瘥,又兼受风寒凝结,形如卧瓜,破烂津水,时破时敛,俗名谓之肉龟。经年不愈,亦无伤害,常用琥珀膏贴之,可稍轻也(图一四八)。

琥珀膏

定粉一两　血余八钱　轻粉四钱　银朱七钱　花椒十四粒
黄蜡四两　琥珀五分,末　麻油十二两

将血余、花椒、麻油炸焦,捞去渣,下黄蜡溶化尽,用夏布滤净,倾入磁碗内,预将定粉、银朱、轻粉、琥珀四味,各研极细,共合一处,徐徐下入油内,用柳枝不时搅之,以冷为度。绵胭脂摊贴,红绵纸摊贴亦可。

【方歌】琥珀膏能治诸疮,活瘀解毒化腐良,定血轻朱椒蜡珀,麻油熬膏亦疗疡。

绀珠丹即万灵丹,见肿疡门

防风通圣散见前秃疮

黄连膏见鼻部鼻疮

头风伤目

头风引目眉棱痛,风火寒痰有四因,或由杨梅毒攻顶,或因产后被风侵。

【注】此证畏寒、恶风,其痛走注不定,得暖少减者,风痛也;寒热口苦,大渴,二便秘,不眠者,火痛也;手足厥冷,面青唇白,气逆不渴,小水白者,寒痛也;身重肢酸,胸烦作呕,口吐痰沫者,痰痛也。以上四证,旧有古方羌活冲和汤倍川芎加菊花,随经形证,加引治之。倘若因循失治,风攻眉棱酸痛,眼皮跳动,渐攻睛珠,起蓝云遮睛,多致损目。若只眉棱酸痛,以碧云散常吸之甚效。

羌活冲和汤

防风　白芷各一钱　细辛　甘草各五分,生　生地　苍术

黄芩各一钱 羌活一钱五分 川芎二钱

引加葱头三根、生姜一片、红枣肉二枚,水煎食远服。

痛由顶后起,属膀胱经,倍羌活,加藁本。

痛由耳后起,属胆经,加柴胡。

痛由太阳牵引头额两目,属胃经,倍白芷,加葛根、煅石膏。

头痛兼有腹痛身重,属脾经,倍苍术。

头痛兼有足冷,气逆,属肾经,倍细辛;甚者加麻黄、生附子,减黄芩。

头痛兼有呕涎沫者,手足厥冷者,属肝经,加吴茱萸。

头痛有火热渴,倍酒洗黄芩,加生石膏。便秘者加生大黄。

头痛吐痰涎,四肢不冷者,加半夏。

【方歌】冲和头风风伤目,风火寒痰四因生,日久眉棱酸痛跳,遮睛损目此能清。防风白芷细辛草,生地苍芩羌活芎,详在随加引经药,葱姜红枣水煎成。

碧云散

川芎 鹅不食草各一两 细辛 辛夷各二钱 青黛一钱

共为细末,患者口噙凉水,令人以芦筒吹入左右鼻孔内,取嚏为效。每用少许,鼻常吸之,其效缓。

【方歌】碧云散去头风证,眉棱酸痛更堪医,鹅不食草辛黄黛,芎细同研不时吸。

贴两太阳穴法 治头痛如破。

雀脑川芎 白附子各等分

研末,葱汁调稠,纸摊贴左右太阳穴效。

产后风寒侵脑,头痛不可发汗,宜用四物汤倍川芎,加荆芥穗服之,其效缓。

杨梅毒入脑髓,以致头痛者,治在本门。

四物汤见溃疡门

面 部

颧疡 颧疽

（颧疡宣肿色赤，左右同。颧疽坚硬色紫，左右同。）

颧疡颧疽渐榴形，风热积热小肠经。疡起焮红浮肿痛，疽紫漫硬木麻疼。

【注】此二证发施颧骨尖处，属小肠经，不论左右，初小渐大如榴。发阳分者，由风热而生，初起焮红，浮肿，疼痛，七日即溃，名为颧疡，毒轻根浅易愈；发阴分者，由积热而生，色紫，漫肿，坚硬，麻木，疼痛，三七方溃，名为颧疽，毒甚根深难愈。疡证初宜仙方活命饮，疽证初宜内疏黄连汤或麦灵丹。其余内外治法，俱按痈疽肿疡溃疡门(图一四九)。

仙方活命饮 内疏黄连汤 麦灵丹俱见肿疡门

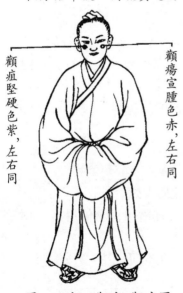

颧疽坚硬色紫，左右同

颧疡宣肿色赤，左右同

图一四九 颧疡、颧疽图

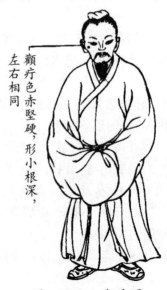

颧疔色赤坚硬，形小根深，左右相同

图一五〇 颧疔图

颧疔

（颧疔色赤坚硬,形小根深,左右相同。）

颧疔初起粟米形,证由阳明火毒生。坚硬顶凹根深固,寒热交作麻痒疼。

【注】此证生在颧骨之间,属阳明胃经,不论左右,初如粟米黄色小疱,次如赤豆,顶凹坚硬,按似疔头,麻痒疼痛。多因过食炙煿、药酒,以致胃经积火成毒而生。初宜蟾酥丸,或麦灵丹汗之,次服黄连消毒饮清之。外治法同疔门,凡疔皆属迅速之证,初觉即当急治,迟则毒火攻心,令人昏愦谵语,恶证悉添,多致不救(图一五〇)。

蟾酥丸见疔疮门

麦灵丹见肿疡门

黄连消毒饮见头部百会疽

面发毒

（面发毒形加豆粒,色红坚硬。）

面发毒在颊车生,初少渐多赤豆形,肿硬焮疼津黄水,证属风热客阳明。

【注】此证生面上颊车骨间。初生一个,渐发数枚,形如赤豆,色红焮痛,坚硬似疔,时津黄水。由风热客于阳明,上攻而成。初宜服荆防败毒散汗之。若胃火盛,则唇焦口渴,便燥者即服凉膈散下之,外以清凉消毒散敷之即愈(图一五一)。

凉膈散

黄芩　薄荷　栀子生研　连翘去心　石膏生　甘草生　芒硝　大黄各等分

水二钟,苦竹叶二十片,煎八分;加蜂蜜三匙和服。

【方歌】凉膈散医肺胃热,口渴唇焦便燥结,芩薄栀翘石膏草,芒硝大黄苦竹叶。

清凉消毒散

白及　乳香　雄黄　天花粉　麝香　乌药　山慈菇　黄柏

各等分,共研细末,鸡子清和蜜水调敷。

【方歌】清凉消毒去风热,及乳雄黄花粉麝,乌药慈菇黄柏

研,鸡清蜜调毒即灭。

荆防败毒散见项部脑疽

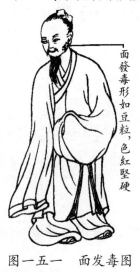

面發毒形如豆粒,色紅堅硬

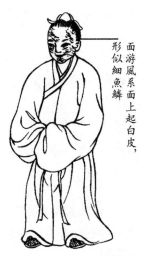

面游風系面上起白皮,形似細魚鱗

图一五一　面发毒图　　图一五二　面游风图

面游风

(面游风系面上起白皮,形似细鱼鳞。)

面游风燥热湿成,面目浮肿痒虫行,肤起白屑而痒极,破津黄水津血疼。

【注】此证生于面上,初发面目浮肿,痒若虫行,肌肤干燥,时起白屑。次后极痒,抓破,热湿盛者津黄水,风燥盛者津血,痛楚难堪。由平素血燥,过食辛辣厚味,以致阳明胃经湿热受风而成。痒甚者,宜服消风散;痛甚者,宜服黄连消毒饮,外抹摩风膏缓缓取效(图一五二)。

摩风膏

麻黄五钱　羌活一两　白檀香一钱　升麻二钱　白及一钱
防风二钱　当归身一钱

用香油五两,将药浸五日,文火炸黄,即捞去渣,加黄蜡五
钱,溶化尽,用绢滤过,搅冷涂抹疮上。

【方歌】摩风膏抹游风证,麻黄羌活白檀升,及防归身香油
泡,炸黄去渣加蜡凝。

消风散见项部钮扣风

黄连消毒饮见头部百会疽

痄　腮

痄腮胃热是其端,初起焮痛热复寒,高肿焮红风与热,平肿
色淡热湿原。

【注】此证一名髭发,一名含腮疮。生于两腮肌肉不着骨之
处,无论左右,总发端于阳明胃热也。初起焮痛,寒热往来。若
高肿、色红、焮热者,系胃经风热所发;若平肿、色淡不鲜者,由胃
经湿热所生。始则俱以柴胡葛根汤表之。若口渴便秘,宜四顺
清凉饮解之。表里证俱解,肿痛仍作者,势必成脓,宜托里消毒
散托之。脓熟者针之,体虚者宜平补之。其余治法,按痈疽溃疡
门。此证初起,若过服凉药,令毒攻喉者险(图一五三)。

柴胡葛根汤

柴胡　葛根　石膏煅　花粉　黄芩各一钱　甘草五分,生
牛蒡子炒,研　连翘去心　桔梗各一钱　升麻三分

水二钟,煎八分,不拘时服。

【方歌】柴胡葛根发表证,痄腮肿痛或平形,石膏花粉黄芩
草,牛蒡连翘桔梗升。

四顺清凉饮

防风　栀子生研　连翘去心　甘草生　当归　赤芍　羌活

各一钱　大黄二钱

水二钟,灯心五十寸,煎八分,食远服。

【方歌】四顺清凉攻里强,口干便秘痄腮疮,防风栀子连翘草,归芍灯心羌大黄。

托里消毒散见肿疡门

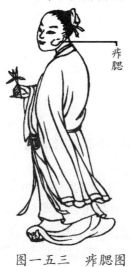

图一五三　痄腮图

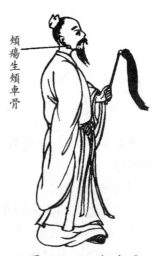

图一五四　颊疡图

颊　疡

(颊疡生颊车骨。)

颊疡胃经积热生,初如红粟渐榴形,脓出肿消易敛愈,脓稀难敛漏因成。

【注】此证生于耳下颊车骨间,由阳明胃经积热而生。始发如粟,色红渐大如榴,初起宜犀角升麻汤清解之。若失治,或过敷寒药,以致肌冷凝结,坚硬难消难溃者,宜升阳散火汤宣发之。将溃,宜托里消毒散。脓熟针之,脓出肿退,疮口易敛者则愈。或牙关紧急不开,或旁肿不消,脓水清稀,因而成漏,复被寒侵疮孔,致生多骨,经年缠绵难愈者,服桂附地黄丸,外用豆豉饼垫灸

艾壮,初用九壮,以知热痒为止,每日灸之,以朽骨脱出,脓渐少而肌渐平为度。兼用红升丹,捻入疮口内,万应膏盖贴,每日一易。患者当慎起居,戒腥、发等物,渐渐收功(图一五四)。

犀角升麻汤

犀角二钱五分　升麻一钱七分　黄芩八分　白附子八分,面裹煨熟　生甘草五分　白芷八分　川芎八分　羌活一钱二分　防风八分

水三钟,煎一钟,食远热服。

【方歌】犀角升麻医颊疡,色红初起服之良,黄芩白附生甘草,白芷川芎羌活防。

升阳散火汤

抚芎六分　蔓荆子　白芍酒炒　防风　羌活　独活　甘草半生,半炙　人参各一钱　柴胡　香附各一钱五分　葛根一钱　升麻一钱　僵蚕一钱五分,炒

生姜一片,红枣肉一枚,水三钟,煎一钟,食远温服。

【方歌】升阳散火过敷寒,牙叉拘急木痛坚,抚蔓芍防羌独草,参柴香附葛升蚕。

托里消毒散见肿疡门

豆豉饼见灸法内

红升丹　万应膏俱见溃疡门

骨槽风

(骨槽风,腮颊浮肿,牙关紧急。)

骨槽风火三焦胃,耳前腮颊隐隐疼,腐溃筋骨仍硬痛,牙关拘急夹邪风。

【注】此证一名牙叉发,一名穿腮发。乃手少阳三焦、足阳明胃二经风火也。起于耳前,连及腮颊,筋骨隐痛,日久腐溃,腮之里外筋骨,仍然漫肿硬痛,牙关拘急,皆由邪风深袭筋骨故也。

此证属在筋骨阴分,故初起肿硬难消,溃后疮口难合,多致不救。初起热不盛者,内宜服清阳散火汤,外以清胃散擦牙,真君妙贴散敷腮。如初起发表之后,人壮火盛者,用皂刺、大黄、甘草节、白芷、僵蚕下之,后减大黄,加生石膏以清之。然亦不可过用寒凉之药,恐其凝结也。有硬肿日久失治,不能尽消者,脓势将成,宜用中和汤托之。已溃按痈疽溃疡门治法。亦有过服寒凉,以致肌肉坚凝腐臭,非理中汤佐以附子不能回阳,非僵蚕不能搜风。如法治之,诸证俱减,惟牙关拘急不开,宜用生姜片垫灸颊车穴二七壮,其穴在耳垂下五分陷中处,每日灸之,兼用针刺口内牙尽处出血,其牙关即开。若寒热不退,形焦体削,痰盛不食,或口内腐烂,甚则穿腮落齿者,俱为逆证。当腐烂之初,治法即同牙疳,亦不过稍尽人事耳(图一五五)。

清胃散

姜黄　白芷　细辛　川芎

各等分,共研细末。先以盐汤漱口,擦牙痛处。

【方歌】清胃散擦牙肿疼,姜黄白芷细辛芎,同研先以盐汤漱,后擦此药有奇功。

中和汤

白芷　桔梗　人参　黄芪各一钱　藿香五分　肉桂五分　甘草　白术土炒　川芎　当归　白芍各一钱,酒炒　麦门冬五分,去心

水二钟,姜三片,枣二枚,煎八分,加酒一杯食远服。

【方歌】中和汤治骨槽风,日久不消欲溃脓,芷桔参芪藿桂草,术芎归芍麦门冬。

理中汤见溃疡门

真君妙贴散见肿疡门

升阳散火汤方见颊疡

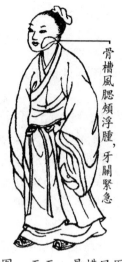

图一五五　骨槽风图

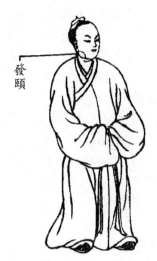

图一五六　发颐图

发　颐

发颐肿痛结核般,经属阳明身热寒,伤寒疹毒汗失表,肿至咽喉调治难。

【注】此证又名汗毒,发于颐颔之间,属足阳明胃经。初起身发寒热,肿如结核,微热微痛,渐肿如桃如李,疼痛倍增,由伤寒发汗未尽,或疹形未透,壅积而成。初起宜荆防败毒散汗之,外以二味拔毒散敷之即消。如消之不应者,肿痛日增,势必溃脓,宜服托里透脓汤,溃后按痈疽溃疡门治法。若此证失于调治,或误投寒凉克伐之药,毒必内陷,肿至咽喉,痰涌气堵,汤水难咽者逆(图一五六)。

荆防败毒散见项部脑疽

二味拔毒散见肿疡门

托里透脓汤见头部侵脑疽

时 毒

（时毒在于项颔之间，左右同。）

时毒初发类伤寒，漫肿无头在项间，因感四时不正气，治分壮弱疏解痊。

【注】此证初起，状类伤寒，憎寒发热，令人恍惚不宁，肢体酸疼，或兼咽痛，一二日间，发于项腮、颔颐，作肿无头，渐渐焮赤疼痛，或似结核有根，漫肿色赤，俱由感冒四时不正邪气，客于经络，酿结而成，非发于病后之颐毒也。惟在医者，精察疮色，辨别虚实。治法须宜疏解，不可骤用寒凉，致毒不外发，而内攻咽喉者险矣。初服荆防败毒散汗之，其肿不消者，宜服连翘消毒饮；肿仍不消，脓势将成，壮者宜服透脓散，弱者宜服托里透脓汤，外敷二味拔毒散，脓熟针之。溃按痈疽溃疡门治法（图一五七）。

荆防败毒散见项部脑疽

连翘消毒饮见背部酒毒发

透脓散见肿疡门

托里透脓汤见头部侵脑疽

二味拔毒散见肿疡门

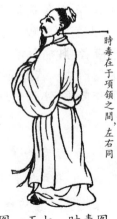

图一五七 时毒图

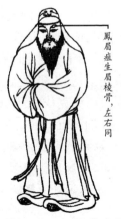

图一五八 凤眉疽图

凤眉疽

（凤眉疽生眉棱骨，左右同。）

凤眉疽生两眉棱，形长如瓜漫肿红，膀胱小肠肝胆热，烦闷呕逆不食凶。

【注】此疽亦名眉发，生于眉棱，无论左右，俱属足太阳膀胱、手太阳小肠、足厥阴肝、足少阳胆四经积热所致。形长如瓜，疼痛引脑，二目合肿，坚硬色赤，按之有根。六日内刺之得脓则吉，无脓则险。甚则十四日不溃，烦闷、呕逆、不食者凶。初宜服仙方活命饮，次服托里透脓汤。速溃为妙，迟则恐攻眼损睛矣。其余内外治法，按痈疽溃疡门（图一五八）。

仙方活命饮见肿疡门

托里透脓汤见头部侵脑疽

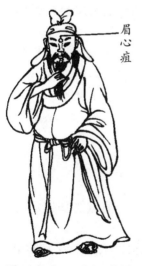

眉心疽

图一五九　眉心疽图

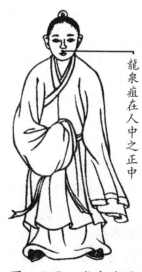

龍泉疽在人中之正中

图一六〇　龙泉疽图

眉心疽

眉心疽生在印堂,硬肿为疽浮肿疡,督经风热气凝滞,根坚木痛当疔防。

【注】此证生于两眉中间,疽名曰印堂疽。毒初起色暗根平,肿硬疼痛,至二十一日,腐溃出稠脓者顺,无脓黑陷者逆。疡名曰面风毒。疡毒初起,色赤浮肿,焮痛易治,七日溃脓。若色黑木痛,麻痒太过,根硬如铁钉之状,寒热并作,即眉心疔也,俱由督脉经风热壅结气滞所成。疽疡二证,俱按百会疽,眉心疔治法同疗(图一五九)。

龙泉疽

(龙泉疽在人中之正中。)

龙泉疽起在人中,麻痒坚疼赤豆形,上焦风热攻督脉,憎寒壮热治同疗。

【注】此证生于水沟穴,即人中是也,属督脉经。形如赤豆,势小根深,坚硬木痛,色紫顶焦,寒热交作,不时麻痒,由上焦风热,攻于督脉而成。宜按疔门急速治之。迟则毒气内攻,令人烦闷,恶心干呕,神乱昏愦,腮项俱肿,多致不救(图一六〇)。

虎髭毒

(虎髭毒在下唇之下宛宛中。)

虎髭毒在颏下生,胃肾积热入任经,痈焮肿痛速溃易,疽坚硬痛麻痒疔。

【注】此毒一名颏痈,肿痛焮赤,速溃易治;一名承浆疽,坚硬痛肿,迟溃难治。若根深,形小似豆,麻痒痛甚,恶寒发热,心烦作呕者疔也,当从疔治。皆由过食炙煿,以致胃肾二经积热上攻任脉而成。痈疽二证初起,宜服仙方活命饮,加升麻、桔梗消之。若

便秘、唇焦、大渴者,宜内疏黄连汤清之。其余内外治法,俱按痈疽、肿疡溃疡门。初起麻痒如疔,治法按疔门(图一六一)。

仙方活命饮　　内疏黄连汤俱见肿疡门

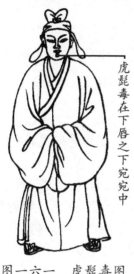

虎髭毒在下唇之下宛宛中

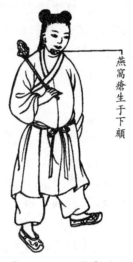

燕窝瘩生于下颏

图一六一　　虎髭毒图　　　　图一六二　　燕窝疮图

燕窝疮

(燕窝疮生于下颏。)

燕窝疮在下颏生,如攒粟豆痒热疼,形类黄水疮破烂,此证原来湿热成。

【注】此证生于下颏,俗名羊胡子疮。初生小者如粟,大者如豆,色红热痒微痛,破津黄水,形类黄水疮,浸淫成片,但疙瘩如攒,由脾胃湿热而成。宜服芩连平胃汤,外搽碧玉散即效(图一六二)。

芩连平胃汤

黄芩一钱五分　黄连一钱　厚朴一钱,姜炒　苍术二钱,炒　甘草五分,生　陈皮一钱

水二钟,姜一片,煎八分,食后服。

【方歌】芩连平胃燕窝疮,除湿清热服更良,姜炒厚朴苍术草,陈皮同煎引生姜。

碧玉散

黄柏末　红枣肉各五钱,烧炭存性

共研极细末,香油调搽患处。

【方歌】碧玉散搽燕窝疮,色红疙瘩津水黄,枣炭柏末香油拌,消疼止痒渗湿方。

雀　斑

雀斑淡黄碎点形,火郁孙络血风成,犀角升麻丸常服,正容散洗渐无踪。

【注】此证生于面上,其色淡黄,碎点无数,由火郁于孙络之血分,风邪外搏,发为雀斑。宜常服犀角升麻丸,并治一切粉刺、酒刺、黖黵皯子等证。外用时珍正容散,早晚洗之,以泽其肌,久久自愈。亦有水亏火滞而生雀斑者,宜服六味地黄丸(图一六三)。

犀角升麻丸

犀角一两五钱　升麻一两　羌活一两　防风一两　白附子五钱　白芷五钱　生地黄一两　川芎五钱　红花五钱　黄芩五钱　甘草二钱五分,生

各为细末,合均,蒸饼为小丸,每服二钱,食远临卧用茶清送下。

【方歌】犀角升麻治雀斑,黖黵皯子亦能痊,犀升羌防白附芷,生地芎红芩草丸。

时珍正容散

猪牙皂角　紫背浮萍　白梅肉　甜樱桃枝各一两

焙干,兑鹰粪白三钱,共研为末。每早晚用少许,在手心内,水调浓搓面上,良久以温水洗面。用至七八日后,其斑皆没,神效。

【方歌】正容散洗雀斑容,猪牙皂角紫浮萍,白梅樱桃枝鹰粪,研末早晚水洗灵。

六味地黄丸

怀熟地八两 山萸肉 怀山药各四两,炒 白茯苓 丹皮 泽泻各三两

共为细末,炼蜜为丸,如梧桐子大。每服二钱,空心淡盐汤送下。

【方歌】六味地黄善补阴,能滋肾水并生津,萸苓山药丹皮泻,研末蜜丸服最神。

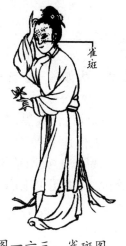
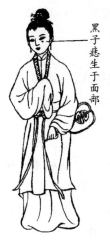

图一六三　雀斑图　　　　图一六四　黑痣图

黑 痣

(黑子痣生于面部。)

黑痣生面霉点斑,小如黍粒豆形圆,孙络之血阳束结,挑破水晶膏点痊。

【注】此证生于面部,形如霉点,小者如黍,大者如豆,比皮肤高起一线。有自幼生者,亦有中年生者,由孙络之血,滞于卫分,阳气束结而成。宜用线针挑破,以水晶膏点之,三四日结痂,其痣自落,用贝叶膏贴之,兼戒酱醋,愈后无痕(图一六四)。

水晶膏

矿子石灰水化开,取末五钱,又用浓碱水多半茶钟,浸于石灰末内,以碱水高石灰二指为度。再以糯米五十粒,撒于灰上,如碱水渗下,陆续添之,泡一日一夜,冬天两日一夜,将米取出,捣烂成膏。挑少许点于痣上,不可太过,恐伤好肉。

【方歌】水晶膏能点黑痣,碱水浸灰入糯米,一日一夜米泡红,取出捣膏效无比。

贝叶膏见溃疡门

黧黑𪒟黵

𪒟黵如尘久炲暗,原于忧思抑郁成。大如莲子小赤豆,玉容久洗自然平。

【注】此证一名黧黑斑。初起色如尘垢,日久黑似煤形,枯暗不泽,大小不一,小者如粟粒赤豆,大者似莲子、芡实,或长、或斜、或圆,与皮肤相平。由忧思抑郁,血弱不华,火燥结滞而生于面上,妇女多有之。宜以玉容散早晚洗之,常用美玉磨之,久久渐退而愈。戒忧思、劳伤,忌动火之物。

玉容散

白牵牛　团粉　白蔹　白细辛　甘松　白鸽粪　白及　白莲蕊　白芷　白术　白僵蚕　白茯苓各一两　荆芥　独活　羌活各五钱　白附子　鹰条白　白扁豆各一两　防风五钱　白丁香一两

共研末。每用少许,放手心内,以水调浓搽搓面上,良久再以水洗面,早晚日用二次。

【方歌】玉容散退黧𪒟黵,牵牛团粉蔹细辛,甘松鸽粪及莲蕊,芷术僵蚕白茯苓,荆芥独羌白附子,鹰条白扁豆防风,白丁香共研为末,早晚洗面去斑容。

御纂医宗金鉴 卷六十四

项 部

脑 疽

（脑疽生项后入发际正中，属督脉经。偏脑疽生项后入发际内，傍开一寸半，属膀胱经，与湿瘰病异。）

脑疽项正属督脉，左右偏脑太阳经。阳正阴偏分难易，治与痈疽大法同。

【注】此疽有正有偏，正属督脉经，入发际名为脑疽，俗名对口；偏属太阳膀胱经，名为偏脑疽，俗名偏对口。正脑疽系阳亢热极而生，其证多焮赤肿痛，色鲜红活，根束顶尖，时痛时止。督脉纯阳，起于尾闾，上贯颠顶，挟毒上升，故易脓、易腐、易敛，多属顺证，若偏脑疽，系寒热错杂所生，其证漫肿、色暗、平塌、坚硬。然足太阳经外阳内阴，从头走足，阳降阴凝，难脓、难腐、难敛，多属逆证。更有兼风湿者，其疮根又易于散大旁流。故顺逆二证，治法当辨别是痈是疽。脑痈者，皮薄易破；脑疽者，皮厚难破。初起有表证，令人寒热往来，宜服荆防败毒散；有里证，令人口唇焦紫，大渴，大便结燥，宜服内疏黄连汤。若疮势已成，按痈疽肿疡、溃疡门大法治之（图一六五、一六六）。

荆防败毒散

荆芥 防风 羌活 独活 前胡 柴胡 桔梗 川芎 枳壳麸炒 茯苓各一钱 人参 甘草各五分

姜三片，水二钟，煎八分，食远服，寒甚加葱三枝。

【方歌】荆防败毒治初疮，憎寒壮热汗出良，羌独前柴荆防桔，芎枳参苓甘草强。

内疏黄连汤见肿疡门

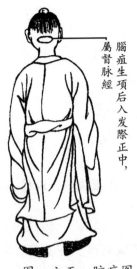

脑疽生项后入发际正中，属督脉经

图一六五　脑疽图

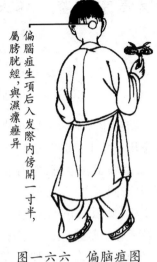

偏脑疽生项后入发际内傍开一寸半，属膀胱经，与湿瘰癧异

图一六六　偏脑疽图

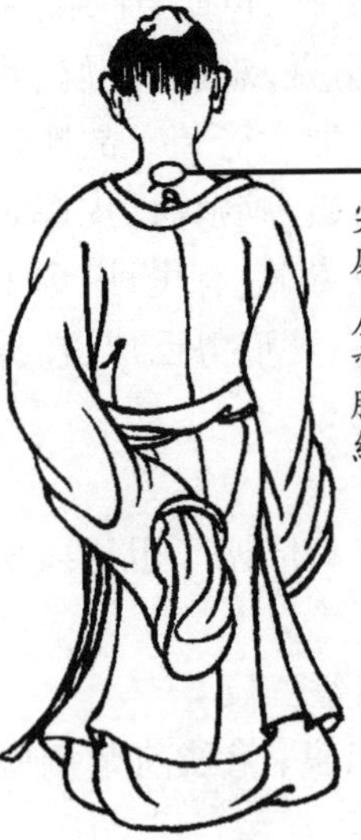

天柱疽生项后大椎骨高尖處，屬督脉經

图一六七　天柱疽图

天柱疽

（天柱疽生项后大椎骨高尖处。属督脉经。）

天柱疽生天柱骨，上焦郁热蓄督经，灸之有疱方为顺，色黑形陷逆而凶。

【注】此疽生于项后高骨，名天柱骨，即大椎骨也。疽之初起，形如卧蚕，由上焦郁热，蓄于督脉，以致肩背拘急，极痒入骨。宜于疽上以艾灸之，若灸之有疱者顺，无疱者逆。甚至色黑形陷，血出不止，溃烂神昏，呕哕恶心等证，是为大凶。其内、外治法同脑疽(图一六七)。

鱼尾毒

（鱼尾毒在项后发际下两傍角，俗名燕尾，即偏脑疽之小证也，左右同。）

鱼尾毒生后发角，在左在右浅而轻。膀胱湿热七日溃，脓出肿消痛自宁。

【注】此毒生于项后发际两旁角处，由足太阳膀胱经湿热凝结而发。其毒或在左，或在右，皆属轻浅。初起，宜荆防败毒散；脓将成，宜服托里排脓汤。其外治之法，同痈疽肿疡、溃疡诸证（图一六八）。

托里排脓汤

当归 白芍酒炒 人参 白术土炒 茯苓 连翘去心 金银花 浙贝母各一钱，去心 生黄芪二钱 陈皮八分 肉桂六分 桔梗胸之上加一钱 牛膝下部加八分 白芷顶之上加五分 甘草四分

姜一片，水三钟，煎一钟，食远温服。

【方歌】托里排脓治溃疮，排脓消肿实称强，归芍四君翘桂芷，银芪贝桔膝陈良。

荆防败毒散见脑疽

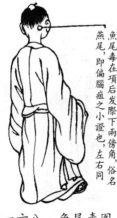

鱼尾毒在项后发际下两傍角，俗名燕尾，即偏脑疽之小證也，左右同

图一六八　鱼尾毒图

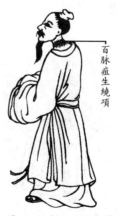

百脉疽生绕项

图一六九　百脉疽图

百脉疽

（百脉疽生绕项。）

百脉疽生肿色形，引耳绕颈色紫红，痛热不食气逆嗽，刺出脓吉血出凶。

【注】此疽初发，漫肿大小数块，环绕颈项，其色紫红，痛热不食，气逆咳嗽，其发引耳。十五日可刺，迟则毒攻咽喉。刺见脓者顺，见血者逆。余治法按痈疽肿疡、溃疡门（图一六九）。

结喉痈

（结喉痈生颈前颏下结喉处。）

结喉痈发项前中，肝肺积热塞喉凶。脓成若不急速刺，溃穿咽喉何以生。

【注】此痈发于项前结喉之上，又名猛疽，以其毒势猛烈也。盖项前之中，经属任脉兼肝、肺二经积热忧愤所致。肿甚则堵塞咽喉，汤水不下，其凶可畏。若脓成不针，向内溃穿咽喉者则难生矣。初宜服黄连消毒饮，外敷二味拔毒散。将溃调治之法，按痈疽肿疡、溃疡门（图一七〇）。

黄连消毒饮见头部百会疽

二味拔毒散见肿疡门

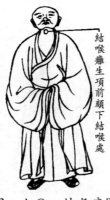

图一七〇　结喉痈图

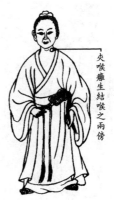

图一七一　夹喉痈图

夹喉痈

（夹喉痈生结喉之两傍。）

夹喉痈生喉两旁，肝胃毒热发其疮。疮与结喉痈同治，尤嫌痰壅不时呛。

【注】此痈一名夹疽，生于结喉之两旁，属足厥阴肝经、足阳明胃经火毒上攻而致。其治法与结喉痈同（图一七一）。

瘰　疬

小瘰大疬三阳经，项前颈后侧旁生。痰湿气筋名虽异，总由恚忿郁热成。更审缠绵诸证治，成劳日久不收功。

【注】此证小者为瘰，大者为疬。当分经络：如生于项前，属阳明经，名为痰瘰；项后属太阳经，名为湿瘰；项之左右两侧，属少阳经，形软，遇怒即肿，名为气疬；坚硬筋缩者，名为筋疬；若连绵如贯珠者，即为瘰疬；或形长如蛤蜊，色赤而坚，痛如火烙，肿势甚猛，名为马刀。瘰疬又有子母疬，大小不一。有重台疬，疬上堆累三五枚，盘叠成攒，有绕项而生者，名蛇盘疬。如黄豆结篓者，又名锁项疬。生左耳根，名蜂窝疬。生右耳根，名惠袋疬。形小多痒者，名风疬。颔红肿痛者，名为燕窝疬。延及胸腋者，名瓜藤疬。生乳旁两胯软肉等处者，名痄疬疬。生于遍身，漫肿而软，囊内含硬核者，名流注疬。独生一个，在囟门者，名单窠疬。一包生十数个者，名莲子疬。坚硬如砖者，名门闩疬。形如荔枝者，名石疬。如鼠形者，名鼠疬，又名鼠疮。以上诸疬，推之移动为无根，属阳，外治宜因证用针灸、敷贴、蚀腐等法；推之不移动者为有根且深，属阴，皆不治之证也。切忌针砭及追蚀等药，如妄用之，则难收敛。

瘰疬形名各异，受病虽不外痰、湿、风、热，气毒结聚而成，然未有不兼恚怒、忿郁、幽滞、谋虑不遂而成者也。有外受风邪，内停痰湿,搏于经络,其患身体先寒后热,疮势宣肿微热,皮色如常,易消、易溃、易敛,此为风毒也,如防风羌活汤、海菜丸,拣择用之。有天时亢热,暑湿偶中三阳经,兼过食膏粱厚味,酿结而成,其患色红微热,结核坚硬缓肿,难消、溃迟、敛迟,此为热毒也,如升阳调经汤、柴胡连翘汤、鸡鸣散,随证轻重,拣择用之。有感冒四时杀厉之气而成,其患耳项胸腋,骤成肿块,宣发暴肿,色红皮热,令人寒热,头眩项强作痛,此为气毒也,如李杲连翘散坚汤、散肿溃坚汤,俱可因证治之。有肝伤恚忿,血虚不能荣筋,其患核坚筋缩,推之不移者,此筋瘰也,初服舒肝溃坚汤,次服香贝养荣汤治之。有误食汗液、虫蚁鼠残、陈水宿茶不净之物,其患初小后大,累累如贯珠,连接三五枚,不作寒热,初不觉疼,久方知痛,此为误食毒物也,如杨氏家藏治瘰疬方法,制灵鸡蛋,随证虚实,拣择用之自愈。

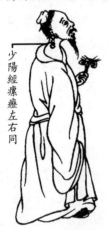

图一七二　少阳经瘰疬图

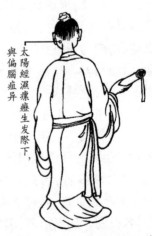

图一七三　太阳经湿瘰疬图

其项后两旁湿瘰疬,经属膀胱寒水,外感风邪与湿凝结,漫肿疼痛,皮色如常,有日久将溃,皮色透红,微热痛甚,其内外治法,用药总不宜寒凉,初肿宜用附子败毒汤,外敷神功散;将溃已溃,俱按痈疽溃疡内外治法。用药首尾得温暖即效,误犯寒凉,令人项背拘强,疮势塌陷,毒气攻里,便泻者逆。但凡生瘰疬者,男子不宜太阳青筋暴露,潮热咳嗽,自汗盗汗;女人不宜眼内红丝,经闭骨蒸,五心烦热。男妇有此,后必变疮劳,俱为逆证,难收功也(图一七二至一七六)。

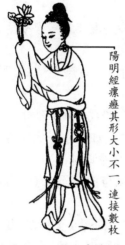

陽明經瘰癧其形大小不一,連接數枚

图一七四　阳明经瘰疬图

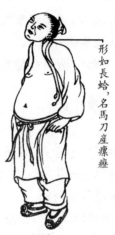

形如長蛤,名馬刀產瘰癧

图一七五　马刀瘰疬图

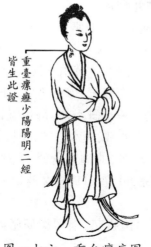

重臺瘰癧少陽陽明二經皆生此證

图一七六　重台瘰疬图

防风羌活汤　治风毒瘰疬,初发寒热者。

防风　羌活各一钱　连翘二钱,去心　升麻七分　夏枯草二钱　牛蒡子一钱,炒,研　川芎一钱　黄芩一钱,酒浸　甘草五分　昆布一钱,酒洗　海藻一钱,酒洗　僵蚕二钱,酒炒　薄荷一钱

水煎服。

【方歌】防风羌活驱瘰方,风毒发热最为良,芎芩昆布翘蒡草,夏枯海藻薄升僵。

海菜丸　治风痰瘰疬,绕项而生,无寒热者,宜常服,消尽为止。

海藻菜荞麦同炒过,去麦不用　白僵蚕微炒去丝

右等分为细末,用白梅肉泡汤为丸,如梧桐子大。饭后或临卧时,每服六七十丸,米汤送下,兼忌鱼腥厚味。

【方歌】海菜丸治风痰病,海藻菜与白僵蚕,梅汤为丸如桐子,米汤送下病可痊。

升阳调经汤丸　治热毒瘰疬绕于项下,或至颊车,此证由阳明胃经中来也。若其疮深远,隐曲肉低,俱作块子,坚硬大小不等,并皆治之。或作丸服亦可。

升麻八钱　连翘去心　龙胆草酒炒　桔梗　黄连去须,酒炒　京三棱酒炒　葛根　甘草各五钱,炙　知母酒洗　广茂各一两,酒炒　条黄芩六钱,酒洗　黄柏七钱,去粗皮,酒炒

右撮一剂,称一半为细末,炼蜜为丸,如梧桐子大。每服一百丸,或一百五十丸。一半研粗末,每用五钱。若胃强能食,大便干燥者,可旋加至七八钱,用水二钟,先将粗末浸半日,煎至一钟,去渣热服。服时仰卧,伸脚置高处,去枕头,噙药一口,作十次咽之。一钟将吃完,可留一口,将丸药送下。服药毕,卧如常,此治法也。

【方歌】升阳调经医毒热,项颊瘰疬坚如铁,升葛甘芩知柏棱,黄连胆草翘茂桔。

柴胡连翘汤　治男妇热毒,马刀瘰疬,兼气寒血滞,经闭等证。

柴胡　连翘去心　知母酒炒　黄芩各五钱,炒　黄柏酒炒　生地　甘草各三钱,炙　瞿麦穗六钱　牛蒡子二钱,炒研　当归尾一钱五分　肉桂三分

右共研粗末,每服三钱或五钱。水二大钟,煎至一钟,去渣,食后热温服。

【方歌】柴胡连翘医瘰疬,马刀血滞与经闭,黄芩牛蒡归柏知,瞿麦肉桂甘生地。

鸡鸣散　治瘰疬疼痛,及热毒结核,或多烦闷,热而不寒者。

黑牵牛一两　胡粉一钱,即定粉　生大黄二钱　朴硝炼成粉者,三钱

右共为细末,每服三钱。鸡鸣时井花水调服,以二便利为度,如未利再服。

【方歌】鸡鸣散治瘰疬疼,结核烦闷热相乘,粉牵硝黄为细末,井水调服便利通。

李杲连翘散坚汤　治气毒瘰疬,耳下或至缺盆,或至肩上,生疮坚硬如石,推之无根者,名马刀疮。从手、足少阳经中来也。或生两胁,或已流脓,或未破,并皆治之。

当归酒洗　连翘去心　莪术酒炒　京三棱各五钱,酒炒　土瓜根酒炒　龙胆草各一两,酒洗　柴胡一两二钱　黄芩一两二钱,一半生用,一半酒炒　炙甘草六钱　黄连酒炒　苍术各三钱,炒　赤芍药一钱

右以一半为细末,炼蜜为丸,如梧桐子大。每服一百丸,或一百五十丸。一半研粗末,每用五钱,水一钟八分,先浸半日,煎一钟,去渣热服。临卧头低脚高,去枕而卧,每口作十次咽之,留一口送下丸子,服毕如常安卧。

【方歌】李杲连翘散坚汤,气毒瘰疬马刀疮,归芍柴芩棱莪

草,土瓜龙胆黄连苍。

舒肝溃坚汤

夏枯草 僵蚕各二钱,炒 香附子酒炒 石决明各一钱五分,煅 当归 白芍醋炒 陈皮 柴胡 抚芎 穿山甲各一钱,炒 红花 片子姜黄 甘草各五分,生

引灯心五十寸,水三钟,煎一钟,食远热服。便燥者,加乳香一钱。便溏者,加煅牡蛎一钱。

【方歌】舒肝溃坚汤开郁,筋疬石疽柴决当,夏枯陈蚕香附抚,红花芍草甲姜黄。

散肿溃坚汤 治气毒瘰疬,一切马刀,结硬如石,推之有根者。如证从耳下串至缺盆,或至肩上,或至胁下者,皆属手、足少阳二经所发也。若瘰疬遍生下颏,或至颊车,坚而不溃者,属足阳明经所发也。或二证已破,及流脓水者,并皆治之。服药多少,临证斟酌,量病人饮食多少,大便软硬,以意消息之。

柴胡梢四钱 龙胆草酒炒 黄柏去粗皮、酒炒 知母炒 花粉 昆布去土,酒洗 桔梗各五钱 甘草根炙 京三棱酒炒 广茂酒炒 连翘去心 当归各三钱 白芍酒炒 葛根 黄连各二钱 升麻六钱 黄芩梢八钱,一半酒炒,一半生用 海藻五钱

右共研末,每用六钱,或七钱。水二钟,先浸半日,煎至一钟,去渣热服。服时于卧处伸脚在高处,头微低,每噙一口,作十次咽之,至服毕依常安卧,取药在胸中多停留之意也。另攒半料作细末,炼蜜为丸,如梧桐子大,每服一百丸。此汤药豫留一口,以送丸药。

【方歌】散肿溃坚气毒滞,马刀瘰疬耳肩交,遍颏或至颊车骨,结硬如石用之消。知藻三棱归芍草,升芩花粉柴胡梢,葛根黄连广茂桔,昆布龙胆柏连翘。

杨氏家藏治瘰疬方 治误食毒物,致成瘰疬,其攻甚速。

荆芥 白僵蚕炒,去丝 黑牵牛各二钱 斑蝥二十八个,去

头、翅、足,大米炒

右为末,卧时先将滑石末一钱,用米饮调服,半夜时再一服。五更初即用温酒调药一钱或二三钱,量人之强弱用之。服后如小水并无恶物行下,次日早再用一服;仍不行,第三日五更初,先吃白糯米粥,再服前药一服,更以灯心汤,调琥珀末一钱服之,以小水内利去恶物为愈。如尿孔痛,用青黛一钱以甘草汤调下,其痛即止。

【方歌】杨氏家藏治瘰方,误食毒物成疬疮,牵牛斑蝥僵荆芥,为末酒服量弱强。

法制灵鸡蛋 治误食毒物,致腋下生马刀瘰疬者,其功稍缓。

斑蝥七个,去头、足、翅

右将鸡子一个,顶上敲开小孔,入斑蝥在内,纸封固了,于饭上蒸熟,取出去壳,切开去斑蝥,五更空心和米饭嚼服。候小水通如米泔水或如脂,即其验也。如大便、小水不通,即服琥珀散三二贴催之,然后常服妙灵散,内消连翘丸尤佳。

【方歌】制灵鸡蛋治马刀,鸡子一个入斑蝥,纸封蒸熟去壳药,同饭嚼服病可消。

琥珀散

琥珀 黄芩 白茯苓 乌药 车前子 瞿麦 茵陈蒿 石韦 紫草 茅根 连翘各等分,去心

右为极细末,每服三钱。用灯心汤调下,不拘时服。

【方歌】琥珀散能利二便,泻毒清热最称奇,芩苓乌药车瞿麦,茵韦紫草茅翘宜。

妙灵散 服灵鸡蛋后,却将此药与内消连翘丸相兼常服,疮愈方止。

海藻二两 川牛膝 何首乌生 当归酒洗 海螵蛸 桑寄生各一两 海带 青葙子酒洗 昆布酒洗 甘草节各五钱 木香三钱 沉香二钱

右为细末,每服二钱。食后温酒调下。

内消连翘丸

连翘二两,去心 核桃仁 白及 射干 夏枯草 土瓜根 泽兰叶 沙参 漏芦各一两五钱

右为细末,入核桃仁研匀,酒糊为丸,如梧桐子大。每服三五十丸,空心食前或酒下,或盐汤送下。

【方歌】内消连翘解瘰疬,妙灵与此两兼服,核桃及射夏枯草,土瓜泽兰沙漏芦。

附子败毒汤 治湿毒瘰疬。

羌活一钱 川附子一钱,制 白僵蚕三钱,炒 前胡一钱 连翘一钱五分,去心 生黄芪一钱五分 蔓荆子一钱五分 陈皮一钱 防风一钱 白茯苓一钱五分 金银花二钱 甘草五分,节

引用生姜一片,水三钟,煎一钟,食远温服。

【方歌】附子败毒太阳经,湿毒瘰疬漫肿疼,陈苓前草芪羌活,银花僵蔓翘防风。

消核散 治颈项痰凝瘰疬,不论男妇小儿,用之无不神效。

海藻三两 牡蛎 元参各四两 糯米八两 甘草一两,生 红娘子二十八个,同糯米炒胡黄色,去红娘子,用米

共研细,酒调服一钱或钱半,量人壮弱。

【方歌】消核散治诸瘰疬,男妇小儿用之愈,红娘糯米炒胡黄,甘草元参藻牡蛎。

犀角丸 治诸般瘰疬,心火上攻,两目赤涩,服之有效。

犀角 青皮 黑牵牛半生、半炒 陈皮各一两 连翘五钱,去心 薄荷二斤 皂角二枚

前五味,共研细末,用皂角去子、皮、弦,泡捶,以布绞取汁一碗,又用新薄荷捣取汁,同熬成膏,和入药末内为丸,如梧桐子大。每服三十丸,食后滚汤送下。

【方歌】犀角丸能除心火,诸般瘰疬兼目红,牵牛半生半炒

用,陈薄皂角连翘青。

夏枯草膏　治男妇小儿忧思气郁,瘰疬坚硬,肝旺血燥,骤用迅烈之剂,恐伤脾气,以此膏常服消之。

京夏枯草一斤半　当归　白芍酒炒　黑参　乌药　浙贝母去心　僵蚕各五钱,炒　昆布　桔梗　陈皮　抚芎　甘草各三钱　香附一两,酒炒　红花二钱

前药共入砂锅内,水煎浓汤,布滤去渣。将汤复入砂锅内,漫火熬浓,加红蜜八两,再熬成膏,磁罐收贮。每用一二匙,滚水冲服。兼戒气怒、鱼腥。亦可用薄纸摊贴,瘰疬自消。

【方歌】夏枯草膏医诸疬,化硬消坚理肝虚,血燥忧思肝木旺,烈药伤脾服此宜。归芍贝僵香附桔,昆红参草抚陈皮,乌药同熬加红蜜,滚水冲服戒怒急。

瘰疬未溃敷贴方

金倍散　治瘰疬坚硬难消、难溃,敷之神效。

整文蛤一枚,攒孔　金头蜈蚣一条,研粗末

将蜈蚣末装入文蛤内,纸糊封口,外再用西纸糊七层,晒干,面麸拌炒,以纸黑焦为度,去纸研极细末,加麝香一分,再研匀,陈醋调稠。温敷坚硬核处,外用薄纸盖之,每日一换。

【方歌】金倍散敷坚瘰疬,蜈蚣末入文蛤中,纸糊晒干同麸炒,加麝研之醋调灵。

神功散　治湿毒瘰疬,敷之神效。

制川乌头　嫩黄柏各等分

共研细末,米醋调稠。温敷肿处,每日一换。

【方歌】神功散敷湿瘰疬,嫩黄柏与川乌头,等分为末加米醋,调涂肿处即能瘳。

李杲龙泉散　治诸般瘰疬,未成者消,已成者溃。

瓦粉即定粉　龙泉粉即磨刀石上粉也　莪术酒浸炒干　京

三棱酒浸炒干　昆布各五钱,去土,酒洗

右共研极细,滚水调涂患处,用此消坚尤速。

【方歌】李杲龙泉敷诸疬,瓦粉龙泉莪术棱,昆布共研为细末,滚水调涂速又灵。

朱震亨贴瘰疬饼　治项间瘰疬,不辨肉色,不问大小及日月深远,或有赤硬肿痛,并皆贴之效。

生山药　蓖麻子肉

右等分,捣匀摊贴之。

【方歌】震亨贴瘰疬可移,蓖麻山药共研泥,不问日久并肿硬,作饼贴之效更奇。

神效瘰疬方　治瘰疬初起,消肿止痛。

白胶香　海螵蛸　降真香心无土气者

右等分,研末,温水调稠,薄纸摊贴。

【方歌】神效瘰疬实良方,疏滞消肿止痛强,未破已前用之效,白胶海螵降真香。

龙珠膏

龙牙草五两,即马鞭草　棘枣根五钱　海藻二钱五分　苏木五钱

右细切,水二十碗,煎至十二三碗,去渣,又用桑柴灰、苍耳草灰、石灰各二碗半,纸两层,先铺箩底,次置三种灰于箩内,用滚水热淋取灰汁十碗,澄清,同前汤入锅内熬成膏;用巴豆霜、白丁香、石膏、麝香、轻粉各少许,研细入膏内搅匀,磁罐收贮。取敷核上,再敷时,去旧药,其核即溃。根小者,但涂于根上,其核自溃。

【方歌】龙珠膏敷疬毒疮,溃迟未溃敷之良,海藻苏木龙牙草,再加枣根共煎汤,桑石苍耳灰淋水,同煎成膏添麝香,石膏白丁轻巴豆,研入膏内涂瘰强。

瘰疬溃后方

蟾酥捻子

蟾酥黄豆大一块　**白丁香**十五粒　**寒水石**黄豆大一块　**巴豆**十粒,去壳　**寒食面**黄豆大一块

右各研细,共合一处再研匀,炼蜜搓成捻子。每用一根,用针将瘰疬当顶针一孔,插捻子入孔内,用绿云膏盖贴。连插三日后,单换膏药,俟数日后,顽根自脱,以脓净硬退为效。如硬未尽再用,以尽为度。

【方歌】蟾酥捻子化坚方,瘰疬将溃纳入疮,寒水石共巴豆肉,寒食面与白丁香。

五云膏　专贴鼠疮、马刀、瘰疬已溃。

银黝子四两,捶碎　**黄丹**八两,飞过　**香油**二十两

用砂锅一口盛香油,火温候油热,将黝子投入油内,用桃、柳、桑、槐、枣五样树枝搅之,候起珍珠花时,捞去渣,用布滤净;复将油下入锅内,慢慢将黄丹筛入油内,用五枝不住手搅之,以滴水成珠为度,取出收贮。用时勿令见火,以重汤炖化,红缎摊贴。

【方歌】五云膏贴鼠疮证,瘰疬溃后共马刀,银黝油熬渣滤净,黄丹五枝搅成膏。

绿云膏

黄连　**大黄**　**黄芩**　**元参**　**黄柏**　**木鳖子**各一钱,去壳

右药共切片,用香油一两,炸焦色,去渣;入净松香五两,再熬成膏,倾入水中,扯拔令金黄色,入铫内再熬数滚,候温;将猪胆汁三枚,铜绿三钱,预用醋一两,浸一宿,绢滤去渣;同入膏内,用柳枝搅之,候冷为度。用时以重汤炖化,薄纸摊贴甚效。

【方歌】绿云疬破贴最神,军柏连鳖元参芩,油炸滤渣加松脂,胆汁铜绿入搅匀。

蛇蜕膏

蜜蜂二十一个　蛇蜕七分半　蜈蚣二条,端午前收者佳

右用香油四两,将前三药入油,用文武火炸枯,捞去渣;入定粉二两,用如箸粗桑枝七条,急搅候冷,出火气七日夜。方用纸摊贴患处。

【方歌】蛇蜕膏贴溃后病,专消余毒功效极,蜈蚣蜜蜂炸去渣,定粉油熬出火气。

凡治瘰疬马刀溃破之后,应用方药,气血两虚,宜八珍汤;坚硬未消者,宜香贝养荣汤;食少便泻者,宜香砂六君子汤;血虚肝热,或疮口出血,或红脓者,宜逍遥散加丹皮、炒栀子;疮口敛迟,宜用十全大补汤加白敛;虚烦不寐者,宜归脾汤调理。但药剂大小,量人岁数、虚实,斟酌用之。

八珍汤见溃疡门

香贝养荣汤见石疽门

香砂六君子汤见溃疡门

逍遥散见背部上搭手

十全大补汤见溃疡门

归脾汤见乳部乳中结核内

益元散即六乙散加朱砂少许,见胸部蠹疽

上石疽

(上石疽生颈项傍,坚硬如石,左右同。)

石疽生于颈项旁,坚硬如石色照常。肝郁凝结于经络,溃后法依瘰疬疮。

【注】此疽生于颈项两旁,形如桃李,皮色如常,坚硬如石,臀痛不热。由肝经郁结,以致气血凝滞经络而成。此证初小渐大,难消难溃,既溃难敛,疲顽之证也。初起气实者,宜服舒肝溃坚汤;气虚者,宜服香贝养荣汤,外用葱白、蜂蜜,捣泥敷贴。日

久不消者,以阳燧锭每日灸之,以或消、或软、或将溃为度。既溃法同瘰疬(图一七七)。

香贝养荣汤

白术二钱,土炒 人参 茯苓 陈皮 熟地黄 川芎 当归 贝母去心 香附酒炒 白芍各一钱,酒炒 桔梗 甘草各五分

姜三片,枣二枚,水二钟,煎八分,食远服。

胸膈痞闷,加枳壳、木香。饮食不甘,加厚朴、苍术。寒热往来,加柴胡、地骨皮。脓溃作渴,倍人参、当归、白术,加黄芪。脓多或清,倍当归、川芎。胁下痛或痞,加青皮、木香。肌肉生迟,加白蔹、肉桂。痰多,加半夏、橘红。口干,加麦冬、五味子。发热,加柴胡、黄芩。渴不止,加知母、赤小豆。溃后反痛,加熟附子、沉香。脓不止,倍人参、当归,加黄芪。虚烦不眠,倍人参、熟地,加远志、枣仁。

【方歌】香贝养荣用四君,四物贝桔香附陈,气血两虚宜多服,筋瘰石疽效如神。

阳燧锭见首卷烙法

舒肝溃坚汤见瘰疬门

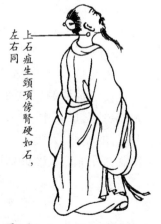

图一七七 上石疽图

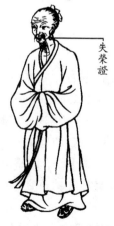

图一七八 失荣证图

失荣证

失荣耳旁及项肩,起如痰核不动坚,皮色如常日渐大,忧思怒郁火凝然。日久气衰形消瘦,愈溃愈硬现紫斑,腐烂浸淫流血水,疮口翻花治总难。

【注】失荣证,生于耳之前后及肩项。其证初起,状如痰核,推之不动,坚硬如石,皮色如常,日渐长大。由忧思、恚怒、气郁、血逆与火凝结而成。日久难愈,形气渐衰,肌肉削瘦,愈溃愈硬,色现紫斑,腐烂浸淫,渗流血水,疮口开大,努肉高突,形似翻花瘤证。古今虽有治法,终属败证,但不可弃而不治。初宜服和荣散坚丸,外贴阿魏化坚膏,然亦不过苟延岁月而已(图一七八)。

和荣散坚丸 治失荣,调和荣血,散坚开郁。

川芎 白芍酒炒 当归 茯苓 熟地 陈皮 桔梗 香附 白术各一钱,土炒 人参 甘草炙 海粉 昆布 贝母各五钱,去心 升麻 红花各三钱 夏枯草一斤,熬汤,再加红蜜四两,再熬成膏

共研细末,夏枯草膏合丸,如梧桐子大。每服三钱,食远白滚水送下。

身热,加黄芩、柴胡。自汗、盗汗,去升麻,倍人参,加黄芪。饮食无味,加藿香、砂仁。饮食不化,加山楂、麦芽。胸膈痞闷,加泽泻、木香。咳嗽痰气不清,加杏仁、麦冬。口干作渴,加知母、五味子。睡眠不宁,加黄柏、远志、枣仁。惊悸健忘,加茯神、石菖蒲。有汗恶寒,加薄荷、半夏。无汗恶寒,加苍术、藿香。妇人经事不调,加延胡索、丹皮。腹胀不宽,加厚朴、大腹皮。

【方歌】和荣散坚丸消郁,开结益虚理肝脾,八珍贝桔陈香附,昆海升红枯草宜。

阿魏化坚膏

用蟾酥丸药末一料,金头蜈蚣五条,炙黄去头足,共研匀;将

太乙膏二十四两,重汤炖化,离火入前药末,搅冷为度。每用时以重汤炖化,用红绢摊贴,半月一换。轻者渐消,重者亦可少解,常贴可保不致翻花。

【方歌】阿魏化坚消结聚,蟾酥丸料研末细,蜈蚣炙黄太乙膏,炖化搅匀功速极。

太乙膏见溃疡门

蟾酥丸见疔疮门

钮扣风

钮扣风生胸颈间,风湿结聚搔痒难,延及成片浸汁水,因地而名当癣看。

【注】此证生于颈下天突穴之间。因汗出之后,邪风袭于皮里,起如粟米,搔痒无度,抓破津水,误用水洗,浸淫成片。轻者外敷独胜散、冰硫散,甚者宜服消风散即愈(图一七九)。

独胜散

芥菜花一味研细,醋调患上。

【方歌】独胜散治钮扣风,已破未破用俱灵,内只芥菜花一味,止痒消肿有奇功。

冰硫散

硫黄一两　潮脑　川椒　生白矾各二钱

共为细末,先用白萝卜一个,掏空将药填满,用萝卜皮盖之,纸包三四层,灰火内煨半时许,待冷将药取出,同熟猪脂油调稠,搽患上自愈。

【方歌】冰硫散内首硫黄,潮脑椒矾用最良,萝卜掏空药填满,油调专搽钮扣疮。

消风散　治钮扣风,骚痒无度,抓破津水,亦有津血者。

荆芥　防风　当归　生地　苦参　苍术炒　蝉蜕　胡麻仁牛蒡子炒、研　知母生　石膏各一钱,煅　甘草生　木通各五分水二钟,煎八分,食远服。

【方歌】消风止痒散风湿,木通苍术,苦参知,荆防归蒡蝉膏草,胡麻生地水煎之。

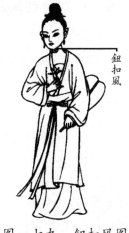

钮扣风

图一七九　钮扣风图

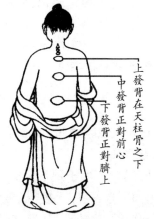

上發背在天柱骨之下
中發背正對前心
下發背正對臍上

图一八〇　上、中、下发背图

背 部

上、中、下发背

(上发背在天柱骨之下,中发背正对前心,下发背正对脐下。)

三发火毒发督经,中发属肝对心生,上发属肺天柱下,下发属肾脐后凝。

【注】上、中、下三发背,俱属督脉经,皆由火毒而成。上发背火毒伤肺,生天柱骨下,一名脾肚发,其形横广如肚。中发背火毒伤肝,生于背心,一名对心发,其形中阔,两头有尖如瓜。下发背火毒伤肾,生于腰中,一名对脐发,其形平漫如龟。其初起皆形如粟米,焮痛麻痒,周身拘急,寒热往来,因循数日,突然大肿,气实者多焮痛,气虚者多麻痒。

初起治法,不论虚实,即宜隔蒜艾灸,灸之不应,则就患顶当肉灸之,至知痛为效,以大化小,移深居浅。灸后用针当疮顶点破一孔,随用拔法,务使毒气内外疏通,庶不致内攻。如有表证,发热恶寒无汗者,宜荆防败毒散汗之;如有里证,发热、恶热、大便燥者,宜内疏黄连汤下之;表里证兼有者,宜神授卫生汤双解之,以减疮势。脓将成,必行托里。如溃破腐肉不去,外贴巴膏以化之。其余治法,俱按痈疽肿疡、溃疡门。盖此三证,无论老少,总以高肿红活、焮痛者为顺;若漫肿塌陷、焦枯紫黑者为逆(图一八〇)。

荆防败毒散见项部脑疽门

内疏黄连汤 神授卫生汤俱见肿疡门

巴膏见溃疡门膏药类方

上搭手

(上搭手生脊骨第三节傍开一寸半,肺俞穴。)

上搭手生肺俞穴,左右名同经有别,右属肺兮左属肝,总由气郁痰热结。

【注】此证生于足太阳膀胱经肺俞穴,在两肩骨之动处。无论左搭手、右搭手,其名虽同,而偏在左者属肝,偏在右者属肺,故曰:经有别也。总由气郁痰热凝结而成,初宜神授卫生汤双解之,次以逍遥散清之,兼以六郁汤调之。其余内外治法,俱按痈疽肿疡、溃疡门(图一八一)。

逍遥散

当归酒洗 白芍酒洗 白茯苓 白术土炒 香附各一钱,酒炒 柴胡八分 黄芩五分 陈皮一钱 薄荷五分 甘草六分,生
水二钟,煎八分,食远服。

【方歌】逍遥散能和气血,开郁行滞又消结,归芍苓术香柴苓,陈薄甘草清毒热。

六郁汤

香附酒炒 茯苓 陈皮 半夏制 川芎 山栀各一钱 苍

术炒　缩砂仁　甘草各五分,生
　　姜三片,水二钟,煎八分服。

【方歌】六郁汤能开六郁,取其消痰又行气,芎缩三陈苍山栀,香附生姜兼化滞。

　　神授卫生汤见肿疡门

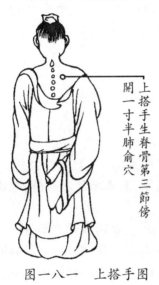

开一寸半肺俞穴
上搭手生脊骨第三節傍

图一八一　上搭手图

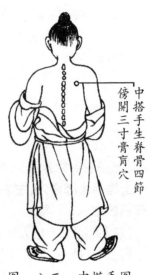

傍开三寸膏肓穴
中搭手生脊骨四節

图一八二　中搭手图

中搭手

(中搭手生脊骨四节傍开三寸,膏肓穴。)

　　中搭手生近膏肓,经属膀胱脊骨旁,七情不和愤怒火,虚实寒热细参详。

　　【注】此证生在脊骨两旁,属足太阳膀胱经膏肓穴,一名龙疽。由七情不和,愤怒火凝而生。遇气寒而实,便燥不渴者,宜一粒金丹温下之;若气热而实,便燥大渴者,宜内疏黄连汤寒下之;若气血虚,疮不能发长者,宜内托黄芪散托补之。其余内外治法,俱按痈疽肿疡、溃疡门(图一八二)。

一粒金丹

木香　乳香各五分　巴豆霜一钱五分　沉香五分

各为细末和匀,用肥胶枣个半,去皮核捣烂,和药末为丸,如芡实大。每服一丸,细嚼用白滚水,一口将药送下。少顷,再饮白滚水一口,即泻一次;若饮滚水二口,即泻二次。遇胃气壮实,兼毒滞盛者,服药后连饮滚水三四口,即泻三四次,不可太过。毒滞泻尽,即以米饮补之。

【方歌】一粒金丹疗恶疮,寒实不渴便燥良,木乳沉香巴豆肉,枣肉为丸服即康。

内托黄芪散

当归　白芍炒　川芎　白术土炒　陈皮　穿山甲炒、研皂刺　黄芪各一钱　槟榔三分　紫肉桂五分

水二钟,煎八分,食前服。

【方歌】内托黄芪治疡虚,托里诸疮用最宜,归芍芎术陈皮桂,山甲槟榔皂刺芪。

内疏黄连汤见肿疡门

下搭手

(下搭手在脊骨第十四节之傍开三寸,肓门穴。)

下搭手生经膀胱,穴在肓门腰窝旁,房劳过度生毒火,紫陷腐烂透膜肠。

【注】此证发于腰窝旁开三寸,属足太阳膀胱经肓门穴。由房劳过度,有伤肾水,水竭不能制火,火旺以致荣卫不和,逆于肉里而生也。初发红活焮肿,令人寒热往来,口渴烦躁,百节疼痛,宜服仙方活命饮,宣解毒火;次服内托黄芪散,托毒发长。将溃内外治法,俱按痈疽肿疡、溃疡门。若初肿腰痛如折,不能俯仰者险;若色紫塌陷,腐烂孔深,透膜透肠者逆(图一八三)。

仙方活命饮见肿疡门

内托黄芪散见前中搭手

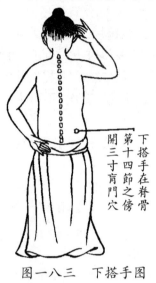

下搭手在脊骨
第十四節之傍
開三寸肓門穴

图一八三　下搭手图

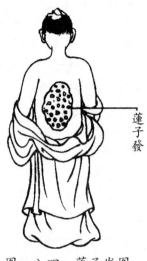

莲子發

图一八四　莲子发图

莲子发

莲子发名取象形,胆与膀胱毒化成,形斜平塌侵督重,形长高肿半背轻。

【注】此证一名太阴疽。生于脊背及两胁,属胆与膀胱经,火毒合化凝结而成。若形斜平塌,头侵督脉,尾站肋骨者,属毒重;若形长高肿,偏于半背,中不过督脉,旁不过肋骨,属毒轻。遇气实之人,初宜蟾酥丸,或麦灵丹汗之,次宜一粒金丹下之;遇气虚之人,初宜仙方活命饮宣解之,次宜内托黄芪散托补之。其余内外治法,俱宜按痈疽肿疡、溃疡门(图一八四)。

蟾酥丸见疔疮门

仙方活命饮见肿疡门

一粒金丹　内托黄芪散俱见前中搭手

麦灵丹见肿疡门

蜂窝发

蜂窝发似蜂房形,每在肩后脊旁生。此证最忌头向上,急清心火免内攻。

【注】此证多生肩后及脊旁,形似蜂房。由脾经积热,更兼心火凝结成毒。初起高肿如龟形,胖胀半背者轻;疮势横斜漫大者重。宜服内疏黄连汤。若头尖向上,属心火热极,防毒火内攻脏腑。亦有疮形长若尺许,根横满背,名为竟体疽,属毒甚险。初觉宜急服黄连消毒饮,清心解毒,庶免内攻。其余内外治法,俱按痈疽肿疡、溃疡门(图一八五)。

内疏黄连汤见肿疡门

黄连消毒饮见头部百会疽

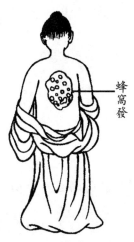

图一八五　蜂窝发图

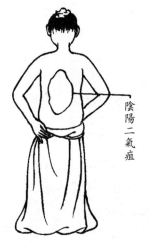

图一八六　阴阳二气疽图

阴阳二气疽

阴阳二气疽脊旁,肿消软硬变不常。七情内乖逆荣卫,如期脓溃自无妨。

【注】此证生于脊背之旁,乍肿乍消,时软时硬。由七情内乖,荣卫不和而生也。初发令人寒热往来,若大渴神清,高肿脉洪,二七脓成,溃破者顺;若不渴神昏,漫肿脉细,应期无脓,饮食不思者逆。初服夺命丹以退寒热,次服仙方活命饮。其余内外治法,俱按痈疽肿疡、溃疡门(图一八六)。

夺命丹

轻粉　麝香　白砒各五分,面裹,火煨　白矾煅　辰砂为衣血竭各一钱　雄黄二钱　蟾酥二钱,干者,酒化入药　乳香没药　寒水石煅　铜绿各二钱　蜗牛二十一个,连壳

右为细末,先将蜗牛研烂如泥,匀合前药。丸如不成,加好黄酒少许,打三五百下为丸,如绿豆大。每服二三丸,先用葱白一寸,令病者嚼烂,自吐于手心内,男用左手,女用右手,将药丸裹入葱泥内,用无灰酒一大钟,温热送下,被盖汗出为度。重者不过三服,不可多用。

【方歌】夺命丹中粉麝香,砒矾砂竭共雄黄,蟾酥乳没兼寒水,铜绿蜗牛用最良。

仙方活命饮见肿疡门

串 疽

(串疽在于背,串至胁。)

串疽生于背胁间,连发相串色依然,漫肿渐红多髎痛,积愤郁火是其原。

【注】此证生于背胁之间,初发一处,其后挨次发出二三处,形虽不同,而色仍同也。溃后多相串通,故又名老鼠钻,又名游走血脾痈。初发漫肿无头,皮色如常,渐肿渐透红色,多疼牵引旁处髎痛,因积愤郁火而成也。初服仙方活命饮,宣解郁毒。其次内外治法,俱按痈疽肿疡、溃疡门(图一八七)。

仙方活命饮见肿疡门

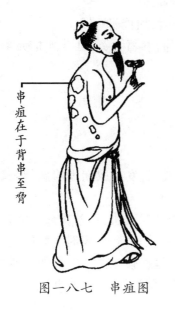

串疽在于背串至臀

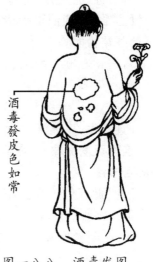

酒毒發皮色如常

图一八七　串疽图　　　　图一八八　酒毒发图

酒毒发

（酒毒发，皮色如常。）

酒毒发生满背间，皮色不变如弹拳，坚硬麻木痛彻内，药酒厚味使之然。

【注】此证生于脊背，皮色不变，累累如弹如拳，坚硬如石，时麻时木，痛彻五内，二便涩滞，周身拘急，数日后头面手足虚肿，泄泻似痢，总由过饮药酒，更兼厚味积毒所致。初起宜服连翘消毒饮，次服内疏黄连汤。其证或消或溃，须宜速治为顺；若迁延日久，不消不溃，必腐烂筋骨，即成逆证。其余内外治法，俱按痈疽肿疡、溃疡门(图一八八)。

连翘消毒饮

连翘去心　栀子　桔梗　赤芍　当归　元参　射干　黄芩

红花　葛根　陈皮各一钱　甘草五分,生　大黄初起便燥者加一钱　花粉一钱水二钟,煎八分,食远服。有痰者,加竹茹一钱。

【方歌】连翘消毒疗诸疮,能解酒毒葛大黄,红花栀桔元参草,芍芩花粉射陈当。

内疏黄连汤见肿疡门

连珠发

(连珠发,皮色淡红。)

连珠毒发贯珠形,在背微疼色淡红,发时尿闭少腹满,阴囊作肿百节疼。

【注】此证生于背,不论左右,连肿三五块,形若贯珠。由荣血火毒,或酒色过度而成。其疮微痛,皮色淡红,发时少腹胀满,小水闭涩,阴囊作肿,百节疼痛。初起宜服神授卫生汤加木通、车前。其余内外治法,俱按痈疽肿疡、溃疡门(图一八九)。

神授卫生汤见肿疡门

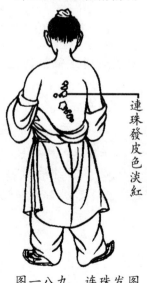 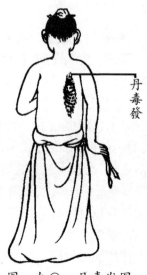

图一八九　连珠发图　　　　图一九〇　丹毒发图

丹毒发

丹毒发如汤火伤,细癗赤晕渴非常,丹石刚剂致此证,红活者生紫黯亡。

【注】此证生于背,形如汤火所伤,细癗无数,赤晕延开,发时其渴非常,由素服丹石刚剂所致。初服黄连消毒饮,兼国老膏服之,外用牛肉薄片贴之。其色红活鲜润,神清者生;若紫黯神昏,更兼脉躁、膨胀、呕哕者亡(图一九○)。

国老膏

甘草二斤,大者

捶碎,河水浸一宿,揉令浆汁浓,去尽筋渣,再用绢滤过;银器内慢火熬成膏,用磁罐收贮。每服三钱,无灰温酒调下,或白滚水亦可。

【方歌】国老膏解丹石毒,诸疮用此肿即消,甘草二斤河水泡,取汁熬膏温酒调。

黄连消毒饮见头部百会疽

禽疽

(禽疽,势如拳打,红紫瘀痕。)

禽疽毒由时气成,数块似疹色紫红,背生形如拳打状,拘急麻木不作疼。

【注】此疽之毒,由时气风热而成。始发,数块如疹,其色紫红,在背而生,形如拳打之状,脊背麻木拘急,并不作痛。神清脉和,服药得汗者顺;若神昏脉躁,或微或代,发寒齿噤者逆。初宜急服仙方活命饮加羌活、独活汗之,外敷二味拔毒散,或蝌蚪拔毒散消之。若漫肿不溃,即服托里透脓汤。其余内外治法,俱按痈疽肿疡、溃疡门(图一九一)。

仙方活命饮 二味拔毒散 蝌蚪拔毒散俱见肿疡门

托里透脓汤见头部侵脑疽

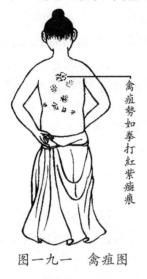

禽疽势如拳打红紫瘢痕

图一九一　禽疽图

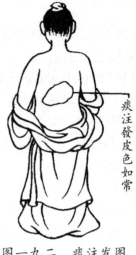

痰注发皮色如常

图一九二　痰注发图

痰注发

（痰注发,皮色如常。）

　　痰注发如布袋形,按之木硬觉微疼,其发不红亦不热,湿痰七情郁滞成。

　　【注】此证发于脊背,长形如布袋,短形如冬瓜,按之木硬,微觉疼痛,不热不红,皮色如常。由湿痰、七情郁滞,凝结于肌肉之分,日积深久而成。初起宜服疮科流气饮,外贴金凤化痰膏消之。如此证久远疲顽,治之不消者,届期要溃。治法俱按痈疽溃疡门(图一九二)。

　　疮科流气饮

　　人参　厚朴姜制　桔梗　防风　紫苏　黄芪盐水炒　枳壳麸炒　当归　白芍酒炒　肉桂　乌药　甘草各七分　川芎　南木香　白芷　槟榔各五分

　　引加生姜一片,水二钟,煎八分温服。

【方歌】流气饮舒痰涎壅，人参朴桔芷防风，苏芪壳桂木香草，乌药槟榔归芍芎。

金凤化痰膏

凤仙花一捧，去青蒂，研末 大葱自然汁一茶钟 好米醋一茶钟 广胶三钱，切如米粒大，入葱汁内泡之 人中白八钱，火微煅存性，研末

先将葱汁、米醋、广胶投入锅内熬化，次下凤仙花末熬成膏，再入人中白末，将锅离火不时搅匀。用时以重汤炖化，量痰包之大小，薄纸摊贴，候膏自落，再换新膏。

【方歌】金凤化痰消硬坚，湿痰串注贴更痊，凤仙中白广胶醋，葱汁同熬用纸摊。

黄瓜痈

黄瓜痈在背旁生，脾火色红黄瓜形，肿高寸余长尺许，四肢麻木引心疼。

【注】此证生于背旁，一名肉龟，由脾火积毒而成。皮肉色红，状若黄瓜，肿高寸余，长可尺许，四肢麻木，疼痛引心。红活速溃者顺；紫陷脉微，自汗谵语，坚硬溃迟者逆。初起宜服仙方活命饮，加羌活、柴胡或夺命丹治之。其余内外治法，俱按痈疽肿疡、溃疡门（图一九三）。

仙方活命饮见肿疡门

夺命丹见阴阳二气疽

腰　部

肾俞发

（肾俞发生脊骨，自上至下第十四节傍软陷中，左右同。）

肾俞发生肾俞穴，单者酒色兼湿热，房劳怒火则双生，红活

黑陷顺逆别。

【注】此证生肾俞穴,在腰骨两旁陷肉处,有单有双。单者由酒色湿热而成,双者由房劳怒火而发。若疮形红活高肿,十四日生脓属顺;若疮形紫黑,干枯坚硬,应期无脓属逆。或脓稀伤膜者,系真阳血气大亏,初宜服人参养荣汤,或加减八味丸以救其源。其顺逆内外治法,俱按痈疽肿疡、溃疡门(图一九四)。

人参养荣汤　加减八味丸俱见溃疡门

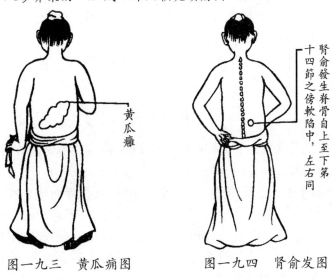

黄瓜癣

腎俞發生脊骨自上至下第十四節之傍軟陷中,左右同

图一九三　黄瓜痈图　　　　图一九四　肾俞发图

中石疽

(中石疽,在腰胯之间。)

石疽寒凝瘀血聚,生于腰胯最缠绵。坚硬如石皮不变,时觉木痛消溃难。

【注】此证由寒气瘀血凝结,生于腰胯之间,缠绵难以收功。其疽时觉木痛,难消难溃,坚硬如石,皮色不变。初宜内服没药丸,外用鲜商陆捣烂,贴于患处治之,随用艾壮当顶灸之,以软为度。溃后按痈疽溃疡治法(图一九五)。

没药丸

桃仁一两,炒　乳香　没药　川芎　川椒去目及合口者　当归　赤芍各五钱　自然铜二钱五分,火烧醋淬七次

共研细末,用黄蜡二两,火化开入药末,不住手搅匀,丸如弹子大。每用一丸,以好酒一钟,将药化开,煎至五分,乘热服下。

【方歌】没药丸治中石疽,乳没桃芎归芍宜,川椒自然铜黄蜡,用酒服之行血瘀。

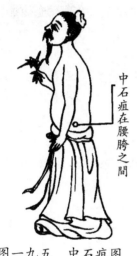

图一九五　中石疽图

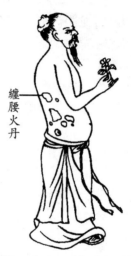

图一九六　缠腰火丹图

缠腰火丹

缠腰火丹蛇串名,干湿红黄似珠形。肝心脾肺风热湿,缠腰已遍不能生。

【注】此证俗名蛇串疮,有干湿不同,红黄之异,皆如累累珠形。干者色红赤,形如云片,上起风粟,作痒发热。此属肝心二经风火,治宜龙胆泻肝汤;湿者色黄白,水疱大小不等,作烂流水,较干者多疼,此属脾肺二经湿热,治宜除湿胃苓汤。若腰肋生之,系肝火妄动,宜用柴胡清肝汤治之,其间小疱,用线针穿

破,外用柏叶散敷之;若不速治,缠腰已遍,毒气入脐,令人膨胀、闷呕者逆(图一九六)。

龙胆泻肝汤

龙胆草　连翘去心　生地　泽泻各一钱　车前子　木通　黄芩　黄连　当归　栀子生研　甘草各五分,生　生军二钱,便秘加之

水二钟,煎八分,食前服。

【方歌】龙胆泻肝火丹生,形如云片粟多红,芩连栀胆车归尾,生地军翘泻木通。

除湿胃苓汤

苍术炒　厚朴姜炒　陈皮　猪苓　泽泻　赤茯苓　白术土炒　滑石　防风　山栀子生研　木通各一钱　肉桂　甘草各三分,生

水二钟,灯心五十寸,煎八分,食前服。

【方歌】除湿胃苓火丹疮,脾肺湿热庖白黄,胃苓汤用通栀子,滑石防风共作汤。

柏叶散

侧柏叶炒黄为末　蚯蚓粪韭菜地内者佳　黄柏　大黄各五钱　雄黄　赤小豆　轻粉各三钱

上为细末,新汲水调搽,香油调搽更效。

【方歌】柏叶散搽火丹方,大黄赤豆柏雄黄,柏叶轻粉蚯蚓粪,研末香油调更良。

柴胡清肝汤见头部鬓疽

御纂医宗金鉴 卷六十五

眼 部

眼胞菌毒

菌毒生于眼睫边,如菌黄亮水疱圆,头大蒂小渐垂出,脾湿郁热结凝坚。

【注】此证生于上下眼胞睫边,初如菌形,头大蒂小,黄亮水疱,或有头小蒂大者,渐长垂出,坚凝不痛;有缠绵经年不愈者,以致目病。盖眼胞属脾,其经素有湿热,思郁气结而生也。初起宜用清凉圆洗即消。有经年皮厚,消之不应者,法当用软绵纸蘸水润眼皮菌毒处,少顷,用左手大指甲垫于患根,右手持铍针尖头齐根切下,血出不妨,即用翠云锭磨浓涂之,其血即止,内服凉膈清脾饮。忌海腥、煎炒(图一九七)。

清凉圆

当归尾 石菖蒲 赤芍药各二钱 川黄连生 地肤子 杏仁各一钱,生 羌活五分 胆矾二分

共研粗末,以大红绸包之,如樱桃大,甜滚水浸泡,乘热蘸洗,勿见尘土。

【方歌】清凉圆内用川连,归尾菖蒲芍胆矾,羌活杏仁地肤子,菌毒初起洗之痊。

翠云锭子

杭粉五两 铜绿 黄连各一两 轻粉一钱

共为细末,用糯米百粒,水一碗,煎半碗去米;再煎至三分,和药作锭,阴干。用时水磨令浓,以鸡翎蘸涂患处。

【方歌】翠云锭子能止血,铜绿轻杭黄连强,共为细末和成锭,菌毒切后涂之良。

凉膈清脾饮

生地黄　连翘去心　栀子生研　薄荷　荆芥　防风　石膏煅　黄芩　赤芍各一钱　甘草五分,生

水二钟,灯心二十根,煎八分,食远服。

【方歌】凉膈清脾生地黄,连翘栀子薄荆防,石膏芩芍兼甘草,医治菌毒服即康。

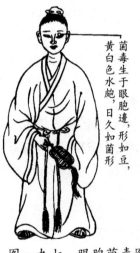

菌毒生于眼胞边,形如豆,黄白色水疱,日久如菌形,

图一九七　眼胞菌毒图

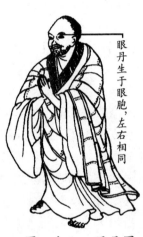

眼丹生于眼胞,左右相同

图一九八　眼丹图

眼　丹

眼丹眼胞上下生,红热肿痛软偏风,焮热紫硬偏于热,荆防败毒服有功。

【注】此证由脾胃湿热,受风而成,红肿疼痛。若肿软下垂,不能视物者,偏于风盛也,浮肿易消;若焮红色,紫坚硬者,偏于热盛也,肿硬难消。初起俱宜荆防败毒散散其风。口渴便燥者,宜内疏黄连汤泻其热;有日久消之不应者,宜服透脓散,脓熟针之。肿用如意金黄散洗之,溃用琥珀膏或白膏药贴之。此证宜速溃,迟则溃深穿透眼胞,成漏难敛(图一九八)。

荆防败毒散见项部脑疽

内疏黄连汤　如意金黄散　透脓散俱见肿疡门

琥珀膏见头部发际疮

白膏药见溃疡门

针　眼

针眼眼睫豆粒形,轻者洗消脓不成,甚则赤痛脓针愈,破后风侵浮肿生。

【注】此证生于眼皮毛睫间,由脾经风热而成,形如豆粒有尖。初起轻者,宜用如意金黄散,盐汤冲洗,脓不成即消矣。风热甚者,色赤多痛,洗之不消,脓已成也,候熟针之,贴黄连膏。亦有破后邪风侵入疮口,令人头面浮肿、目赤涩痛者,外仍洗之,内服芎皮散即愈(图一九九)。

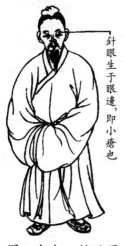

针眼生于眼边,即小疮也

图一九九　针眼图

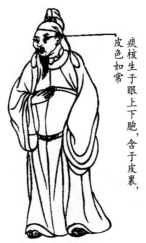

痰核生于眼上下胞,含于皮裹,

皮色如常

二〇〇　眼胞痰核图

芎皮散

川芎二两　青皮一两

共为末,每服二钱,菊花汤调服。

外以枯矾末,鸡子清调敷肿处。

又用南星末,同生地黄捣膏,贴太阳穴自消。

【方歌】苎皮散内用川芎,青皮减半用最灵,为末菊花汤调服,医治针眼自成功。

如意金黄散见肿疡门

黄连膏见鼻部鼻疮内

眼胞痰核

眼胞痰核湿气郁,核结如枣如豆形,皮里肉外推之动,皮色如常硬不疼。

【注】此证结于上下眼胞,皮里肉外,其形大者如枣,小者如豆,推之移动,皮色如常,硬肿不疼,由湿痰气郁而成。宜服化坚二陈丸,外用生南星蘸醋磨浓,频涂眼皮,日数浅者即消。日数深者虽不能即消,常涂令皮薄,微微拨损,以手指甲挤出如白粉汁即消,贴贝叶膏收口。从眼皮里溃破者难敛(图二〇〇)。

化坚二陈丸

陈皮 半夏各一两,制 白茯苓一两五钱 甘草三钱,生 白僵蚕二两,炒 川黄连三钱

共研细末,荷叶熬汤合丸,如梧桐子大。每服二钱,白滚水送下。

【方歌】化坚二陈丸消痰,周身结核服更痊,陈皮半夏茯苓草,僵蚕荷叶川黄连。

贝叶膏见溃疡门

椒疮 粟疮

椒疮粟疮生胞里,脾胃血热是根苗。粟疮黄软湿易敖,椒疮赤硬热难消。

【注】此二证生于眼胞之里,虽皆由脾胃血热所致。然粟疮

偏于湿盛,故色黄形软,其证易愈;椒疮偏于热盛,故色赤形硬,
其疮难消。俱宜服清脾凉血汤,外以清凉圆洗之。若眼皮里有
红丝堆累者,乃血热有瘀也,法以灯草刮疮处,令血出即愈(图二
〇一、图二〇二)。

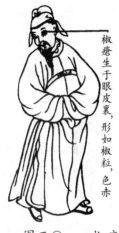

椒瘡生于眼皮裹,形如椒粒,色赤

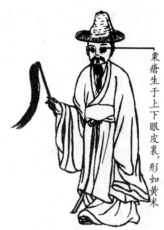

粟瘡生于上下眼皮裹,形如黄米

图二〇一 椒疮图　　　图二〇二 粟疮图

清脾凉血汤

荆芥　防风　赤芍　黑参　陈皮　蝉蜕　苍术炒　白鲜皮
各一钱　连翘去心　生大黄各一钱五分,酒洗　厚朴姜炒　甘草
各五分,生

竹叶三十片,水煎,食远服。

【方歌】清脾凉血椒粟疮,厚朴陈皮翘芍苍,蝉蜕黑参荆防
草,白鲜皮与生大黄。

清凉圆见菌毒

皮翻证

**皮翻证系眼胞翻,状如舌舐唇一般。翻因胞肿睫紧故,血壅
气滞胃经原。**

【注】此证由胃经血壅气滞而成,小儿多有之。眼皮外翻,

如以舌舐唇之状。又如痘风眼烂,胞肿弦紧者,则眼皮亦翻。治宜泻脾胃之积热,以泻黄散服之即愈。亦有内翻者,即目科拳毛倒睫。弦弛不内外翻者,即目科胞垂难视之证也(图二〇三)。

泻黄散

石膏五钱,煅　栀子仁一两,生　甘草三两,生　防风二两,酒拌,微炒香　豨莶草四两,酒蒸,晒干

共研细末。壮人二钱,弱人一钱,小儿六七分,白滚水调下。

【方歌】泻黄散治皮翻证,石膏栀子草防风,豨莶草同研细末,滚水调下有奇功。

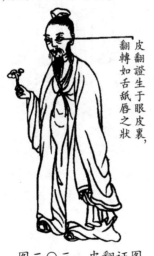

图二〇三　皮翻证图

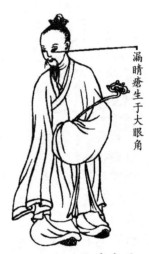

图二〇四　漏睛疮图

漏睛疮

漏睛疮在大眦生,肝热风湿病睛明。红肿痛溃脓稠易,青黑脓稀难长平。

【注】此证生于目大眦,由肝热风湿病,发于太阳膀胱经睛明穴。其穴之处,系藏泪之所,初起如豆如枣,红肿疼痛,疮势虽小,根源甚深。溃破出粘白脓者顺;出青黑脓或如膏者险。初宜

服疏风清肝汤,溃后用黄灵药,捻入疮口,兼贴万应膏,其口渐渐收敛。有脓从大眦内出者,成漏难敛。亦有疮口过出泪液,以致目内干涩者,收敛更迟;若溃断眼边弦者不治(图二〇四)。

疏风清肝汤

当归尾　赤芍　荆芥穗　防风　川芎　菊花　生栀　薄荷各一钱　柴胡　连翘各一钱五分,去心　金银花二钱　甘草五分,生

灯心五十寸,水煎,食远服。

【方歌】疏风清肝漏睛疮,又除肝热散风强,归芍银花芎菊草,柴翘栀子薄荆防。

黄灵药　万应膏俱见溃疡门

目中努肉

目中努肉心火成,实火大眦色深红,小眦红丝淡虚火,努肉时觉或胀疼。

【注】此证生于目两眦,瘀肉努出,时觉疼痛,总属心火所成。然火有虚实,如大眦红肉色深红者,心经实火也,宜黑参汤服之;小眦红丝色淡红者,心经虚火也,宜决明散主之。外俱用清凉圆泡洗,久久自愈(图二〇五)。

黑参汤

黑参　苦参　栀子研　菊花　黄连　枳壳麸炒　草决明车前子　防风　大黄炒　升麻各二钱

水煎,食后服。

【方歌】黑参汤治大眦疼,内生努肉实火成,苦参栀菊黄连壳,草决车防大黄升。

决明散

玉竹　黄连　枳壳麸炒　川芎　甘草生　羚羊角各一两,镑　车前子　青葙子　草决明各五钱

共研细末,每服三钱。食后服,卧时再用一服。

【方歌】决明努肉虚火攻,玉竹黄连枳壳芎,车前青葙羚羊草,研末水调最有功。

清凉圆见菌毒

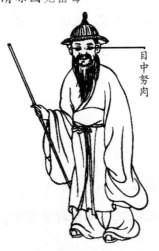

图二〇五　目中努肉图

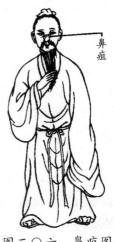

图二〇六　鼻疳图

鼻 部

鼻 疳

鼻疳生于鼻柱间,肺经郁火发督原。坚硬色紫常木痛,千金仙方托里痊。

【注】此证生于鼻柱,属督脉经。鼻为肺窍,故又属肺,由肺经郁火凝结而成。坚硬色紫,时觉木痛。初宜服千金漏芦汤,宣解郁毒;次用仙方活命饮加栀子、木通、薄荷、桔梗消之。若肿痛不减,势欲作脓,则宜托里透脓汤主之。外治法按痈疽溃疡门(图二〇六)。

千金漏芦汤

漏芦一两　枳壳一两,麸炒　朴硝一两　大黄一两五钱　甘

草一两,生　麻黄一两　黄芩一两　白蔹一两　连翘一两,去心
　升麻一两

　　共研末,每用二钱,水一钟,姜三片,薄荷叶一钱,煎五分温
服,以取便利为度。

　　【方歌】千金漏芦鼻疽发,色紫坚疼效更嘉,漏芦枳壳硝黄
草,麻芩白蔹翘升麻。

　　仙方活命饮见肿疡门

　　托里透脓汤见头部侵脑疽

鼻　疔

　　**鼻疔生在鼻孔中,鼻窍肿引脑门疼,甚
则唇腮俱浮肿,肺经火毒蟾离宫。**

　　【注】此证生于鼻孔内,鼻窍肿塞,胀
痛引脑门,甚则唇腮俱作浮肿,由肺经火
毒,凝结而成。宜蟾酥丸汗之,再用蟾酥丸
研细末,吹入鼻窍。若肿硬外发,用离宫锭
涂之。此证初起之时,须当速治,迟则毒气
内攻,以致神昏、呕哕、鼻肿如瓶者逆(图二
○七)。

　　蟾酥丸见疔疮门

　　离宫锭见肿疡门

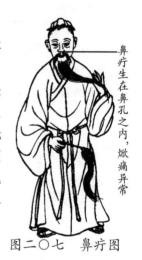

鼻疔生在鼻孔之内,焮痛异常

图二○七　鼻疔图

鼻　渊

　　**鼻渊浊涕流鼻中,久淋血水秽而腥。胆热移脑风寒火,控脑
砂因蚀脑虫。**

　　【注】此证内因胆经之热,移于脑髓,外因风寒凝郁,火邪而
成。鼻窍中时流黄色浊涕,宜奇授藿香丸服之。若久而不愈,鼻
中淋沥腥秽血水,头眩虚晕而痛者,必系虫蚀脑也,即名控脑砂,

宜天罗散服之。但此证久则必虚,当以补中益气汤兼服之即效。

奇授藿香丸

藿香连枝叶八两

研细末,雄猪胆汁和丸,如梧桐子大。每服五钱,食后苍耳子汤下,或黄酒送下。

【方歌】奇授藿香鼻渊流,浊涕淋漓久不休,猪胆汁合藿香末,苍耳汤下患可瘳。

天罗散

丝瓜藤近根处者,烧存性

为末,每用三钱,食后黄酒送下。

【方歌】天罗虫蚀脑髓中,头痛鼻流血水腥,丝瓜根烧研细末,黄酒调服惯杀虫。

补中益气汤见溃疡门

鼻䘌疮

鼻䘌疮多小儿生,鼻下两旁斑烂形。总由风热客于肺,脓汁浸淫痒不疼。

【注】此证多生小儿鼻下两旁,色紫斑烂,由风热客于肺经。脓汁浸淫,痒而不痛,宜服泽泻散,外搽青蛤散即愈(图二〇八)。

泽泻散

泽泻 郁金 山栀生 甘草各一钱,生

共研末,每服一钱,甘草煎汤调下。

【方歌】泽泻散治鼻䘌患,脓汁浸淫肺火毒,泽泻郁金栀草末,甘草煎汤调送服。

青蛤散

蛤粉一两,煅 青黛三钱 石膏一两,煅 轻粉 黄柏各五钱,生末

共研细末,先用香油调成块,次加凉水调稀,薄涂疮处。

【方歌】青蛤散涂鼻䘌消,蛤粉青黛煅石膏,轻粉黄柏研极细,香油拌块凉水调。

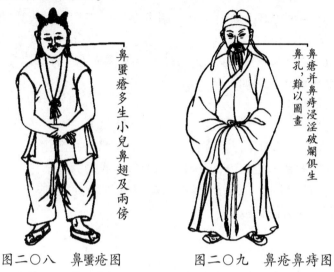

鼻䘌疮多生小兒鼻翅及兩傍

鼻疮并鼻痔浸淫破爛俱生鼻孔,難以圖畫

图二○八　鼻䘌疮图　　　图二○九　鼻疮鼻痔图

鼻 疮

鼻疮肺热生鼻中,燥干如火微肿疼。内服黄芩外定痛,燥干黄连膏润灵。

【注】此证生于鼻窍内,初觉干燥疼痛,状如粟粒,甚则鼻外色红微肿,痛似火炙。由肺经壅热,上攻鼻窍,聚而不散,致成此疮。内宜黄芩汤清之,外用油纸捻粘辰砂定痛散,送入鼻孔内。若干燥者,黄连膏抹之立效(图二○九)。

黄芩汤

黄芩二钱,酒炒　甘草五分,生　麦冬一钱,去心　桑白皮一钱,生　栀子一钱五分,连皮酒炒　连翘去心　赤芍　桔梗　薄荷　荆芥穗各一钱

水煎,食后服。

【方歌】黄芩汤医肺火盛,鼻内生疮赤肿疼,芩草麦冬桑栀

翘,赤芍桔梗薄荷荆。

辰砂定痛散

辰砂五分,末　冰片二分　胡黄连二两,末　石膏一两,煅
共研细末。

【方歌】辰砂定痛鼻疮干,冰片胡连膏煅研,油纸捻药入鼻孔,消疼散热效通仙。

黄连膏

黄连三钱　当归尾五钱　生地一两　黄柏三钱　姜黄三钱

香油十二两,将药炸枯,捞去渣;下黄蜡四两溶化尽,用夏布将油滤净,倾入磁碗内,以柳枝不时搅之,候凝为度。

【方歌】黄连膏润诸燥疮,归尾生地柏姜黄,油炸去渣加黄蜡,布滤搅凝涂抹强。

鼻　痔

鼻痔初起榴子形,久垂紫硬碍气通。肺经风湿热郁滞,内服辛夷外点平。

【注】此证生于鼻内,形如石榴子,渐大下垂,色紫微硬,撑塞鼻孔,碍人气息难通。由肺经风湿热郁,凝滞而成。内服辛夷清肺饮,以清肺热;外以硇砂散,逐日点之,渐化为水而愈。宜戒厚味、暴怒,庶不再发(图二〇九)。

辛夷清肺饮

辛夷六分　甘草五分,生　石膏煅　知母　栀子生研　黄芩各一钱　枇杷叶三片,去毛,蜜炙　升麻三分　百合　麦冬各一钱,去心

水二钟,煎八分,食远服。或加羌活、防风、连翘、薄荷。

【方歌】鼻痔辛夷清肺饮,辛草膏知栀子芩,枇杷升麻百合麦,或加羌活翘薄斟。

硇砂散见耳部耳痔内

肺风粉刺

肺风粉刺肺经热,面鼻疙瘩赤肿疼,破出粉汁或结屑,枇杷颠倒自收功。

【注】此证由肺经血热而成。每发于面鼻,起碎疙瘩,形如黍屑,色赤肿痛,破出白粉汁,日久皆成白屑,形如黍米白屑。宜内服枇杷清肺饮,外敷颠倒散,缓缓自收功也(图二一〇)。

枇杷清肺饮

人参三分 枇杷叶二钱,刷去毛,蜜炙 甘草三分,生 黄连一钱 桑白皮二钱,鲜者佳 黄柏一钱

水一钟半,煎七分,食远服。

【方歌】枇杷清肺枇杷叶,参草黄连桑白皮,黄柏同煎食远服,肺风粉刺尽皆宜。

颠倒散

大黄 硫黄各等分

研细末,共合一处,再研匀,以凉水调敷。

【方歌】颠倒散敷功效极,大黄硫黄各研细,等分再匀凉水调,专医酒齇肺风刺。

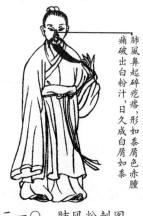

图二一〇 肺风粉刺图

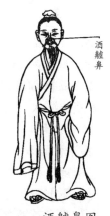

图二一一 酒齇鼻图

酒齄鼻

酒齄鼻生准及边,胃火熏肺外受寒,血凝初红久紫黑,宣郁活瘀缓缓痊。

【注】此证生于鼻准头,及鼻两边。由胃火熏肺,更因风寒外束,血瘀凝结。故先红后紫,久变为黑,最为缠绵。治宜宣肺中郁气,化滞血,如麻黄宣肺酒、凉血四物汤俱可选用,使荣卫流通,以滋新血。再以颠倒散敷于患处。若日久不愈,以栀子仁丸服之,缓缓取愈(图二一一)。

麻黄宣肺酒

麻黄　麻黄根各二两

头生酒五壶,将药入酒内,重汤煮三炷香,露一宿,早晚各饮三五杯,至三五日出脓成疮;十余日则脓尽,脓尽则红色退,先黄后白而愈。

【方歌】麻黄宣肺酒齄鼻,血热上注外寒瘀,麻黄并根入酒泡,重汤煮饮效不虚。

凉血四物汤

当归　生地　川芎　赤芍　黄芩酒炒　赤茯苓　陈皮　红花酒洗　甘草各一钱,生

水二钟,姜三片,煎八分,加酒一杯,调五灵脂末二钱,热服。气弱者,加酒炒黄芪二钱,立效。

【方歌】凉血四物齄鼻红,散瘀化滞又调荣,芩苓四物陈红草,姜煎加酒入五灵。

栀子仁丸

栀子仁研末,黄蜡溶化和丸,如弹子大。每服一丸,茶清嚼下,忌辛辣之物。

【方歌】栀子仁丸齄鼻赤,紫黑缠绵皆可施,栀子为末黄蜡化,丸似弹子茶清食。

颠倒散见肺风粉刺

耳　部

黑　疔

黑疔暗藏耳窍生,色黑根深椒目形,痛如锥刺引腮脑,破流血水火毒攻。

【注】此证生于耳窍暗藏之处,由肾经火毒所发,亦有因服丹石热药,积毒而成者。色黑根深,形如椒目,疼如锥刺,痛引腮脑,破流血水,急服蟾酥丸汗之。再用蟾酥丸水调浓,滴于耳窍内,立效。毒甚者,以黄连消毒饮疏解之,黄连解毒汤清之即瘥(图二一二)。

黄连解毒汤

黄连　黄芩　黄柏生　栀子各一钱五分,研

水煎热服。

【方歌】黄连解毒焮痛疮,诸般疔毒烦躁狂,黄连芩柏生栀子,四味煎服保安康。

蟾酥丸见疔疮门

黄连消毒饮见头部百会疽

耳　疳

耳疳时出黑臭脓,青震白缠黄色聤。胃湿相兼肝经火,红风偏肝血热成。

【注】此证耳内闷肿出脓,因脓色不一,而名亦各殊。如出黑色臭脓者,名耳疳;出青脓者,名震耳;出白脓者,名缠耳;出黄脓者,名聤耳,俱由胃湿与肝火相兼而成。宜柴胡清肝汤主之。气实火盛者,以龙胆泻肝汤服之。惟风耳则出红脓,偏于肝经血热,宜用四物汤加丹皮、石菖蒲服之。外俱用酱茄内自然油滴之,俟脓净换滴耳油,时时滴入,肿消生肌自愈(图二一二)。

滴耳油

核桃仁研烂,拧油去渣,得油一钱,兑冰片二分。每用少许,滴于耳内。

【方歌】滴耳油治耳疳证,脓净滴之效更深,核桃拧油消肿痛,冰片发散热通神。

柴胡清肝汤见头部鬓疽

龙胆泻肝汤见腰部缠腰火丹

四物汤见溃疡门

耳 衄

耳衄上焦血热成,鲜血时流耳窍中,肝火柴胡清肝治,胃热生地麦门冬。

【注】此证由上焦血热所致,耳窍中时流鲜血。若肝脉弦数者,以柴胡清肝汤服之;肾脉虚数者,以生地麦冬饮主之。总以凉血为急,乃抽薪止沸之法也。外以神塞丸塞之即瘥(图二一二)。

生地麦冬饮

生地黄　麦冬各五钱,去心

水二钟,煎八分,食后服。

【方歌】生地麦冬耳衄鲜,上焦血热是其源,各用五钱煎食后,清肺降火保平安。

神塞丸

麝香一分　生白矾一钱　沉香三分　糯米五十粒

共研细末,面糊为丸,如梧桐子大。每丸薄绵裹之,如左耳出血塞右鼻,右耳出血塞左鼻;左鼻出血塞右耳,右鼻出血塞左耳;两耳俱出血塞两鼻,两鼻俱出血塞两耳。

【方歌】神塞麝香生白矾,沉糯同研面糊丸,大如梧子薄绵裹,塞入耳鼻衄血痊。

柴胡清肝汤见头部鬓疽

耳痔　耳蕈　耳挺

耳痔蕈挺耳窍生，肝肾胃火凝结成。微肿闷疼皮损破，塞久令人，必重听。

【注】此三证皆生耳内，耳痔形如樱桃，亦有形如羊奶者；耳蕈形类初生蘑菇，头大蒂小；耳挺形若枣核，细条而长，努出耳外。俱由肝经怒火、肾经相火、胃经积火凝结而成。微肿闷疼，色红皮破，不当触犯偶犯之，痛引脑巅。皆宜服栀子清肝汤，外用硇砂散点之，渐渐消化(图二一二)。

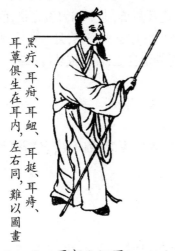
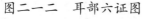

黑疔、耳疳、耳衄、耳挺、耳痔、耳蕈俱生在耳内，左右同，难以图画

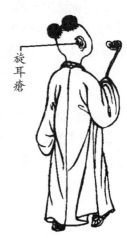

旋耳疮

图二一二　耳部六证图　　　　图二一三　旋耳疮图

栀子清肝汤

栀子生研　川芎　当归　柴胡　白芍酒炒　丹皮各一钱　甘草五分,生　石膏煅　牛蒡子各一钱,炒,研　黄芩　黄连各五分

水二钟，煎八分，食后服。

【方歌】栀子清肝蕈痔挺，肾肝胃火忿怒成，芎归柴芍丹皮草，膏蒡芩连用有功。

硇砂散

硇砂一钱　轻粉　雄黄各三分　冰片五厘

共研细末,水调浓,用谷草细梗咬毛,蘸点痔上。

【方歌】硇砂散实有奇功,痔薵挺在耳内生,轻片雄黄研为末,水调点痔消缩形。

旋耳疮

旋耳疮生耳后缝,疮延上下连耳疼,状如刀裂因湿热,穿粉散搽即成功。

【注】此证生于耳后缝间,延及耳折,上下如刀裂之状,色红,时津黄水,由胆、脾湿热所致。然此疮月盈则疮盛,月亏则疮衰,随月盈亏,是以又名月蚀疮也。宜穿粉散搽之,即可成功(图二一三)。

穿粉散

轻粉研,隔纸微炒　穿山甲炙　铅粉　黄丹各三钱,水飞过

共研极细,香油调敷。

【方歌】穿粉散敷旋耳疮,清热渗湿油调良,轻粉研细隔纸炒,穿山甲共铅粉黄。

口　部

大人口破

大人口破分虚实,艳红为实淡红虚。实则满口烂斑肿,虚白不肿点微稀。

【注】此证名曰口疮,有虚火实火之分。虚火者,色淡红,满口白斑微点,甚者陷露龟纹,脉虚不渴,此因思虑太过,多醒少睡,以致心肾不交,虚火上炎,宜服四物汤加黄柏、知母、丹皮,少佐肉桂以为引导,从治之法也,外以柳花散搽之。实火者,色艳红,满口烂斑,甚者腮舌俱肿,脉实口干,此因过食膏粱厚味,醇酒炙煿,以

致心、脾实火妄动,宜服凉膈散,外搽赴筵散,吐涎则效。如口疮
舌干黄硬作渴者,宜服加减八味丸,以滋化源,俱禁水漱。

柳花散

黄柏一两,末　青黛三钱　肉桂一钱　龙脑香二分,即冰片

各研细,再合一处研匀,每用少许,搽于患处。

【方歌】柳花散治白口疮,黄柏青黛龙脑香,肉桂共研搽患
处,虚火上炎自平康。

赴筵散

黄芩　黄连　栀子生　干姜　黄柏末　细辛各等分

共研细末,每用少许,搽于患处。

【方歌】赴筵散医实火攻,口疮斑烂色多红,芩连栀子干姜
柏,细辛同研有神功。

凉膈散见面部面发毒

加减八味丸见溃疡门

鹅口疮

**鹅口满口白斑点,小儿心脾热所生,初生多是胎中热,甚则
咽喉叠肿疼。**

【注】此证小儿多有之,属心、脾二经之热所生,初生小儿则属
胎热上攻所致,满口皆生白色斑点作痛,甚则咽喉叠叠肿起,难于
乳哺,多生啼叫。法用青纱一条,裹箸头上,蘸新汲水揩去白胎,
以净为度,重手血出无妨,随用冰硼散搽之,内服凉膈散即愈。

冰硼散

冰片五分　硼砂　元明粉各五钱　朱砂六分

共研极细末,用少许搽于疮处。如咽喉肿痛,以芦筒吹之立效。

【方歌】冰硼散治咽肿痛,口疮白点满生,冰硼朱砂元明
粉,研末搽之立见功。

凉膈散见面部面发毒

口　糜

口糜阴虚阳火成,膀胱湿水溢脾经。湿与热瘀熏胃口,满口糜烂色红疼。

【注】此证由阳旺阴虚,膀胱湿水泛溢脾经,湿与热瘀,郁久则化为热,热气熏蒸胃口,以致满口糜烂,甚于口疮,色红作痛,甚则连及咽喉,不能饮食。初起宜服导赤汤。口臭、泻泄脾虚湿者,宜服连理汤;糜烂延及咽喉,日轻夜重者,服少阴甘桔汤;便秘者服凉膈散。外俱以姜柏散搽之有效。

导赤汤

木通　生地各二钱　甘草一钱,生

竹叶二十片,水一钟,煎半钟,温服。

【方歌】导赤汤医口糜证,脾湿化热熏胃成,木通生地生甘草,竹叶煎服热自平。

加味连理汤

白术二钱,土炒　人参　白茯苓　黄连　干姜各一钱　甘草五分,炙

水煎,热服。

【方歌】连理胃热脾虚湿,口糜臭气泻泄俱,参苓白术炙甘草,干姜黄连脾胃宜。

少阴甘桔汤

桔梗二钱　甘草一钱,生　川芎　黄芩　陈皮　元参　柴胡各六分　羌活　升麻各四分

葱白一根,水二钟,煎八分,食远服。

【方歌】少阴甘桔治口糜,芎芩羌活桔陈皮,元参柴草升麻共,葱白水煎神效奇。

姜柏散

干姜　黄柏各等分,末

各研末,共合一处研匀,干搽口内,温水漱口。

【方歌】姜柏散搽口糜烂,黄柏干姜各细研,等分兑匀搽患处,温水漱口效如仙。

凉膈散见面部面发毒

唇　部

反唇疔　锁口疔

反唇疔发唇里棱,锁口疔在嘴角生,粟米坚肿麻痒痛,脾胃心经火毒成。

【注】此二证俱由火毒而成。反唇疔生于唇棱偏里,上唇属脾,下唇属胃;锁口疔生于嘴角,系心、脾二经所属。二证初起形如粟米,色紫坚硬如铁,肿甚麻痒木痛,寒热交作,烦闷作呕。反唇甚则令唇外翻,锁口甚则口不能开,俱属迅速之证,须当速治,迟则毒气攻里,令人昏愦、恶心,即名走黄。治法俱按疔门,禁用灸法(图二一四、图二一五)。

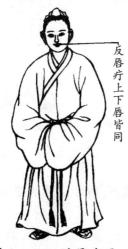

图二一四　反唇疔图

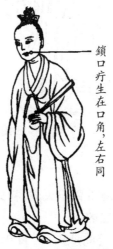

图二一五　锁口疔图

唇 疽

　　唇疽生于上下唇,寒热交争毒气深,紫硬时觉木痛甚。脾胃积热乃其因。

　　【注】此证生于唇,无论上下、左右,由脾、胃积热所致。色紫有头,大者如李,小者如枣,肿硬如铁,时觉木痛,甚则寒热交作。初宜服神授卫生汤,里实者服双解贵金丸,外用离宫锭涂之即消。若过数日犹不消者,必欲溃破,治法即按痈疽肿疡、溃疡门(图二一六)。

　　神授卫生汤　双解贵金丸　离宫锭俱见肿疡门

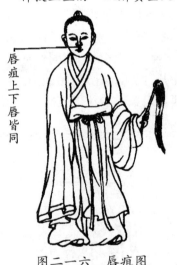

图二一六　唇疽图

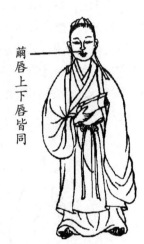

图二一七　茧唇图

茧 唇

　　茧唇脾胃积火成,初如豆粒渐茧形,痛硬溃若翻花逆,久变三消定主凶。

　　【注】此证由脾、胃积火结聚而成。初起如豆粒,渐长若蚕茧,坚硬疼痛,妨碍饮食。初起及已成无内证者,用蟾酥饼贴之,

陀僧膏盖之,日久渐消。或口渴者,宜服清凉甘露饮。若面赤、口唇燥裂、便秘者,此属气实,宜服凉膈散;若日轻夜重,五心烦热,两颧现红,脉虚数无力者,宜服加减八味丸,以滋水养阴;若溃后如翻花,时津血水者属逆。失于调治,久则变为上消、中消、下消之证,属凶(图二一七)。

清凉甘露饮

麦冬去心　知母　黄芩　石斛　枳壳麸炒　枇杷叶去毛,蜜炙　银柴胡　犀角镑　生地　茵陈蒿　甘草各一钱,生

灯心五十寸,淡竹叶一钱,水二钟,煎八分,食远服。

【方歌】清凉甘露医茧唇,润燥止渴又生津,麦冬知草芩斛壳,枇杷银胡犀地茵。

蟾酥饼见疔疮门

陀僧膏见溃疡门

凉膈散见面部面发毒

加减八味丸见溃疡门

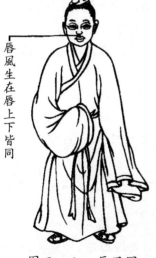

唇風生在唇上下皆同

图二一八　唇风图

唇　风

唇风多在下唇生,阳明胃经风火攻。初起发痒色红肿,久裂流水火燎疼。

【注】此证多生下唇,由阳明胃经风火凝结而成。初起发痒,色红作肿,日久破裂流水,疼如火燎,又似无皮,如风盛则唇不时瞤动。俱内以双解通圣散服之,外以黄连膏抹之自愈(图二一八)。

双解通圣散

防风　荆芥　当归　白芍酒炒　连翘去心　白术土炒　川芎　薄荷　麻黄　栀子各五钱　黄芩　石膏煅　桔梗各一两　甘草二两,生　滑石三两

共研粗末,每用五钱,水一钟半,煎八分,澄渣,温服。

【方歌】双解通圣胃火风,疏表清里膏防荆,归芍连翘芩术桔,麻黄栀草薄滑芎。

黄连膏见鼻部鼻疮

齿　部

牙　衄

牙衄牙缝内出血,胃肾二经虚实热,实多口臭牙坚牢,虚者反此当分别。

【注】此证由热而成。当分虚实,无论大人小儿,若胃经实热者,则血出如涌,口必臭而牙不动,宜服清胃汤,甚则服调胃承气汤,或用酒制大黄末三钱,以枳壳五钱煎汤,少加童便调服,下黑粪即愈。若胃经虚火者,牙龈腐烂,淡血渗流不已,宜服二参汤及补中益气汤加黄连、丹皮。若肾经虚者,血则点滴而出,牙亦微痛,口不臭而牙动,或落者,治宜滋肾,有火者六味地黄丸;无火者七味地黄丸,俱加猴姜,随手应效。若疳积气盛,兼服芦荟丸。外俱用小蓟散擦牙,随用青竹茹醋浸一宿,含漱甚效。

清胃汤

石膏四钱,煅　黄芩　生地各一钱　丹皮一钱五分　黄连　升麻各一钱

水二钟,煎八分,食后服。

【方歌】清胃阳明实火结,口臭相兼齿衄血,芩连生地升麻膏,丹皮同煎功效捷。

调胃承气汤

大黄四钱,酒浸　芒硝三钱　甘草二钱,炙

水三钟,煎一钟,去渣,少少温服。

【方歌】调胃承气实火攻,齿衄口臭用之灵,酒浸大黄芒硝草,胃热煎服立刻清。

二参汤

人参　元参各等分

水煎,温服。

【方歌】二参汤医虚火泛,龈腐渗流血水淡,人参元参各等分,水煎服下有神验。

芦荟丸

芦荟　子青皮　白雷丸　白芜荑　川黄连　胡黄连　鹤虱草各一两　木香三钱　麝香一钱

共研末,蒸饼糊丸如麻子大。每服一钱,空心清米汤送下。

【方歌】芦荟丸医积气盛,木麝青皮胡黄连,芜荑雷丸鹤虱草,川连同末蒸饼丸。

小蓟散

小蓟　百草霜　蒲黄微炒　香附子各五钱,醋浸晒干

右研细末,用搽牙上,半刻时,温茶漱之。

【方歌】小蓟散搽牙衄方,蒲黄微炒百草霜,香附同研为细末,揩牙止血功效强。

补中益气汤见溃疡门

六味地黄丸见面部雀斑

七味地黄丸即桂附地黄丸减去附子。见面部颊疡

牙　宣

牙宣初起肿牙龈,日渐腐颓久露根,恶热恶凉当细别,胃经客热风寒侵。

【注】此证牙龈宣肿,龈肉日渐腐颓,久则削缩,以致齿牙宣露。总由胃经客热积久,外受邪风,寒凉相搏而成。有喜凉饮而恶热者,系客热遇寒凉,凝滞于龈肉之间;有喜热饮而恶凉者,系客热受邪风,稽留于龈肉之内。客热遇寒者,牙龈出血,恶热口臭,宜服清胃汤;客热受风者,牙龈恶凉,遇风痛甚,宜服独活散。外有牙龈腐臭,齿根动摇者,属胃中虚火,而兼肾虚,齿乃肾之余,宜服三因安肾丸。又有牙龈腐臭,时津白脓者,属胃中湿热,宜服犀角升麻汤,外俱用胡桐泪散擦之,以食盐冲汤漱口。惟牙龈动摇,或兼疼痛者,日以李杲牢牙散擦之,夜用固齿白玉膏贴之,缓缓取效。若龈肉腐烂,露牙床骨者逆。

独活散

独活 羌活 防风 川芎各一钱六分 薄荷 生地 荆芥各一钱 细辛七分

右为粗末,每用二钱,水煎澄渣,食后服,日用三服。

【方歌】独活风毒注牙根,龈肿嫌凉痛莫禁,羌活防风共生地,薄荷荆芥合芎辛。

三因安肾丸

补骨脂炒 胡芦巴炒 茴香炒 川楝子炒 续断各三两,炒 山药 杏仁炒 白茯苓 桃仁各二两,炒

共研细末,炼蜜为丸,如梧桐子大。每服二钱,空心淡盐汤送下。

【方歌】三因安肾虚火烁,牙龈腐臭齿根摇,山药杏茴苓骨脂,胡芦巴续川楝桃。

胡桐泪散

胡桐泪 细辛 川芎 白芷各一钱五分 寒水石二钱,煅 生地一钱 青盐二分

共研细末,干搽牙龈患处,待顿饭时,以温水漱去,少时再上。

【方歌】胡桐泪散牙龈肿,津血宣露或出脓,细辛寒水石生

地,青盐白芷共川芎。

李杲牢牙散

龙胆草一两五钱,酒浸　羌活　地骨皮各一两　升麻四分

共研末,先以温水漱口,用少许搽之。

【方歌】李杲牢牙擦齿病,牙龈摇动或兼疼,胆草升麻羌地骨,研末漱口搽有功。

固齿白玉膏

官粉一两,研　珍珠三钱,末　阳起石一两,用僵蚕四十九条,防风、当归、川芎、牙皂、青盐,升麻、白芷、地骨皮各五钱,细辛、藁本各三钱,共研粗末。长流水五碗,同药入砂锅内,以桑柴火熬药至三碗,去渣;再入砂锅内,煎至一碗。将龙骨、阳起石火煅通红,入药汁内淬之。如此七次,去药汁,将龙骨、阳起石焙干,研末

麝香二钱,末　龙骨二两　象牙五钱,末

用黄蜡三两,溶化滤净,再化,离火,候温,方入前药和匀,乘热摊纸上。如膏冷,将熨斗烧热仰放,纸铺熨斗底上摊之。用时先以温水漱口,将膏剪一小条,贴于患处,闭口勿语。

【方歌】固齿白玉贴牙效,一切牙疼及动摇,官粉珍珠阳起麝,龙骨象牙黄蜡熬。

清胃汤见牙衄

犀角升麻汤见面部颧疡

钻牙疳

钻牙疳在牙根生,突出硬骨锐而锋,痛如针刺殊难忍,证由肝胃积热成。

【注】此证由肝、胃二经积热所致。乃牙根肉内、钻出骨尖如刺,疼痛异常,小儿多有之。法用铍针就患处刺开好肉,连牙齐根取出。若血出不止者,以湿纸换贴二次即止。内服芦荟消疳饮,外以冰硼散搽之。戒厚味,其牙复生如旧。

芦荟消疳饮

芦荟生　胡黄连　石膏煅　羚羊角镑　栀子生研　牛蒡子炒、研　银柴胡　桔梗　大黄生　元参各五分　薄荷叶四分　甘草三分

水二钟,淡竹叶一钱,煎六分,食远服。

【方歌】芦荟消疳清胃肝,羚膏栀子蒡胡连,银胡桔梗大黄薄,甘草元参竹叶煎。

冰硼散见口部鹅口疮

牙　疔

牙疔牙缝胃火成,大肠湿热亦可生,肿如粟米连腮痛,若兼麻痒即黑疔。

【注】此证由胃经火毒,或大肠经湿热,皆可致之。每生于两旁牙缝,肿起一粒,形如粟米,痛连腮项。若兼麻痒,破流血水,疼痛异常者,即黑疔也,属肾火毒。俱用银簪尖挑破,以见血为度,搽拔疔散,再以蟾酥丸噙化,徐徐咽之。若烦躁口渴者,宜服黄连解毒汤即愈。若失治毒反攻心,令人烦躁、昏愦者逆。

拔疔散

硇砂　白矾　朱砂　食盐用铁锈刀烧红,将白矾食盐放于刀上煅之

各等分,择丁日午时,研为细末,收之。

【方歌】拔疔散治诸疔毒,硇砂白矾食盐朱,等分研末搽患处,化硬搜根功效殊。

蟾酥丸见疔疮门

黄连解毒汤见耳部黑疔

牙痈

牙痈胃热肿牙床,寒热坚硬痛难当,破流脓水未收口,误犯寒凉多骨妨。

【注】此证由阳明胃经热毒所致。生于牙床,坚肿疼痛,身发寒热,腮颊浮肿。初宜服荆防败毒散,若大渴、烦呕者,蟾酥丸汗之;便秘者,双解贵金丸下之;肿处宣软刺破,搽冰硼散。若初时坚肿,破流血水,久不收口,过食寒凉者,必生多骨。俟骨尖刺出,摇则内动,始可取出,其口方能收敛而愈。

荆防败毒散见项部脑疽

蟾酥丸见疔疮门

双解贵金丸见肿疡门

冰硼散见口部鹅口疮

走马牙疳

走马牙疳证不轻,癖积疹痘毒火攻。牙根腐臭随变黑,顽肉难脱不食凶。

【注】此证多由癖疾积火、疹痘余毒上攻,最为迅速,总因积火热毒而成。牙根作烂,随变黑腐,臭秽难闻。若癖积毒火攻牙者,初宜服芦荟消疳饮;脾胃虚者,兼服人参茯苓粥。若疹痘余毒所中者,宜服清疳解毒汤。外势轻者,俱用溺白散擦之。若坚硬青紫,渐腐穿腮、齿摇者,宜芦荟散擦之;如牙缝黑腐不尽,及腐烂深坑,药不能到,宜用勒马听徽丝塞之,再用手法,去其黑腐,内见红肉流鲜血者吉。若取时顽肉难脱,坚硬腐烂渐开,以致穿腮破唇,宜贴青莲膏,身热不食者逆。但此证惟癖积攻牙成疳者,好后易犯,由积火时时上攻也。惟在调理饮食得宜,如山药、栗子、鹅、蟹、甜、辣等物,俱当禁忌。若稍有疏忽,必致复发,慎之,慎之。

人参茯苓粥

人参一钱　白茯苓六钱

共研末,同粳米一茶钟,熬成粥。先以盐汤将口漱净,后再食粥。

【方歌】人参茯苓善扶脾,饮食短少服之宜,二味研末加粳米,熬粥食之理胃虚。

清疳解毒汤

人中黄　川黄连生　柴胡各五分　知母生　连翘去心　牛蒡子炒,研　犀角镑　黑参　荆芥　防风各一钱　石膏一钱五分,煅

淡竹叶一钱,灯心五十寸,水二钟,煎八分,食远服。呕加芦苇根五钱。

【方歌】清疳解毒牙疳证,疹痘余毒化热成,中黄知连柴翘蒡,犀角参膏荆芥风。

溺白散

溺垢即妇人尿桶中白碱,火煅,五钱　白霜梅烧存性　枯白矾各二钱

右研细末,先用韭根、松萝茶,煎成浓汁,乘热以鸡翎蘸洗患处,去净腐肉,见津鲜血,再敷此药,日敷三次。若烂至咽喉,以芦筒吹之。

【方歌】溺白散搽走马疳,溺垢白霜梅白矾,韭根茶叶煎汤涤,蘸洗腐肉敷药痊。

芦荟散

芦荟一钱　黄柏五钱,末　人言五分,用红枣五枚,去核,每枣纳人言一分,火烧存性

共研细末,先用米泔水漱净疳毒,后敷此药于坚硬及腐处。

【方歌】芦荟散搽牙疳烂,色紫牙摇腮硬穿,枣裹人言烧存性,再加黄柏末同研。

勒马听徽丝

白砒一分，末　麝香三分，末　青绵撕碎　青黛各一两，飞，末

用香油拌匀。用时先以清米泔水漱口，次用镊尖将丝挑少许，塞于牙根缝内，日三易之。

【方歌】勒马听徽疳渐蚀，牙缝腐黑急速施，油调砒麝青绵黛，泔水漱口后塞之。

青莲膏

青黛二钱　乳香　轻粉各一钱　麝香五分　白砒一分，即人言

右为细末，用香油调稠，薄摊纸上，用锤槌实，阴干收之。每于卧时，以泔水漱净口，拭干，随疳证大小，剪膏药贴之，至晓揭去，再以泔水将口漱净吐之，至晚再贴。

【方歌】青莲膏贴腐疳宜，化腐消坚效更奇，乳麝白砒轻粉黛，研末油调纸摊之。

芦荟消疳饮见钻牙疳

齿䘌

齿䘌齿内生小虫，胃经瘀湿风火凝。口臭只缘胃火盛，齿根腐烂出血脓。

【注】此证系齿内生虫，由胃经瘀湿风火凝聚而成。齿根胀痛腐烂，时出脓血，若口臭甚者，胃火盛极上攻所致也，宜服玉池散，外用雀麦连梃一把，苦瓠三十片洗净，将麦剪长二寸，以瓠叶裹作五包，广一寸，厚五分，三年陈醋渍之，至日中时，以两包火中炮炙令热，纳口中熨齿外，冷更易之。取包置水中，解视之即有虫长三分，老者黄色，新者白色，其效如神。

玉池散

当归　白芷　升麻　防风　甘草　地骨皮　川芎　细辛

藁本　槐花各一钱

　　生姜三片,黑豆三十粒,水煎去渣,候温含漱,冷则吐之。若用此方煎服,更效。

　　【方歌】玉池疏风疗虫牙,津脓根烂漱服佳,归芷升防甘地骨,芎辛姜藁豆槐花。

齿　齲

　　齿齲风热客阳明,牙龈肿痛出臭脓,遇风痛甚久宣露,白马悬蹄塞入灵。

　　【注】此证由风热客于手、足阳明二经而成。初起牙龈宣肿觉痛,遇风痛甚,常作歪口吸气之状,牙龈腐孔,时出臭脓,久则龈齿宣露。初宜服清胃汤加羌活,外用白马悬蹄少许,以绵裹之,塞入脓孔甚效。

　　清胃汤见牙衄

御纂医宗金鉴 卷六十六

舌 部

紫舌胀

紫舌胀属心经火,热盛血壅肿硬疼,舌肿满口宜针刺,血色紫重色红轻。

【注】此证由心经火盛血壅,以致舌肿满口,坚硬疼痛。宜用衣针扎箸头上,露锋分许,当舌刺数十刺,令血出,红色者轻,紫色者重。随以温水漱口,搽冰硼散,内用凉膈散去朴硝、大黄,加牛蒡子、荆芥,倍用栀子,服之甚效。

冰硼散见口部鹅口疮

凉膈散见面部面发毒

痰 包

痰包每在舌下生,结肿绵软似匏形,痛胀舌下妨食语,火稽痰涎流注成。

【注】此证生于舌下,结肿如匏,光软如绵,塞胀舌下,有妨饮食言语,色黄木痛,由火稽痰涎流注而成。宜用立剪当包上剪破,出痰涎如鸡子清,稠粘不断,拭净,搽冰硼散,服加味二陈汤。忌煎炒、火酒等物。

加味二陈汤

陈皮 半夏制 白茯苓 黄芩各八分 黄连 薄荷 甘草各五分,生

水二钟,姜三片,煎八分,食前服。

【方歌】加味二陈疗痰包,结肿舌下形如匏,二陈汤加芩连薄,姜煎服下自然消。

冰硼散见口部鹅口疮

舌衄

舌衄心火血分炎,舌上生孔似铁尖,或如箸头其色紫,甚黑腐烂血出泉。

【注】此证系舌上忽生孔,小者如针尖,大者如箸头。其孔色紫属热甚,色黑防腐烂,血出如泉涌。由心火上炎,以致血热妄行而成。宜服升麻汤,兼搽必胜散甚效。

升麻汤

升麻　小蓟根　茜根各一两五钱　艾叶七钱五分　寒水石三两

共研,每三钱,水一钟,煎七分澄去渣,入生地黄汁一羹匙,再煎二滚,温服。或加炒侧柏叶五钱亦可。

【方歌】升麻舌衄心火炎,小蓟茜根各两半,艾叶七钱五分加,寒水三两同研烂。

必胜散

螺青另研　蒲黄各一钱,炒

共合一处研细,搽于患处,后用温盐汤漱口。

【方歌】必胜心热血妄行,舌生小孔涌血红,螺青研末蒲黄炒,同匀搽之自归经。

重舌　痰核　重腭　舌疗

舌证发于心脾经,其证皆由积热成。重舌舌下血脉胀,痰核舌上一核生。重腭生于口上腭,时觉心烦梅子形,舌疗舌上生紫疱,其形如豆寒热增。

【注】此证无论大人、小儿,俱可以生。重舌者,由心、脾蕴热,循经上冲舌本,遂令舌下血脉胀起,如小舌状,故名重舌,宜用冰硼散搽之。痰核者,心、脾痰涎郁热,舌上生核,强硬作痛,

宜用衣针点破,搽冰硼散,内服加味二陈汤。重腭者,心、脾有
热,以致上腭生疮,形如梅子,外无寒热,内时作烦,此属热极,禁
用针刺,宜服黄连解毒汤加桔梗,不时用紫雪散噙化。舌疔者,
心脾火毒,舌生紫疱,其形如豆,坚硬寒热,疼痛应心,初起宜用
蟾酥丸含于舌下,随化随咽,或再服三粒,以解内毒;甚者刺之,
服黄连解毒汤,兼搽紫雪散,及徐徐咽之即愈。

　　紫雪散

　　犀角镑　　羚羊角镑　　石膏　寒水石　升麻各一两　　元参二
两　甘草八钱,生　沉香剉　木香各五钱,剉

　　水五碗,煎药剩汤一碗,将渣用绢滤去,将汤再煎滚,投提净
朴硝三两六钱,文火慢煎,水气将尽,欲凝结之时,倾入碗内,下
朱砂冰片各三钱,金铂一百张,各预研细和匀,将药碗安入凉水
盆中,候冷凝如雪为度。大人每用一钱,小儿二分,十岁者五分,
徐徐咽之即效。或用淡竹叶、灯心煎汤,化服亦可。咽喉肿痛等
证,吹之亦效。

　　【方歌】紫雪散医积热效,沉木犀羚元参草,寒水升膏朴硝
加,朱铂冰研入内搅。

　　冰硼散见口部鹅口疮

　　加味二陈汤见痰包

　　黄连解毒汤见耳部黑疔

　　蟾酥丸见疔疮门

舌　疳附:瘰疬风

　　**舌疳心脾毒火成,如豆如菌痛烂红,渐若泛莲难饮食,绵溃
久变瘰疬风。**

　　【注】此证由心、脾毒火所致。其证最恶,初如豆,次如菌,
头大蒂小,又名舌菌。疼痛红烂无皮,朝轻暮重,急用北庭丹点
之,自然消缩而愈。若失于调治,以致焮肿,突如泛莲,或有状如

鸡冠,舌本短缩,不能伸舒,妨碍饮食言语,时津臭涎,再因怒气上冲,忽然崩裂,血出不止,久久延及项颔,肿如结核,坚硬臀痛,皮色如常,顶软一点,色暗木红,破后时津臭水;腐如烂棉,其证虽破,坚硬肿痛,仍前不退,此为绵溃,甚至透舌穿腮,汤水漏出,是以又名瘰疬风也。盖舌本属心,舌边属脾,因心绪烦扰则生火,思虑伤脾则气郁,郁甚而成斯疾。其证外势,颇类喉风,但喉风咽喉常肿,汤水不能下咽;此证咽喉不肿,可以下咽汤水,胃中亦思饮食,因舌不能转动,送送硬食,故每食不能充足,致令胃中空虚,而怯证悉添,日渐衰败。初起宜服导赤汤加黄连,虚者服归脾汤,热甚者服清凉甘露饮合归脾汤,便溏者服归芍异功汤。颔下肿核,初起宜用锦地罗蘸醋磨浓敷之,溃后宜水澄膏贴之。自古治法虽多,然此证百无一生,纵施药饵,不过苟延岁月而已。

清溪秘传北庭丹

番硇砂　人中白各五分　瓦上青苔　瓦松　溏鸡矢各一钱

用倾银罐子二个,将药装在罐内,将口对严,外用盐泥封固,以炭火煅红,待三炷香为度;候冷开罐,将药取出,入麝香、冰片各一分,共研细末。用磁针刺破舌菌,用丹少许点上,再以蒲黄盖之。

【方歌】北庭丹点舌菌生,瓦松溏鸡矢人中,瓦上青苔番硇末,罐封火煅入麝冰。

归芍异功汤

人参　白术土炒　广陈皮　白芍酒炒　当归各一钱,身　白茯苓二钱　甘草五分,炙

灯心五十寸,水煎空心服。

【方歌】归芍异功扶脾气,健胃又能止泻利,四君归芍广陈皮,引加灯心是良剂。

水澄膏

朱砂二钱,水飞　白及　白蔹　五倍子　郁金各一两　雄黄　乳香各五钱

右为细末,米醋调浓,以厚纸摊贴之。

【方歌】水澄膏贴溃核验,水飞朱砂末二钱,及莪郁金雄黄乳,五倍同研用醋摊。

导赤汤见口部口糜

归脾汤见乳部乳中结核

清凉甘露饮见唇部茧唇

喉　部

紧喉风附:缠喉风

紧喉膏粱风火成,咽喉肿痛难出声,声如拽锯痰壅塞,穴刺少商吐下功。

【注】此证由膏粱厚味太过,致肺胃积热,复受邪风,风热相搏,上壅咽喉肿痛,声音难出,汤水不下,痰涎壅塞之声,颇似拽锯。初发暴速,急刺手大指内侧少商穴,出紫黑血,以泻其热。痰盛者,以桐油饯导吐之,吐痰后随用甘草汤漱之,以解桐油之气;内服雄黄解毒丸吐下之。喉中吹白降雪散,俟关开之后,内宜服清咽利膈汤。按法调治,随手应效者顺;若面青唇黑,鼻流冷涕者逆。若兼项外绕肿,即名缠喉风,其治法虽与此证相同,然终属险恶难治。

桐油饯

温水半碗,加桐油四匙,搅匀,用硬鸡翎蘸油,探入喉内捻之,连探四五次,其痰壅出,再探再吐,以人醒声高为度。

【方歌】桐油饯法导痰壅,一切喉风用最灵,半碗温水桐油入,鸡翎蘸探吐喉通。

雄黄解毒丸

雄黄一两　郁金一钱　巴豆十四粒,去皮,油

共研末,醋糊为丸,如黍粒大。每服五分,津液送下。

【方歌】雄黄解毒紧喉风,开关通闭火能平,巴豆去油郁金末,醋糊为丸黍粒形。

白降雪散

石膏一钱五分,煅　硼砂一钱　焰硝　胆矾各五分　元明粉三分　冰片二分

共研极细末,以笔管吹入喉内。

【方歌】白降雪散喉风证,肿痛声难风火凝,煅石膏与胆矾末,焰硝硼片共元明。

清咽利膈汤

牛蒡子炒,研　连翘去心　荆芥　防风　栀子生,研　桔梗元参　黄连　金银花　黄芩　薄荷　甘草各一钱,生　大黄朴硝各一钱

水二钟,淡竹叶二钱,煎八分,食远服。

【方歌】清咽利膈喉痛消,疏风清热蒡连翘,荆防栀桔参连草,银花芩薄大黄硝。

慢喉风

慢喉发缓体虚生,微肿咽干色淡红,或由暴怒五辛火,或因忧思过度成。

【注】此证有因平素体虚,更兼暴怒,或过食五辛而生者;亦有忧思太过而成者,俱属体虚病实。其发缓,其色淡,其肿微,其咽干,舌见滑白胎,大便自利,六脉微细,唇如矾色。若午前痛者,服补中益气汤,加以清凉,如麦冬、黑参、桔梗、牛蒡子服之;若午后作痛、作渴,身热足冷者,阴阳两虚也,忌用苦寒,宜少阴甘桔汤,以宣达之;若面赤咽干不渴者,其脉必虚大,以甘露饮服之必效。俱兼用冰硼散一钱,加灯草煅灰存性三分,吹之立验。

甘露饮

天冬去心　麦冬去心　黄芩　生地　熟地　枇杷叶蜜炙

石斛　枳壳麸炒　茵陈蒿　甘草各等分

水二钟,煎八分,食后服。

【方歌】甘露饮清内热侵,面赤咽干生液津,天麦冬芩生熟地,枇杷斛草枳茵陈。

补中益气汤见溃疡门

少阴甘桔汤见口部口糜

冰硼散见口部鹅白疮

喉　闭附:酒毒喉闭

喉闭肝肺火盛由,风寒相搏肿咽喉,甚则肿痛连项外,又有酒毒当细求。

【注】此证由肝、肺火盛,复受风寒,相搏而成。咽喉肿痛,面赤腮肿,甚则项外漫肿,喉中有块如拳,汤水难咽,语言不出,暴起身发寒热。急刺少商穴或针合谷穴,以开咽喉。初宜疏散,服荆防败毒散,寒热已退,即用清咽利膈汤,兼吹紫雪散,随以姜汁漱口,以宜其热;或用醋漱,以消积血。痰壅塞者,桐油饯探吐痰涎。若肿发于项外,脓胀痛者,防透咽喉不可轻针,急用皂角末吹鼻取嚏,其肿即破;或兼用皂角末醋调,厚敷项肿,须臾即破。初肿时用生羊肉片贴之。喉闭声鼾者,肺气将绝,急宜独参汤救之。若卒然如哑,吞吐不利,系寒气客于会厌也,宜蜜炙附子片含之,勿咽。初、终忌用苦寒之药,恐难消难溃。又有酒毒喉闭,由酒毒蒸于心、脾二经,热壅咽喉,喉肿色黄,其人面赤,目睛上视,以桐油饯导吐痰涎,宜服鼠粘子解毒汤,亦用紫雪散吹之。

鼠粘子解毒汤

鼠粘子炒,研　桔梗　青皮　升麻　黄芩　花粉　甘草生
元参　栀子生,研　黄连　连翘去心　葛根　白术土炒　防风　生地各等分

水煎,食后服。

【方歌】鼠粘解毒酒毒闭,桔梗青皮能降气,升芩花粉草元参,栀连翘葛术防地。

荆防败毒散见项部脑疽

清咽利膈汤　桐油饯俱见紧喉风

紫雪散见舌部重舌

独参汤见溃疡门

哑瘴喉风

哑瘴喉风肿痛咽,牙关紧急不能言,风痰涌塞咽膈上,火盛生痰风搏源。

【注】此证颇类紧喉,由肺胃蕴热,积久生痰,外复受风邪,与痰热相搏,涌塞咽膈之上,而成斯疾。初起咽喉肿塞疼痛,汤水难咽,语言不出,牙关紧急,此属险候。急用雄黄解毒丸,水化,用细竹管将药水吸入鼻孔,直达咽喉,药入作呕,即令患者吐之,其牙关顿松,咽喉即稍开通。先与米饮饮之,次服清咽利膈汤,兼吹冰硼散。用药不应者险。若唇黑、鼻流冷涕者逆。

雄黄解毒丸　清咽利膈汤俱见紧喉风

冰硼散见口部鹅口疮

弄舌喉风

弄舌喉风心脾经,实火外寒凝滞成。舌出搅动因胀闷,咽喉作肿更兼疼。

【注】此证由心、脾实火,与外寒郁遏凝滞而成。咽喉肿痛,痰涎堵塞,音哑言涩,舌出不缩,时时搅动,觉舌胀闷,常欲以手扪之,故名弄舌。急刺少商穴,穴在两手大指里侧,去指甲角旁韭叶宽即是,用三棱针刺之,有血者生,无血者死。噙蟾酥丸,徐咽药汁。若痰涎上涌,不能咽药者,急用桐油饯探吐痰涎,随服清咽利膈汤,吹金锁匙;若喉内如松子及鱼鳞状,不堵塞者,此属

虚阳上浮,急用蜜炙附子片嚼、咽其汁即效。

金锁匙

冰片二分五厘　白僵蚕一钱　雄黄二钱　焰硝一两五钱
硼砂五钱

各研末,共和匀,以细笔管吹入喉内肿痛处。

【方歌】金锁匙吹弄舌风,心脾火郁外寒乘,消痰逐热除疼痛,冰片僵蚕雄焰硼。

蟾酥丸见疔疮门

桐油饯　清咽利膈汤俱见紧喉风

喉　疳

喉疳初觉阴虚成,嗌干刺痛色淡红。肾火炎上金受克,破烂失音臭腐疼。

【注】此证一名阴虚喉疳。初觉咽嗌干燥,如毛草常刺喉中,又如硬物隘于咽下,呕吐酸水,哕出甜涎,淡红、微肿微痛,日久其色紫暗不鲜,颇似冻榴子色。由肾液久亏,相火炎上,消烁肺金,熏燎咽喉,肿痛日增,破烂腐衣,叠若虾皮,声音嘶哑,喘急多痰,臭腐蚀延,其疼倍增,妨碍饮食,胃气由此渐衰。而虚火益盛,烦躁者,宜服知柏地黄汤;若吐酸哕涎者,宜服甘露饮加川黄连;便燥者,兼服万氏润燥膏;面唇俱白,不寐懒食者,宜归脾汤加酒炒川黄连;肿吹紫雪散,腐吹八宝珍珠散。其证投方应病,或者十全一二,否则难救。

万氏润燥膏

猪脂一斤,切碎炼油去渣;加炼过白蜂蜜一斤,搅匀候凝,挑服二匙,日服三五次。

【方歌】万氏润燥膏神验,降火清金滋便干,猪脂炼油加白蜜,挑服失音也能痊。

八宝珍珠散

儿茶　川连末　川贝母去心,研　青黛各一钱五分　红褐烧灰存性　官粉　黄柏末　鱼脑石微煅　琥珀末各一钱　人中白二钱,煅　硼砂八分　冰片六分　京牛黄　珍珠各五分,豆腐内煮半炷香时取出,研末　麝香三分

各研极细末,共兑一处,再研匀,以细笔管吹入喉内烂肉处。

【方歌】八宝珍珠喉疳腐,冰麝儿茶连贝母,红褐官粉黛牛黄,脑石中白柏硼琥。

知柏地黄汤即六味地黄丸加知母、黄柏。见面部雀斑

甘露饮见慢喉风

归脾汤见乳部乳中结核

喉　癣

喉癣咽干生苔藓,初痒时增燥裂疼,过饮药酒五辛火,霉烂延开蚁蛀形。

【注】此证一名天白蚁。咽嗌干燥,初觉时痒,次生苔藓,色暗木红,燥裂疼痛,时吐臭涎,妨碍饮食。由过食炙煿、药酒、五辛等物,以致热积于胃,胃火熏肺而成斯疾。宜服广笔鼠粘汤,未溃吹矾精散,已溃吹清凉散。患者清心寡欲,戒厚味发物,或者十全一二,若失治兼调理不谨,致生霉烂,延漫开大,叠起腐衣,旁生小孔,若蚁蛀蚀之状,多致不救。

广笔鼠粘汤

生地黄　浙贝母各三钱,去心,研　元参　甘草各二钱五分,生　鼠粘子酒炒,研　花粉　射干　连翘各二钱,去心　白僵蚕一钱,炒,研

苦竹叶二十片,水二钟,煎八分,饥时服。

【方歌】广笔鼠粘喉癣干,初痒生苔裂痛添,生地元参花粉贝,连翘射草白僵蚕。

清溪秘传矾精散

白矾不拘多少研末，用方砖一块，以火烧红，洒水于砖上，将矾末布于砖上，以磁盘覆盖，四面灰拥一日夜，矾飞盘上，扫下用，二钱　白霜梅二个，去核　真明雄黄　穿山甲各一钱，炙

共研细末，以细笔管吹入喉内。

【方歌】矾精散用火烧砖，水湿布矾上覆盘，扫霜再兑雄梅甲，研末吹喉癣自痊。

清凉散

硼砂三钱　人中白二钱，煅　黄连末一钱　南薄荷六分　冰片五分　青黛四分

共研极细末，吹入喉癣腐处。

【方歌】清凉散吹天白蚁，胃火熏金成此疾，薄黛冰硼中白连，腐裂疼痛皆可去。

上腭痈

上腭痈若葡萄形，少阴三焦积热成。舌难伸缩鼻红涕，口难开合寒热增。

【注】此证又名悬痈，生于口中上腭，由心、肾经与三焦经积热而成。形若紫葡萄，舌难伸缩，口难开合，鼻中时出红涕，令人寒热大作，宜黄连消毒饮加桔梗、元参服之，兼吹冰硼散。或日久肿硬下垂不溃者，以烧盐散日点三五次，兼服射干丸。过时失治，饮食不入，烦躁神昏者逆。

烧盐散

食盐火烧　枯白矾各等分

二味研细，以箸头蘸点患上。

【方歌】烧盐散治上腭痈，悬似葡萄色紫形，枯矾烧盐等分末，箸头蘸点消热壅。

射干丸

射干　川升麻　杏仁麸炒,去皮、尖　甘草各五钱,炙　木鳖子　川大黄各二钱,炒

右研细末,炼蜜和丸,如小弹子大。每用一丸,口中含化徐咽。

【方歌】射干丸疗悬痈患,热聚成形口开难,大黄升草木鳖杏,蜜丸弹状口中含。

黄连消毒饮见头部百会疽

冰硼散见口部鹅口疮

锁喉毒

锁喉毒生因积热,外感风寒耳前结,外似瘰疬渐攻喉,心与小肠听会穴。

【注】此证由心与小肠积热,外感风寒,凝结而成。初生于耳前听会穴,形如瘰疬,渐攻咽喉,肿塞疼痛,妨碍饮食。证须速治,宜服牛黄清心丸开关解热,兼服清咽利膈汤,吹冰硼散。投方应效,方能成功。

牛黄清心丸

九转胆星一两　雄黄　黄连末各二钱　茯神　元参　天竺黄　五倍子末　荆芥　防风　桔梗　犀角末　当归各一钱　冰片　麝香　珍珠各五分,豆腐煮　京牛黄　轻粉各三分

各研极细,共和一处,再研匀,甘草熬膏和丸,如龙眼大,朱砂为衣,日中晒干,收入磁瓶内,将瓶口堵严,勿令出气。临服时一丸,薄荷汤磨服。

【方歌】牛黄清心锁喉毒,茯轻冰麝参雄竺,珍倍荆防桔胆星,犀角归连热退速。

清咽利膈汤见紧喉风

冰硼散见口部鹅口疮

乳　蛾

乳蛾肺经风火成,双轻单重喉旁生,状若蚕蛾红肿痛,关前易治关后凶。

【注】此证由肺经积热,受风凝结而成。生咽喉之旁,状如蚕蛾,亦有形若枣栗者;红肿疼痛,有单有双,双者轻,单者重。生于关前者,形色易见,吹药易到,手法易施,故易治;生于关后者,难见形色,药吹不到,手法难施,故难治。俱宜服清咽利膈汤,吹冰硼散。易见者脓熟针之,难见者用鸡翎探吐脓血。若兼痰壅气急声小,探吐不出者险,急用三棱针刺少商穴,出紫黑血,仍吹、服前药,缓缓取效。

清咽利膈汤见紧喉风

冰硼散见口部鹅口疮

喉　瘤

喉瘤郁热属肺经,多语损气相兼成,形如元眼红丝裹,或单或双喉旁生。

【注】此证由肺经郁热,更兼多语损气而成。形如元眼,红丝相裹,或单或双,生于喉旁。亦有顶大蒂小者,不犯不痛,或醇酒炙煿,或因怒气喊叫,犯之则痛。忌用针、刀,宜服益气清金汤以消瘤,碧玉散点之即效。

益气清金汤

苦桔梗三钱　黄芩二钱　浙贝母去心,研　麦冬去心　牛蒡子各一钱五分,炒,研　人参　白茯苓　陈皮　生栀子研　薄荷　甘草各一钱,生　紫苏五分

竹叶三十片,水三钟,煎一钟,食远服。渣再煎服。

【方歌】益气清金肺热攻,注喉成瘤元眼形,陈蒡芩苏苦桔贝,麦冬栀薄草参苓。

消瘤碧玉散

硼砂三钱　冰片　胆矾各三分

共研细末,用时以箸头蘸药,点患处。

【方歌】消瘤碧玉点喉瘤,开结通喉热可搜,君以硼砂冰片兑,胆矾末入患皆瘳。

胸乳部

甘疽

甘疽忧思气结成,膺生谷粒紫蒌形,寒热硬痛宜速溃,溃迟须防毒陷攻。

【注】此证由忧思气结而成。生于膺上,即胸膛两旁肉高处,属肺经中府穴之下,无论左、右皆能为患。初如谷粒色青,渐若瓜蒌色紫,坚硬疼痛,憎寒壮热,速溃稠脓者顺;若过十日寒热不退,信脓不生,脉见浮数,防毒内陷攻里,致生恶证属逆。初宜服荆防败毒散,以疏解寒热,次服内托黄芪散。应期不溃者,急服十全大补汤托之。其余内外治法,按痈疽肿疡、溃疡门(图二一九)。

荆防败毒散见项部脑疽

内托黄芪散见背部中搭手

十全大补汤见溃疡门

膻中疽

膻中疽起粟粒形,色紫坚硬渐焮疼,七情火毒发任脉,急随证治缓成凶。

【注】此证生于心窝之上,两乳中央,属任脉经膻中穴。由脏腑不和,七情不平,火毒凝结而成。初起如粟,色紫坚硬,渐生焮热肿痛,憎寒壮热,宜急服仙方活命饮加苏叶、薄荷叶汗之。或烦躁作呕,唇焦大渴,宜夺命丹清之,俟表证已退,急服托里透

脓汤;若疮势不起属虚,宜十全大补汤托之。但膻中为气海气之所居焉,施治贵早,若迟则毒陷攻里,伤膜透气者逆。其余内外治法,俱按痈疽肿疡、溃疡门(图二二〇)。

仙方活命饮见肿疡门

夺命丹见背部阴阳二气疽

托里透脓汤见头部侵脑疽

十全大补汤见溃疡门

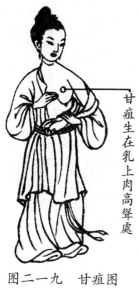

图二一九　甘疽图

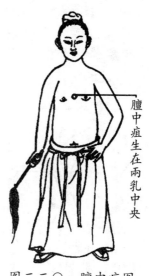

图二二〇　膻中疽图

脾发疽

脾发疽生心下旁,炙煿毒酒火为殃。初如粟粒时寒热,渐增肿痛溃脓昌。

【注】此证生于心窝下两旁,属脾经食窦穴,无论左右俱生之,皆由过食炙煿、厚味、药酒,以致脾经积火成毒而发。初起形如粟粒,寒热往来,渐增肿痛。若顶尖、根束,红活鲜润,应期即溃稠脓者顺;若顶平、根散,色紫坚硬,届期不溃,既溃脓如蟹沫

者逆。初服荆防败毒散汗之。唇焦大渴、烦躁者,宜服太乙紫金锭,次服内疏黄连汤清之。其余内外治法,俱按痈疽肿疡、溃疡门(图二二一)。

太乙紫金锭一名紫金丹,一名玉枢丹

雄黄三钱,鲜红大块者,研末　朱砂三钱,有神气者,研末麝香三钱,拣净皮毛,研末　川五倍子二两,一名文蛤,搥破,研末

红芽大戟杭州紫大戟为上,江南土大戟次之。北方绵大戟色白者,性烈峻利,弱人服之反致吐血,慎之勿用。取上品者去芦根,洗净,焙干为末,一两五钱　山慈菇二两,洗去毛皮,焙干,研末　千金子一两,一名续随子。仁白者,去油

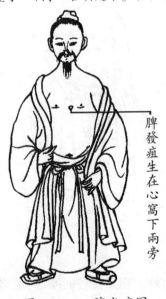

脾發疽生在心窩下兩旁

图二二一　脾发疽图

以上之药,各择精品,于净室中制毕,候端午、七夕、重阳,或天月德天医黄道上吉之辰,凡入室合药之人,三日前俱宜斋沐,更换新洁衣帽,临日方入室中,净手熏香,预设药王牌位,主人率众焚香拜祷事毕,各将前药七味,称准入于大乳钵内,再研数百转;方入细石臼中,渐加糯米浓汁,调和软硬得中,方用杵捣千余下,极至光润为度,每锭一钱。每服一锭,病势重者连服二锭,以取通利,后用温粥补之。修合时,除合药洁净之人,余皆忌见。此药惟在精诚洁净方效。

【方歌】太乙紫金诸疮毒,疔肿痈疽皆可除,雄朱倍麝千金子,红芽大戟山慈菇。

一、一切饮食药毒、蛊毒,瘴气恶菌,河豚中毒,自死牛、马、

猪、羊六畜等类之肉,人误食之,必昏乱卒倒,或生异形之证。并用水磨灌服,或吐或泻,其人必苏。

一、南方山岚瘴气,烟雾疠疫,最能伤人,感之才觉意思不快,恶寒恶热,欲呕不呕,即磨一锭服之,得吐利便愈。

一、痈疽发背,对口疔疮,天蛇无名肿毒,蛀节红丝等疔,及杨梅疮,诸风瘾疹,新久痔疮,并用无灰淡酒磨服,外用水磨涂搽疮上,日夜数次,觉痒而消。

一、阴阳二毒,伤寒心闷,狂言乱语,胸膈塞滞,邪毒未出,瘟疫烦乱发狂,喉闭喉风,俱用薄荷汤,待冷磨服。

一、赤白痢疾,肚腹泄泻急痛,霍乱绞肠痧及诸痰喘,并用姜汤磨服。

一、男子妇人急中颠邪,喝叫奔走,鬼交鬼胎,鬼气鬼魇,失心狂乱,羊儿猪颠等风,俱用石菖蒲煎汤磨服。

一、中风中气,口眼歪邪,牙关紧急,言语蹇涩,筋脉挛缩,骨节风肿,遍身疼痛,行步艰辛,诸风诸痫,并用酒磨,炖热服之。

一、自缢、溺死、惊死、压死、鬼魅迷死,但心头微温未冷者,俱用生姜、续断酒煎,磨服。

一、一切恶蛇、风犬、毒蝎、溪涧诸恶等蛊伤人,随即发肿,攻注遍身,甚者毒气入里,昏闷响叫,命在须臾,俱用酒磨灌下,再吃葱汤一碗,被盖出汗立苏。

一、新久疟疾临发时,东流水煎桃、柳枝汤,磨服。

一、小儿急慢惊风,五疳五痢,脾病黄肿,瘾疹疮瘤,牙关紧急,并用薄荷浸水磨浓,加蜜服之,仍搽肿上;年岁幼者,每锭分作数服。

一、牙痛,酒磨涂痛上,仍含少许,良久咽下。

一、小儿父母遗毒,生下百日内皮塌烂斑,谷道眼眶损烂者,俱用清水磨涂。

一、打扑伤损,用松节无灰酒研服。

一、年深月远,头胀头痛,太阳痛极,偏头风,及时疮愈后,毒气攻注,脑门作胀者,俱用葱、酒研服一锭,仍磨涂太阳穴上。

一、妇人经水不通,红花汤下。

一、凡遇天行疫证,延街阖巷,相传遍染者,用桃根汤磨浓,滴入鼻孔,次服少许,任入病家,再不传染。

一、又治传尸劳瘵,诸药不能取效。一方士指教服此,每早磨服一锭,至三次后,逐下恶物尸虫,异形怪类,后得脱利。以此相传,活人不计其数。

一、一女子久患劳瘵,为尸虫所噬,磨服一锭,片时吐下小虫十余条;后服苏合香丸,其病顿失,调理月余而愈。真济世卫生之宝药也。

荆防败毒散见项部脑疽

内疏黄连汤见肿疡门

井 疽

井疽心火发中庭,初如豆粒渐肿疼,心躁肌热唇焦渴,红活易治黑陷凶。

【注】此证生于心窝,属任脉中庭穴,由心经火毒而成。初如豆粒,肿痛渐增,心躁如焚,肌热如火,自汗唇焦,大渴饮冷,急服内疏黄连汤或麦灵丹。若烦闷作呕,发热无汗者,夺命丹汗之;如红活高肿者顺,黑陷平塌者逆。其余内外治法,俱按痈疽肿疡、溃疡门。若溃后经年不愈者,必成穿心冷瘘,难治(图二二二)。

内疏黄连汤　麦灵丹俱见肿疡门

夺命丹见背部阴阳二气疽

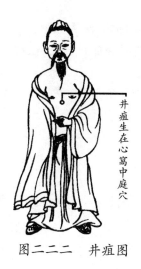

井疽生在心窝中庭穴

图二二二　井疽图

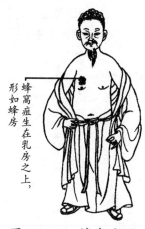

蜂窝疽生在乳房之上，形如蜂房

图二二三　蜂窝疽图

蜂窝疽

蜂窝疽形似蜂窝，胸侧乳上疮孔多，漫肿紫痛心火毒，黑陷者逆顺红活。

【注】此证生于胸侧乳上，亦有遍身而发者，由心火毒盛而成。色紫漫肿疼痛，身发寒热，初起六七孔，渐渐延开有三五寸，亦有六七寸者，形似蜂房，即有数十窍，每窍出黄白脓，宣肿疮面全腐。腐脱有新肉，色红鲜润者顺；若出黑水，气秽平塌者逆。始终内、外治法，俱按痈疽肿疡，溃疡门。遇气寒之人，至八九日不溃，以神灯照每日照之，应期即溃(图二二三)。

神灯照法见首卷

蠹　疽

蠹疽生于缺盆中，初豆渐李坚紫疼，寒热尿涩宜蒜灸，证由胆胃积热生。

【注】此证一名缺盆疽，又名锁骨疽，生在胸上项下，锁子骨内软陷中缺盆穴，属胆、胃二经积热而成。初发寒热往来，筋骨拘

急,饮食不思,胸腹膨胀,小水短涩;初发如豆,渐大如李,色紫、坚硬疼痛。初宜艾壮隔独头蒜片灸之,内服夺命丹汗之,次服六一散,通利小水。脓势将成,宜服内托黄芪散。气血虚甚者,宜服十全大补汤托补之。其余内外治法,俱按痈疽肿疡、溃疡门。此证宜急托治,若失治腐烂内陷,疮口难敛,必成败证(图二二四)。

六一散

滑石六两　甘草一两,生

共为末,每服三钱,灯心煎汤调服。

【方歌】六一散医小水癃,能除燥湿热有功,滑石甘草研成末,灯心汤调服立通。

夺命丹见背部阴阳二气疽

内托黄芪散见背部中搭手

十全大补汤见溃疡门

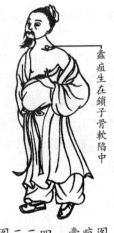

图二二四　蠹疽图

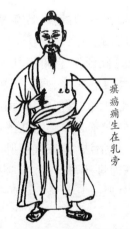

图二二五　痰疬痈图

痰疬痈

痰疬痈在乳旁生,结核红肿硬焮疼,包络痰凝脾气郁,治宜温舒化坚凝。

【注】此证生于乳旁,初肿坚硬,形类结核,发长缓慢,渐增焮肿,色红疼痛。由包络寒痰,脾气郁结而成,系寒证非热证也。治宜温和舒郁化坚,以内补十宣散服之,外敷回阳玉龙膏消之,如不消,脓势将成也。内外治法,即按痈疽肿疡、溃疡门(图二二五)。

内补十宣散

人参　黄芪　当归各二两　桔梗　厚朴姜制　川芎　白芷　肉桂　防风　甘草各一两,炙

共研末,每服三钱,热黄酒调服。不饮酒者,木香煎汤调下。

【方歌】内补十宣诸肿毒,已成令溃未成消,参芪桔朴芎归草,芷桂防风热酒调。

回阳玉龙膏见肿疡门

内外吹乳

吹乳乳毒乳肿疼,内吹胎热痛焮红,外吹子鼻凉气袭,寒热烦渴结肿疼。

【注】乳房属胃,乳头属肝,而有内吹、外吹之分。内吹者,怀胎六七月,胸满气上,乳房结肿疼痛,若色红者,因多热也;不红者,既因气郁,且兼胎旺也。多热者,宜服柴胡清肝汤;气郁者,宜服逍遥散,外俱敷冲和膏必消。或初肿失于调治,或本人复伤气怒,以致大肿大痛,其势必欲成脓,宜用逍遥散加黄芪、白芷、连翘以养血排脓治之。脓溃之后,宜调养血气,待生产后,按溃疡治法,方得收口。妊娠用药禁忌,另有歌诀,详载首卷。外吹者,由乳母肝、胃气浊,更兼子吮乳睡熟,鼻孔凉气,袭入乳房,与热乳凝结肿痛,令人寒热往来,烦躁口渴。初宜服荆防牛蒡汤,外用隔蒜灸法;俟寒热退仍肿者,服橘叶瓜蒌散,外敷冲和膏消之。其肿消之不应者,将欲作脓,即用透脓散。其余内服、外敷之法,俱按痈疽肿疡、溃疡门。又有至如内未怀胎,外未行乳而生毒者,系皮肉为患,未伤乳房,此肝、胃湿热凝结而成乳毒

也,法当按疮疖治之,无有不效者。

荆防牛蒡汤

荆芥　防风　牛蒡子炒,研　金银花　陈皮　花粉　黄芩　蒲公英　连翘去心　皂刺各一钱　柴胡　香附子　甘草各五分,生

水二钟,煎八分,食远服。

【方歌】荆防牛蒡乳外吹,寒热肿疼俱可推,银花陈草柴香附,花粉芩蒲翘刺随。

橘叶瓜蒌散

橘叶二十个　瓜蒌量证用半个或一个　川芎　黄芩　栀子生、研　连翘去心　石膏煅　柴胡　陈皮　青皮各一钱　甘草五分,生

水二钟,煎八分,食远服,渣再煎服。紫肿焮痛用石膏,红肿者去之。

【方歌】橘叶瓜蒌吹乳证,凉袭热乳凝结成,芎芩栀草连翘等,石膏柴与陈皮青。

柴胡清肝汤见头部鬓疽

逍遥散见背部上搭手

冲和膏　**透脓散**俱见肿疡门

隔蒜灸法见首卷灸法内

乳疽　乳痈

乳疽乳痈乳房生,肝气郁结胃火成。痈形红肿焮热痛,疽形木硬觉微疼。痈发脓成十四日,疽发月余脓始成。未溃托里排脓治,已溃大补养荣灵。

【注】此证总由肝气郁结,胃热壅滞而成。男子生者稀少,女子生者颇多,俱生于乳房。红肿热痛者为痈,十四日脓成;若坚硬木痛者为疽,月余成脓。初起寒热往来,宜服瓜蒌牛蒡汤;寒热悉退,肿硬不消,宜用复元通气散消之。若不应,复时时跳

动者,势将溃脓,宜用托里透脓汤;脓胀痛者针之,宜服托里排脓汤,虚者补之,如人参养荣、十全大补等汤,俱可选用。外敷贴之药,俱按痈疽肿疡、溃疡门(图二二六、图二二七)。

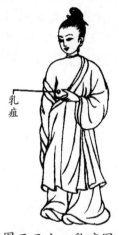 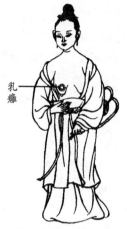

图二二六 乳疽图　　　　图二二七 乳痈图

瓜蒌牛蒡汤

瓜蒌仁　牛蒡子炒,研　花粉　黄芩　生栀子研　连翘去心　皂刺　金银花　甘草生　陈皮各一钱　青皮　柴胡各五分

水二钟,煎八分,入煮酒一杯和匀,食远服。

【方歌】瓜蒌牛蒡胃火郁,憎寒壮热乳痈疽,青柴花粉芩翘刺,银花栀子草陈皮。

复元通气散见肿疡门

托里透脓汤见头部侵脑疽

托里排脓汤见项部鱼尾毒

人参养荣汤　十全大补汤俱见溃疡门

乳发　乳漏

乳发如痈胃火成,男女皆生赤肿疼,溃久不敛方成漏,只为脓清肌不生。

【注】此证发于乳房,焮赤肿痛,其势更大如痈,皮肉尽腐,由胃腑湿火相凝而成。治法急按乳痈:未成形者消之,已成形者托之,腐脱迟者黄灵药撒之,以免遍溃乳房,致伤囊膈,难以收敛。若久不收口,外寒侵袭,失于调养,时流清水者,即成乳漏。外用红升丹作捻,以去腐生肌;再兼用豆豉饼灸法,缓缓灸之以怯寒;内当大补气血。节劳烦,慎起居,忌发物,渐可生肌敛口而愈。

黄灵药　红升丹俱见溃疡门

豆豉饼见首卷灸法内

乳中结核

乳中结核梅李形,按之不移色不红,时时隐痛劳岩渐,证由肝脾郁结成。

【注】此证乳房结核坚硬,小者如梅,大者如李,按之不移,推之不动,时时隐痛,皮色如常。由肝、脾二经气郁结滞而成。形势虽小,不可轻忽。若耽延日久不消,轻成乳劳,重成乳岩,慎之慎之! 初起气实者,宜服清肝解郁汤;气虚宜服香贝养荣汤。若郁结伤脾,食少不寐者,服归脾汤。外俱用木香饼熨法消之甚效。

清肝解郁汤

当归　生地　白芍酒炒　川芎　陈皮　半夏各八分,制
贝母去心,研　茯神　青皮　远志去心　桔梗　苏叶各六分　栀子生,研　木通　甘草各四分,生　香附一钱,醋炒

水二钟,姜一片,煎八分,食远服。

【方歌】清肝解郁贝茯神,四物青皮远夏陈,栀桔通苏香附草,能消乳核气郁伸。

归脾汤

人参　白术土炒　枣仁炒,研　龙眼肉　茯神各二钱　黄芪一钱五分　当归一钱,酒洗　远志去心　木香末　甘草各五分,炙

生姜三片,红枣肉二枚,水煎服。

【方歌】归脾汤治脾胃怯，食少怔忡夜不安，枣远龙眼参归草，茯神芪术木香煎。

木香饼

生地黄一两，捣烂　木香五钱，研末

共和匀，量结核大小，作饼贴肿上，以热熨斗间日熨之；坚硬木痛者，每日熨之。

【方歌】木香饼消乳核方，舒通结滞功倍强，生地研烂木香末，和饼贴患熨之良。

香贝养荣汤见项部上石疽

乳　劳

乳劳初核渐肿坚，根形散漫大如盘，未溃先腐霉斑点，败脓津久劳证添。

【注】此证即由乳中结核而成。或消之不应，或失于调治，耽延数月，渐大如盘如碗，坚硬疼痛，根形散漫，串延胸肋腋下，其色或紫、或黑，未溃先腐，外皮霉点，烂斑数处，渐渐通破，轻津白汁，重流臭水，即败浆脓也。日久溃深伤膜，内病渐添，午后烦热、干嗽、颧红、形瘦、食少、阴虚等证俱见，变成疮劳。初结肿时，气实者宜服蒌贝散，及神效瓜蒌散；气虚者逍遥散，及归脾汤合而用之。阴虚之证已见，宜服六味地黄汤，以培其本。外治法按痈疽溃疡门。然此疮成劳至易，获效甚难。

蒌贝散

瓜蒌　贝母去心，研　南星　甘草生　连翘各一钱，去心

水二钟，煎八分，澄渣，加酒二分，食远服。一加青皮、升麻。

【方歌】蒌贝散治乳结核，渐大失调变乳劳，初肿气实须服此，南星甘草共连翘。

神效瓜蒌散

大瓜蒌一个，去皮，焙为末　当归　甘草各五钱，生　没药

乳香各二钱

共研粗末，每用五钱，醇酒三钟，慢火熬至一钟，去渣，食后服之。

【方歌】神效瓜蒌没乳香，甘草当归研末良，乳劳初肿酒煎服，消坚和血是神方。

逍遥散见背部上搭手

归脾汤见乳中结核

六味地黄汤即六味地黄丸改作煎剂。见面部雀斑

乳 岩

乳岩初结核隐疼，肝脾两损气郁凝。核无红热身寒热，速灸养血免患攻。耽延续发如堆栗，坚硬岩形引腋胸。顶透紫光先腐烂，时流污水日增疼。溃后翻花怒出血，即成败证药不灵。

【注】此证由肝、脾两伤，气郁凝结而成。自乳中结核起，初如枣栗，渐如棋子，无红无热，有时隐痛。速宜外用灸法，内服养血之剂，以免内攻。若年深日久，即潮热恶寒，始觉大痛，牵引胸腋，肿如覆碗坚硬，形如堆栗，高凸如岩，顶透紫色光亮，肉含血丝，先腐后溃，污水时津，有时涌冒臭血，腐烂深如岩壑，翻花突如泛莲，疼痛连心。若复因急怒，暴流鲜血，根肿愈坚，期时五脏俱衰，即成败证，百无一救；若患者果能清心涤虑，静养调理，庶可施治。初宜服神效瓜蒌散，次宜清肝解郁汤，外贴季芝鲫鱼膏，其核

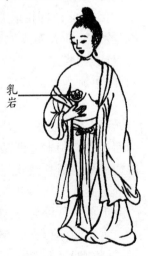

乳岩

图二二八　乳岩图

或可望消。若反复不应者，疮势已成，不可过用克伐峻剂，致损胃气，即用香贝养荣汤。或心烦不寐者，宜服归脾汤；潮热恶寒

者,宜服逍遥散,稍可苟延岁月。如得此证者,于肿核初起:即加医治,宜用豆粒大艾壮,当顶灸七壮,次日起疱,挑破,用三棱针刺入五、六分,插入冰螺散捻子,外用纸封糊,至十余日其核自落,外贴绛珠膏、生肌玉红膏,内服舒肝、养血、理脾之剂,生肌敛口自愈(图二二八)。

季芝鲫鱼膏

活鲫鱼肉　鲜山药各等分,去皮

右共捣如泥,加麝香少许、涂核上,觉痒极,勿搔动,隔衣轻轻揉之,七日一换,旋涂即消。

【方歌】鲫鱼膏贴乳岩疾,肿如覆碗似堆栗,山药同研加麝香,涂于患处七日易。

冰螺捻

硇砂二分　大田螺五枚,去壳,线穿晒干　冰片一分　白砒一钱二分,即人言。面裹煨熟,去面用砒

将螺肉切片,同白砒研末,再加硇片同碾细,以稠米糊,搓成捻子,磁罐密收。用时将捻插入针孔,外用纸糊封,贴核上勿动,十日后四边裂缝,其核自落。

【方歌】冰螺捻消诸核疬,硇砂螺肉煨白砒,再加冰片米糊捻,乳岩坚硬用之宜。

神效瓜蒌散见乳劳

香贝养荣汤见项部上石疽

清肝解郁汤　归脾汤俱见乳中结核

逍遥散见背部上搭手

绛珠膏　生肌玉红膏俱见溃疡门